GUIA DE REABILITAÇÃO FUNCIONAL PARA DEFICIÊNCIA INTELECTUAL

DA AVALIAÇÃO À INTERVENÇÃO

ORGANIZADORAS
Natalie Torres de Matos
Cláudia Lopes Carvalho

GUIA DE REABILITAÇÃO FUNCIONAL PARA DEFICIÊNCIA INTELECTUAL

DA AVALIAÇÃO À INTERVENÇÃO

manole
editora

Produção editorial: Retroflexo Serviços Editoriais
Projeto gráfico: Departamento Editorial da Editora Manole
Diagramação: Deborah Takaishi
Capa: Ricardo Yoshiaki Nitta Rodrigues
Imagem da capa: freepik.com

CIP-BRASIL. CATALOGAÇÃO NA PUBLICAÇÃO
SINDICATO NACIONAL DOS EDITORES DE LIVROS, RJ

G971

Guia de reabilitação funcional para deficiência intelectual : da avaliação à intervenção / organização Cláudia Lopes Carvalho, Natalie Torres de Matos. - 1. ed. - Barueri [SP] : Manole, 2025.
23 cm.

Inclui bibliografia e índice
ISBN 9788520468579

1. Pessoas com deficiência - Reabilitação. 2. Incapacidade intelectual. 3. Terapia ocupacional. I. Carvalho, Cláudia Lopes. II. Matos, Natalie Torres de.

CDD: 616.8906
25-99384.0 CDU: 615.851.3:616.89

Meri Gleice Rodrigues de Souza - Bibliotecária - CRB-7/6439

Edição – 2026

Editora Manole Ltda.
Alameda Rio Negro, 967 – cj. 717 – Alphaville
06454-000 – Barueri – SP – Brasil
Fone: (11) 4196-6000
www.manole.com.br | https://atendimento.manole.com.br/

Impresso no Brasil
Printed in Brazil

Sobre as organizadoras

Natalie Torres de Matos

Terapeuta ocupacional, chefe do Serviço de Terapia Ocupacional do Instituto de Psiquiatria do Hospital das Clínicas da Faculdade de Medicina da Universidade de São Paulo (IPq-HC-FMUSP). Graduada em Terapia Ocupacional pela Pontifícia Universidade Católica de Campinas (PUC-Campinas). Mestre em Ciências pela USP. Especialista em Gerontologia pela Universidade Federal de São Paulo (Unifesp) e em Fisiologia do Exercício pela USP. Especializada em Saúde Mental, Deficiência Intelectual e Reabilitação Cognitiva Funcional. Terapeuta Ocupacional do Programa de Tratamento de Transtornos Alimentares (Ambulim) do IPq-HC-FMUSP. Professora do curso de especialização em Terapia Ocupacional em Reabilitação Cognitiva Funcional do IPq-HC-FMUSP. Terapeuta ocupacional do Núcleo de Memória do Hospital Alemão Oswaldo Cruz (HAOC). Terapeuta ocupacional integrante do grupo do Modelo de Ocupação Humana (MOHO) Brasil.

Cláudia Lopes Carvalho

Mestre em Ciências pelo Programa de Pós-Graduação do Departamento de Psiquiatria da Universidade de São Paulo (USP). Fonoaudióloga pela Faculdade de Ciências Médicas da Santa Casa de São Paulo (FCMSCSP). MBA em Gestão Estratégica da Saúde. Especialização em Fonoaudiologia Clínica, Linguagem, Gerontologia, Envelhecimento Ativo da Pessoa com Deficiência Intelectual e Autismo, Reabilitação Neuropsicológica/ Cognitiva pelo Departamento de Neurologia do Hospital das Clínicas da Faculdade de Medicina da Universidade de São Paulo (HC-FMUSP).

Autores

Alexandra Martini de Oliveira
Terapeuta ocupacional do Serviço de Terapia Ocupacional do IPq-HCFMUSP. Mestrado e Doutorado pela Faculdade de Medicina da USP. Pesquisadora no Grupo de Psicogeriatria (Demências e Síndrome de Down) do Lim27.

Aline de Souza Gonçalves Gomes da Conceição
Fisioterapeuta pela USF. Mestre em Psiquiatria e doutoranda em Ciências pela FMUSP, com pesquisa sobre marcha e declínio cognitivo na síndrome de Down. Especialista em Gerontologia (FMUSP) e em Ortopedia (Unicamp). Docente em Fisioterapia e pesquisadora nas áreas de envelhecimento, deficiência intelectual e reabilitação.

Ana Karla da Silva Moura Pedrosa
Fisioterapeuta pela UFPE. Especialista em Fisioterapia Aquática - Uninassau. Especialista em Intervenções Fisioterapêuticas em Doenças Neuromusculares - Unifesp. Especializanda em Neurologia Clínica na Reabilitação - Unifesp. Mestre em Ciências - área de Neurologia - FMUSP. Formação no Conceito Neuroevolutivo Bobath Básico - ABRADIMENE, Reabilitação Vestibular - IDOT, Rehab Pilates-Physiopilates, Método Reequilíbrio Tóraco-Abdominal (RTA) - Centro Brasileiro de RTA. Docente convidada dos cursos de Intervenções Fisioterapêuticas nas Doenças Neuromusculares e Neurologia Clínica da Reabilitação - Unifesp. Diretora da Neurologique Centro de Estudos e Reabilitação.

Ana Katharina de Figueiredo Leite
Terapeuta ocupacional pela Universidade Federal de Pernambuco. Mestre em *Design*. Especialização em Neuropsicologia e Tecnologia Assistiva. Formação no Treinamento Global da OMS para Líderes em Envelhecimento Saudável para Impacto no Século XXI. Experiência Clínica em Envelhecimento Saudável e Disfunções Cognitivas na Pessoa Idosa.

Ana Laura Alcântara Alves
Terapeuta ocupacional. Diretora do Serviço de Terapia Ocupacional do Instituto de Psiquiatria do Hospital das Clínicas da Universidade de São Paulo. Pós-graduada em Psicopatologia Fenomenológica pela Faculdade de Ciências Médicas da Santa Casa de Misericórdia de São Paulo. Pós-graduada no Método Terapia Ocupacional Dinâmica pelo CETO (Centro de Especialização de Terapia Ocupacional). Graduada em Terapia Ocupacional pela Universidade de São Paulo (USP) de Ribeirão Preto.

Ariana Santiago Zocaratto
Terapeuta ocupacional pelo Centro Universitário São Camilo. Pós-graduada em Saúde Mental com desenvolvimento na área de Psicodinâmica e Reabilitação Psicossocial. Pós-graduada em Cuidados Paliativos. Profissional do Centro de Atenção Integrada à Saúde Mental (CAISM), em Franco da Rocha/SP.

Carolina Lopes Rodrigues Vanetti
Terapeuta ocupacional pela Universidade de Sorocaba (Uniso). Especialista em Gerontologia pelo Instituto de Ensino e Pesquisa Albert Einstein. Terapeuta ocupacional em atendimento domiciliar e clínico com adultos e idosos.

Cláudia Lopes Carvalho
Mestre em Ciências pelo Programa de Pós-Graduação do Departamento de Psiquiatria da Universidade de São Paulo (USP). Fonoaudióloga pela Faculdade de Ciências Médicas da Santa Casa de São Paulo (FCMSCSP). MBA em Gestão Estratégica da Saúde. Especialização em Fonoaudiologia Clínica, Linguagem, Gerontologia, Envelhecimento Ativo da Pessoa com Deficiência Intelectual e Autismo, Reabilitação Neuropsicológica/Cognitiva pelo Departamento de Neurologia do Hospital das Clínicas da Faculdade de Medicina da Universidade de São Paulo (HC-FMUSP).

Cristiane da Silva Luiz
Terapeuta ocupacional pela Pontifícia Universidade Católica de Campinas (PUCCAMP). Especialização em Gerontologia e Neuropsicologia pela Universidade Federal de São Paulo (Unifesp-EPM). Docente de graduação em Terapia Ocupacional e pós-graduação em Gerontologia no Centro Universitário São Camilo (2005-2018). Terapeuta ocupacional do Centro de Atenção Psicossocial (CAPS II) – Secretaria da Saúde do Município de Indaiatuba/SP.

Daniel Vicentini de Oliveira
Profissional de Educação Física e Fisioterapia (Unicesumar). Doutor em Gerontologia pela Unicamp. Possui o título de especialista em Gerontologia pela SBGG e de Fisioterapia em Gerontologia pela Abrafige. Docente adjunto no Departamento de Ciências do Movimento Humano da Universidade Estadual de Maringá (UEM).

Elaine Cristina Costa Lopes

Fisioterapeuta pela Universidade Santa Cecília (Unisanta/SP). Especialista em Gerontologia pela SBGG. Mestre e doutoranda em Promoção da Saúde pela Unicesumar. Docente no curso de Fisioterapia do Centro Universitário Integrado (Campo Mourão/PR). Possui mais de 15 anos de experiência no atendimento a pessoas com deficiência intelectual, com atuação na rede Apae.

Fabiana Abreu Prado de Alencar

Terapeuta ocupacional pela FMUSP. Especialização em Terapia Ocupacional Dinâmica pelo CETO-SP. Especialização em Trissomia 21 pela Unaes. Psicopedagoga educacional pela FMU. Pós-graduanda em Integração Sensorial no Desenvolvimento Infantil. Formação no Currículo *Learning Without Tears* nos EUA. Sócia fundadora da Acessa Equipe Terapêutica.

Fabio Ota

Fundador e CEO da ISGAME - International School of Game. Idealizador do Programa Cérebro Ativo. Doutorando do Programa Interunidades da USP. MBA em Gestão Estratégica da Tecnologia da Informação - FGV/SP. Tecnólogo em Processamento de Dados - Fatec/SP. Pesquisador responsável pelo Projeto "Programação de *games* para o desenvolvimento do raciocínio lógico e prevenção do declínio cognitivo em idosos" - Fapesp/PIPE Fases 1, 2 e PIPE Invest. Pesquisador associado do Projeto "Violência contra o idoso: intervenção a partir da construção de *games* com universitários" - Fapesp/Famema - Faculdade de Medicina de Marília.

Guilherme Prado Mattar

Graduado em Medicina pela Universidade de Santo Amaro (Unisa). Residência médica em Psiquiatria - Faculdade de Ciências Médicas da Santa Casa de São Paulo. Mestrado em andamento - Universidade de São Paulo. Linha de pesquisa em Psicogeriatria e desenvolvimento de programas para a terceira idade. Professor preceptor na Faculdade de Ciências Médicas da Santa Casa de São Paulo.

Isabela dos Reis Sant'Ana Basílio

Psicóloga pela USJT, cursando especialização em Neuropsicologia com formação em Reabilitação Cognitiva pelo Hospital das Clínicas (HCXFMUSP). Pós-graduanda em Síndrome de Down pelo CEPEC. Atua na área clínica com avaliação cognitiva e reabilitação de adultos e idosos com Trissomia do 21 (T21), e em atendimentos de Equoterapia. Integra a equipe do Ambulatório de Envelhecimento em Síndrome de Down do Hospital das Clínicas e também atua na Rede Buriti SD.

Joyce Pereira da Silva

Terapeuta ocupacional pela Universidade Federal de Pernambuco. Especialização em Gerontologia pela Universidade Católica de Pernambuco. Formação no Programa Personalizado de Atividades (TAP-BR). Experiência clínica no atendimento às pessoas com demências e outras disfunções cognitivas.

Kátia Regina Bloch Macan

Terapeuta ocupacional pela Universidade de São Paulo (USP). Formação nos Conceitos Neuroevolutivos Bobath, Baby Course e Bobath Avançado (ABRADIMENE). Pós-graduada em Tecnologia Assistiva (CIEPH). Terapeuta ocupacional clínica e docente convidada da Pós-Graduação da Terapia Ocupacional em Neurologia – Hospital Israelita Albert Einstein e dos cursos de Intervenções Fisioterapêuticas nas Doenças Neuromusculares e Neurologia Clínica da Reabilitação – Unifesp.

Luciana Mascarenhas Fonseca

Psicóloga. Neuropsicóloga e pesquisadora associada na Universidade do Estado de Washington, Estados Unidos da América. Mestrado em Tanatologia na Universidade de Padova, Itália. Doutorado em Psiquiatria na Universidade de São Paulo (USP), com doutorado sanduíche na Universidade de Cambridge, Reino Unido. Especialização em Psicogeriatria e Reabilitação Neuropsicológica. Pesquisa temas que envolvem o envelhecimento de minorias, doença de Alzheimer e demência na síndrome de Down.

Lucio Freitas dos Santos

Nutricionista pela Universidade Nove de Julho. Mestre em Ciências pela Universidade Federal de São Paulo (Unifesp). Especialista em Saúde Coletiva com Ênfase em Saúde da Família (Uninove). Especialista em Alimentação e Nutrição na Atenção Básica (Fiocruz). Especialista em Atenção à Saúde das Pessoas com Sobrepeso e Obesidade (UFSC). Formação em Terapia de Famílias e Trabalho com grupos pelo Instituto Familiae. Nutricionista na Atenção Primária à Saúde com experiência em equipe multidisciplinar.

Maria Aparecida Ferreira de Mello

Terapeuta ocupacional. Mestrado, doutorado e pós-doutorado em Ciências da Reabilitação com ênfase em Tecnologia Assistiva e Longevidade. Especialista em Economia da Saúde (Unifesp). Consultora nacional e internacional em Tecnologia Assistiva desde 1995. Trinta anos atuando como pesquisadora, educadora, clínica e empreendedora científica na área, no Brasil e no exterior.

Mary Helen Kimura de Siqueira Figueiredo

Psicóloga pela Pontifícia Universidade Católica de Campinas (PUCCAMP). Especialista em Neuropsicologia e Reabilitação Cognitiva pela Universidade de São Paulo (USP) e em Terapia Cognitiva Comportamental na Infância e Adolescência pelo CETCC. Psicóloga clínica e docente na pós-graduação em Neuropsicologia e Reabilitação Cognitiva no Instituto de Pós-Graduação e Graduação (IPOG).

Natalie Torres de Matos

Terapeuta ocupacional, chefe do Serviço de Terapia Ocupacional do Instituto de Psiquiatria do Hospital das Clínicas da Faculdade de Medicina da Universidade de São Paulo (IPq-HC-FMUSP). Graduada em Terapia Ocupacional pela Pontifícia Universidade Católica de Campinas (PUC-Campinas). Mestre em Ciências pela USP. Especialista em Gerontologia pela Universidade Federal de São Paulo (Unifesp) e em Fisiologia do Exercício pela USP.

Especializada em Saúde Mental, Deficiência Intelectual e Reabilitação Cognitiva Funcional. Terapeuta Ocupacional do Programa de Tratamento de Transtornos Alimentares (Ambulim) do IPq-HC-FMUSP. Professora do curso de especialização em Terapia Ocupacional em Reabilitação Cognitiva Funcional do IPq-HC-FMUSP. Terapeuta ocupacional do Núcleo de Memória do Hospital Alemão Oswaldo Cruz (HAOC). Terapeuta ocupacional integrante do grupo do Modelo de Ocupação Humana (MOHO) Brasil.

Patrícia Borsari Ferreira Monteiro

Terapeuta ocupacional pelo Centro Universitário São Camilo. Pós-graduada em Terapia Ocupacional: uma visão dinâmica aplicada à Neurologia, pelo Centro Salesiano Auxilium. Servidora municipal na Estância Turística de São Roque/SP.

Patrícia Cotting Homem de Mello

Bacharel em Terapia Ocupacional pela Universidade de São Paulo (USP). Doutoranda em Ciências do Movimento Humano e Reabilitação (Unifesp). Mestre em Ciências (USP). Especializada em Reabilitação Cognitiva Funcional. Especialista em Acupuntura e MTC (CEATA). Terapeuta ocupacional do HCFMUSP, atuando nas áreas de ensino, pesquisa e assistência. Terapeuta ocupacional na CM Homem de Mello & Cotting.

Sandra Cristina Fonseca Pires

Fonoaudióloga pela Faculdade de Medicina da Universidade de São Paulo (FMUSP). Aprimoramentos no Conceito Bobath, Baby Bobath e Advanced Bobath. Especialização em Alterações Sensório-Motoras de Origem Sindrômica (FMUSP); em Atuação Fonoaudiológica Hospitalar Neonatal (FM-ABC); em Síndrome de Down (UNAES/CEPEC-SP); em Educação na Saúde (FMUSP); em Cuidados Paliativos (Casa do Cuidar). Mestre e doutora em Ciências da Reabilitação pela FMUSP. Clínica e docente do curso de graduação em Fonoaudiologia e de pós-graduação *stricto sensu* do mestrado profissional em Saúde da Comunicação Humana pela Faculdade de Ciências Médicas da Santa Casa de São Paulo (FCMSCSP).

Soraia Fernandes das Neves

Fisioterapeuta formada pela Faculdade de Medicina do ABC (FMABC). Aprimoramento em Fisioterapia Aplicada à Geriatria e Gerontologia pelo Hospital das Clínicas da Faculdade de Medicina da USP (HCFMUSP). Mestre em Neurociência e Cognição pela Universidade Federal do ABC (UFABC). Especialista em Fisioterapia em Gerontologia pela ABRAFIGE. Doutoranda em Neurociência e Cognição pela Universidade Federal do ABC (UFABC).

Wellington da Cruz

Fonoaudiólogo pelas Faculdades Metropolitanas Unidas (FMU). Especialista em Neuroaprendizagem, Cognição e Psicomotricidade. Mestre em Ciências pela Universidade (FMUSP). Atua na clínica fonoaudiológica com ênfase em linguagem, atendendo crianças, adolescentes e idosos. Criador de materiais terapêuticos voltados à reabilitação da linguagem e ao desenvolvimento de habilidades cognitivas.

Sumário

Prefácio

É com grande honra e satisfação que apresento este livro sobre o cuidado de adultos e idosos com deficiência intelectual. Ao longo de minhas décadas de experiência na área da psiquiatria geriátrica e neurociências, pude testemunhar a importância crescente de abordagens multidisciplinares e holísticas no cuidado desses indivíduos.

Este guia, organizado meticulosamente por especialistas dedicados e comprometidos, oferece uma visão abrangente e atualizada dos desafios e das melhores práticas relacionadas ao cuidado e à promoção do bem-estar desses indivíduos. Desde definições e terminologias até estratégias de intervenção por especialidades, cada capítulo reflete não apenas o conhecimento científico mais recente, mas também a experiência prática e a dedicação de seus autores a este tema.

O cuidado de adultos e idosos com deficiência intelectual vai muito além da assistência em saúde. Ele engloba a promoção da autonomia, da dignidade e da qualidade de vida, sempre respeitando a singularidade de cada indivíduo. Nesse sentido, o livro não poderia ser mais oportuno, pois destaca a importância da participação ativa da pessoa com deficiência intelectual e de sua família em todas as etapas do cuidado, reconhecendo-os como agentes fundamentais no processo de transformação e empoderamento.

Ao folhear estas páginas, tenho certeza de que os leitores encontrarão não apenas informações valiosas, mas também inspiração para enfrentar os desafios e explorar as possibilidades que o cuidado de adultos e idosos com deficiência intelectual oferece. Que este livro se torne uma fonte de orientação e estímulo para todos aqueles comprometidos em promover a saúde, o bem-estar e os direitos dessas pessoas tão especiais.

Orestes Vicente Forlenza
Professor Titular e Chefe do Departamento de Psiquiatria da Faculdade de Medicina da Universidade de São Paulo (FMUSP)

Apresentação

Este terceiro volume da nossa coletânea é um convite à prática clínica viva, sensível e baseada em evidências. Em *Da avaliação à intervenção*, reunimos o que há de mais atual e relevante sobre as estratégias de reabilitação funcional voltadas a adultos e idosos com deficiência intelectual, com foco na aplicação prática dos conhecimentos construídos ao longo das últimas décadas.

Com o compromisso de oferecer aos profissionais da saúde, da educação e da assistência social ferramentas concretas para o trabalho diário, estruturamos este volume em quatro partes interdependentes. Cada uma delas reflete nossa crença de que é possível – e necessário – promover a autonomia, a funcionalidade e a qualidade de vida por meio de intervenções planejadas, colaborativas e contextualizadas.

Na primeira parte, nos dedicamos às intervenções funcionais conduzidas por diferentes áreas profissionais. Fisioterapia, fonoaudiologia, terapia ocupacional, neuropsicologia e reabilitação física são exploradas a partir de suas contribuições específicas e de suas potências interdisciplinares. Aqui, a prática se traduz em ação: movimentar, comunicar, reorganizar, estimular, adaptar. Cada capítulo parte da realidade dos atendimentos, mas se ancora em diretrizes técnicas e em experiências que respeitam a singularidade da pessoa com deficiência intelectual em processo de envelhecimento.

A segunda parte se volta às ferramentas e tecnologias assistivas. Tratamos das possibilidades que a tecnologia traz para ampliar a comunicação, a mobilidade e a autonomia – e de como essas soluções podem ser acessíveis e eficazes quando integradas ao ambiente domiciliar, aos espaços comunitários e à prática clínica. Comunicação alternativa, recursos adaptativos e tecnologias assistivas não são mais um luxo, mas um direito – e devem estar na base de qualquer projeto terapêutico inclusivo.

Já a terceira parte apresenta um universo que nos é muito caro: o das oficinas terapêuticas e dos jogos como estratégias de reabilitação. Discutimos o uso intencional e planejado de jogos analógicos e digitais, oficinas interativas e ferramentas lúdicas que, além de estimular aspectos cognitivos e motores, resgatam o prazer de aprender e de se expressar. São estratégias que funcionam porque partem da motivação, do engajamento e da valorização da experiência do sujeito.

Na última parte, trazemos a dimensão relacional da reabilitação funcional. Discutimos o papel das famílias, da equipe terapêutica e das estratégias para promover engajamento e adesão ao tratamento. Exploramos o uso da telerreabilitação como uma ponte, especialmente em contextos com barreiras geográficas ou econômicas, e reforçamos a importância do acolhimento e do aconselhamento familiar como parte integrante do plano terapêutico. Reabilitar, aqui, é uma ação compartilhada, construída com e não apenas para a pessoa com deficiência.

Este volume representa a maturidade de um percurso: o de quem acredita que ciência, afeto, tecnologia e prática clínica podem – e devem – andar juntas. Esperamos que cada capítulo inspire ações transformadoras e contribua para consolidar uma reabilitação funcional verdadeiramente centrada na pessoa.

Com carinho e compromisso,

Natalie Torres de Matos e Cláudia Lopes Carvalho

SEÇÃO I

Uso de avaliações

Capítulo 1

Adaptação, validação e desafios no uso de instrumentos de avaliação de declínio cognitivo em pessoas com deficiência intelectual

Aline de Souza Gonçalves Gomes da Conceição
Guilherme Prado Mattar
Luciana Mascarenhas Fonseca

Pontos-chave:

- Adaptação cultural: os instrumentos devem ser adaptados para garantir que sejam compreensíveis e relevantes para a população com deficiência intelectual (DI).
- Validação e confiabilidade: é fundamental que os instrumentos sejam validados e confiáveis para uso em pessoas com DI.
- Acessibilidade: os instrumentos devem ser acessíveis para pessoas com DI, incluindo formatos alternativos e adaptações visuais.
- Considerações em relação à gravidade da DI: levar em consideração o grau da DI é um aspecto importante na adaptação dos instrumentos, pois requer abordagens diferentes.
- Ética: garantir que a avaliação respeite os direitos e a dignidade das pessoas com DI é fundamental.

INTRODUÇÃO

Deficiência intelectual (DI) é um transtorno com início no período do desenvolvimento que inclui déficits funcionais, tanto intelectuais quanto adaptativos, nos domínios conceitual, social e prático.[1]

Também é conhecido como transtorno do desenvolvimento intelectual no *Manual Diagnóstico e Estatístico de Transtornos Mentais 5* (DSM-5) e como transtorno do desenvolvimento intelectual na *11ª Revisão da Classificação Internacional de Doenças* (CID-11).[1]

Há dificuldade no estabelecimento da prevalência da DI em inúmeros países por não existirem registros oficiais do nascimento das crianças com DI, ou de crianças que estabeleceram DI ao longo do desenvolvimento. Estima-se que a prevalência mundial da DI varie entre 1 e 3,3%.[2]

Muitas vezes os instrumentos de avaliação padrão, para a população geral, precisam ser adaptados para serem acessíveis às pessoas com DI. Isso pode envolver algumas ações, como: simplificar a linguagem para que seja de fácil acesso, fornecer apoios visuais ou modificar o modo como as perguntas serão realizadas. Além disso, é importante validar os instrumentos para essa população, garantindo que eles analisem os construtos que se propõem a analisar, como aspectos da cognição ou da funcionalidade, levando em consideração aspectos específicos relacionados à DI.

Observa-se que pessoas com DI, a depender de sua etiologia, correm pelo menos o mesmo risco ou uma chance maior de desenvolver demência do que pessoas sem DI. No entanto, devido às limitações no funcionamento intelectual[2] e à heterogeneidade nas apresentações das características da DI para cada indivíduo, muitas vezes é difícil diagnosticar a demência nessa população, especialmente em uma fase inicial.

Instrumentos de avaliação e rastreio bem avaliados para a população em geral não são adequados para pessoas com DI devido aos déficits cognitivos preexistentes,[2] assim como a presença frequente de outras comorbidades que podem influenciar na *performance* dos testes, como dificuldades visuais e auditivas.

Existem instrumentos bem estabelecidos para a detecção precoce da demência na população em geral. Esses instrumentos baseiam-se no pressuposto de um funcionamento cognitivo prévio dentro da faixa da normalidade, o que não acontece em pessoas com DI que apresentam prejuízo em pelo menos dois domínios relacionados às habilidades adaptativas de vida, e que ocorre antes dos 18 anos de idade.

A complexidade do diagnóstico torna difícil distinguir os sintomas ligados à deficiência preexistente, dos sintomas causados pelo início da demência. Além disso, a apresentação da demência em pessoas com DI pode diferir da apresentação mais típica em pessoas sem DI, sendo os sintomas comportamentais e as alterações de personalidade mais frequentes e provavelmente mais precoces no curso da doença, sobretudo em pessoas com síndrome de Down (SD).[2]

A maioria dos métodos de avaliação da demência para pessoas com DI baseia-se em medidas fundamentadas nas respostas com seus informantes,[2] já que a gravidade da DI é um fator de viés da aplicabilidade dos protocolos de avaliação, necessitando-se adaptar os testes de acordo com as habilidades individuais. Além disso, nem sempre estão disponíveis medidas basais que possam ser levadas em consideração para a comparação com a *performance* atual e para a identificação de declínio de uma *performance* prévia. Assim, a inclusão do relato de um informante que tenha contato próximo com o paciente poderá trazer informações importantes sobre o declínio em relação à *performance* máxima daquele indivíduo ao longo da vida. Na grande maioria, o informante desses instrumentos é uma pessoa que conhece[2] a rotina e o desenvolvimento da pessoa com DI, por exemplo, um familiar ou um cuidador profissional.

Devido às diferenças de capacidades cognitivas preexistentes nessa população, a detecção precoce da demência é um desafio, no entanto é crucial para fornecer as intervenções necessárias e requeridas para um melhor prognóstico e qualidade de vida. Testes de triagem são necessários para a avaliação clínica da demência, assim como de outras morbidades neurológicas e psiquiátricas. No entanto, a presença de déficit cognitivo pré-mórbido dificulta o uso da maioria dos testes de triagem cognitiva disponíveis para essa população.

QUALIDADES PSICOMÉTRICAS PARA ADAPTAÇÃO DE INSTRUMENTOS

A adaptação de instrumentos para uma população específica precisa levar em consideração suas qualidades psicométricas, verificando-se a validade e confiabilidade da escala. Assim, as qualidades psicométricas dos instrumentos escolhidos são um fator central em pesquisas qualitativas em psiquiatria, assim como em sua utilidade clínica.[3]

A **validade** é a capacidade do instrumento de medir aquilo a que ele se propõe e pode abranger três categorias: de conteúdo, de construto e de critério. A validade de conteúdo analisa se o instrumento abrange os diferentes aspectos do seu objeto.[3] A validade de construto é a verificação de que a medida investigada é uma entidade coerente e real.[3] E a validade de critério refere-se à capacidade de uma escala a corresponder a outras medidas já existentes, ou seja, o critério padrão estabelecido.

Isso pode ser feito por meio da validade concorrente (aplicada simultaneamente) ou preditiva.[3] A validade preditiva é estimada por meio de sua sensibilidade, especificidade, valor preditivo positivo, negativo e taxa de classificação incorreta. Enquanto a sensibilidade é a capacidade de reconhecer os verdadeiros positivos (maior chance de detectar a doença), a especificidade é a proporção de casos negativos identificados.[3]

A **confiabilidade** corresponde à reprodutibilidade e à consistência de uma medida, ou seja, que a medida utilizada possa chegar aos mesmos resultados repetidas vezes.[4]

NECESSIDADE DE ADAPTAÇÃO DE TESTES PARA PESSOAS COM DEFICIÊNCIA INTELECTUAL

Devido à complexidade da condição da pessoa com DI em relação aos testes de triagem para avaliação clínica da demência, esses testes precisam ser adaptados para essa população. Além disso, considerando a avaliação de pessoas com DI, alguns métodos devem ser considerados:

- A **avaliação clínica** detalhada é o primeiro passo para a informação ampla sobre o paciente, considerando suas condições físicas e emocionais, e é realizada pro meio de um médico especializado (geriatra, neurologista, psiquiatra, entre outros). Inclui histórico médico, exame físico e avaliação cognitiva minuciosa.
- O **teste de triagem**, comumente usado para avaliar a função cognitiva da população idosa em geral, ao ser usado para a população com DI, deve ser adaptado e levar em consideração o nível de funcionamento intelectual da pessoa a ser triada.
- As **escalas de avaliação comportamental** também são instrumentos de grande utilidade para avaliação de mudanças no comportamento da pessoa com DI.
- Avaliar a **memória** é importante na detecção precoce da demência. Devem ser incluídos testes que abranjam esse domínio cognitivo.
- Os **testes neuropsicológicos** mais abrangentes podem ser adaptados às necessidades da pessoa com DI, avaliando várias funções cognitivas, como atenção, linguagem e funções executivas.
- **Avaliação de atividades de vida diária (AVD)**, nas quais se estima a capacidade da pessoa de realizar atividades diárias, pode servir como um indicativo de problemas cognitivos. Assim, na população com DI há maior complexidade na avaliação das AVD, já que existe uma limitação prévia relacionada ao grau de DI para aprender e executar atividades diárias.

É importante destacar que a avaliação em pessoas com DI deve ser altamente adaptada às necessidades individuais e muitas vezes requer uma abordagem interdisciplinar com profissionais da saúde especializados nessa população.

Além disso, a detecção precoce e a intervenção adequada são cruciais para melhorar a qualidade de vida desses indivíduos.

Alguns instrumentos adaptados têm apresentado resultados satisfatórios quando aplicados à pessoa com DI.

A seguir serão apresentados alguns desses instrumentos que estão sendo utilizados no Brasil.

INSTRUMENTOS DE AVALIAÇÃO DE DEMÊNCIA E DECLÍNIO COGNITIVO EM PESSOAS COM SÍNDROME DE DOWN E DEFICIÊNCIA INTELECTUAL NO BRASIL

Em relação às qualidades psicométricas, a adaptação e a validação de instrumentos para as pessoas com SD e DI são cruciais para sua utilização, envolvendo ajustes nas questões, nos critérios de pontuação e na interpretação dos resultados para garantir a precisão da avaliação.

Informant Questionnaire on Cognitive Decline in the Elderly (IQCODE)

O IQCODE[5] é um instrumento amplamente utilizado para rastrear demência na população geral. Ele avalia o declínio cognitivo e funcional por meio de 26 situações em que o informante é solicitado a classificar a capacidade atual do sujeito para realizar as tarefas em: 1) muito melhorada; 2) pouco melhorada; 3) relativamente inalterada; 4) um pouco pior; ou 5) muito pior, em comparação com o desempenho do sujeito há 10 anos. Exemplos de tais habilidades são: lembrar de coisas que aconteceram recentemente, lembrar o próprio número de telefone e endereço. Caso a situação não se aplique ao sujeito ou o informante não saiba responder, os escores dessas questões são excluídos do escore total.

Esse questionário é válido para rastrear declínio cognitivo na população geral com boas qualidades psicométricas, sensibilidade de 83,3% e especificidade de 80,7%. A área sob a curva característica de operação do receptor foi de 0,83 (IC 95% 0,766-0,893) para a população brasileira.[6-8] Em recente estudo do nosso grupo, esse instrumento mostrou-se com boa sensibilidade e especificidade para rastreio de declínio cognitivo/demência em indivíduos com SD.[9]

Uma vantagem do IQCODE sobre outros instrumentos de rastreamento de demência para uso em indivíduos com DI é que ele se concentra no declínio cognitivo em relação ao mais alto nível de funcionalidade alcançado anteriormente por cada indivíduo. Portanto, não é contaminado pelo nível de educação ou habilidade pré-mórbida. O IQCODE permite correlacionar a percepção clínica com a perspectiva do informante (familiar ou cuidador profissional que mantém contato próximo com o paciente há pelo menos dez anos). O questionário tem alta confiabilidade[7] e é de fácil interpretação.

Em uma metanálise prévia, Jorm e et al. calcularam o coeficiente alfa de sete estudos diferentes, em populações idosas diversas de diferentes idiomas, e observou-se alfa alto (0,93-0,97).[10] Esse questionário é válido para rastrear declínio cognitivo na população geral com boas qualidades psicométricas.[5,6]

Em estudo anterior realizado pelo nosso grupo,[11] o IQCODE mostrou-se útil como complemento à avaliação do declínio cognitivo, auxiliando no diagnóstico de demência.

Em recente estudo do nosso grupo esse instrumento mostrou-se com boa sensibilidade e especificidade para rastreio de declínio cognitivo/demência em indivíduos com SD,[9] No entanto, alguns itens/perguntas do questionário devem ser dispensados ou adaptados para a população com DI em função do alto índice de respostas "não se aplica" dada pelo informante. Dessa forma, também a escala do IQCODE se beneficiaria da adaptação para a população com diagnóstico de SD e DI, trabalho que está em andamento atualmente pelo Laboratório da Síndrome de Down do Instituto de Psiquiatria da Universidade de São Paulo. Assim, em breve o IQCODE adaptado para pessoas com DI estará disponível no Brasil.

Camdex-DS

O Camdex (*The Cambridge Examination of Mental Disorders of the Elderly*) foi desenvolvido em 1986 como um instrumento para diagnóstico de transtornos mentais em pessoas idosas, com ênfase na detecção precoce das demências.[11] Consiste em:

- Entrevista com informante;
- Entrevista com o sujeito;

- Avaliação objetiva das funções cognitivas (Camcog), folha padronizada para registro de observações, exame físico e investigações laboratoriais.

O Camdex-DS (*The Cambridge Examination for Mental Disorders of Older People with Down's Syndrome and Others with Intellectual Disability*) é uma versão do Camdex modificada e adaptada para pessoas com SD e pessoas com DI por outras etiologias. Foi desenvolvido por Ball et al.[12] e teve sua validade e confiabilidade testadas em 74 ingleses com SD acima dos 30 anos, obtendo bons resultados. O diagnóstico de demência de Alzheimer foi consistente, com declínio cognitivo objetivamente observado (boa validade concorrente) e boa validade preditiva para diagnóstico de demência. A análise de validade preditiva do Camdex-DS obteve especificidade de 0,94 e sensibilidade de 0,88. A validade interavaliadores foi boa, com valor de kappa > 0,8 para 91% dos itens e de 0,6 para todos os itens. Foi considerada confiável para o diagnóstico de demência para pessoas com DI em geral.[12]

Camcog-DS

O Camcog (*The Cambridge Cognitive Test for Mental Disorders of the Elderly*) é um grupo conciso de testes neuropsicológicos que fazem parte do Camdex.[12] Para a população com DI, foram realizadas adaptações e validação do teste por pesquisadores da Inglaterra e da Espanha.[13-15]

A aplicação do teste neuropsicológico do Camcog apresenta ampla possibilidade de pontuações (máximo de 107 pontos), cobrindo todas as áreas de funções cognitivas que são características do declínio inicial da demência, além de incorporar o Miniexame do Estado Mental (MEEM). O teste apresenta subescalas para orientação, linguagem, memória, atenção, praxia, cálculo, pensamento abstrato e percepção.

O instrumento foi desenvolvido para a população em geral, e foram realizadas adaptações por pesquisadores da Inglaterra com diversos achados interessantes, como o fato de o Camcog-DS ser útil para comparar mudanças no decorrer do tempo.[13,14]

Tradução e adaptação cultural do Camdex-DS para uso no Brasil

O Camdex-DS foi devidamente traduzido, adaptado e validado para seu uso no Brasil, incluindo sua porção cognitiva (Camcog-DS). Esse foi o primeiro estudo que determinou a validade e confiabilidade de um instrumento específico para DA em indivíduos com SD na população brasileira.[16]

A validação de conteúdo do Camdex-DS para uso no Brasil na população com SD e DI passou por:

- Tradução inicial para o português;
- Adaptação cultural com auxílio de equipe multidisciplinar;
- Avaliação da parte cognitiva da versão traduzida e adaptada quanto à equivalência (semântica, idiomática, conceitual e experimental) e compreensão por dois neuropsicólogos que trabalharam de forma independente;
- Sugestões dos dois neuropsicólogos;
- Readaptação tendo em conta essas sugestões;
- Reavaliação da nova versão;
- Retrotradução para o original em inglês por tradutor bilíngue, sem acesso à versão original;
- Avaliação (pelos autores da escala original da Universidade de Cambridge) da equivalência da porção cognitiva modificada;
- Um teste piloto envolvendo 10 adultos com SD que não participaram do estudo de validação subsequente. O piloto foi considerado abrangente, não necessitando de maiores modificações.[16]

No estudo de validação do Camdex-DS para a população brasileira, a acurácia diagnóstica do instrumento foi de 96,7% e o diagnóstico foi considerado consistente, com declínio cognitivo objetivo medido pelo Camcog ao longo de 3 anos. A confiabilidade interavaliadores do Camcog-DS na avaliação com o participante foi considerada boa, com valor de kappa acima de 0,8 para 93% dos itens. O Camdex-DS foi considerado válido e confiável para a avaliação de demência em indivíduos com DI no Brasil, sendo hoje amplamente utilizado nas pesquisas na área.[16]

CONSIDERAÇÕES FINAIS SOBRE ADAPTAÇÃO DE INSTRUMENTOS PARA POPULAÇÃO COM DEFICIÊNCIA INTELECTUAL

A adaptação e a validação de instrumentos para pessoas com SD e DI no Brasil constituem um avanço importante na área da saúde e na pesquisa. Esses instrumentos proporcionam meios mais precisos de avaliar e compreender as necessidades, capacidades e desafios específicos dessa população. Implicações importantes da adaptação e validação desses instrumentos são a consideração pela melhora no atendimento, promovendo, assim, a melhora da qualidade de vida das pessoas com DI.

REFERÊNCIAS

1. American Psychiatric Association. Diagnostic and Statistical Manual of Mental Disorders. 5th ed. Washington; 2013.
2. Zeilinger EL, Komenda S, Zrnic I, Franken F, Woditschka K. Informant-based assessment instruments for dementia and their measurement properties in persons with intellectual disability: systematic review protocol. BMJ Open. 2020;10(12):e040920.
3. Prince M. Measurement in psychiatry. In: Prince M, Stewart R, Ford T, Hotopf M (eds.). Practical psychiatric epidemiology. Oxford University Press; 2003. p.13-41.
4. Menezes PR. Validade e confiabilidade das escalas de avaliação em psiquiatria. Rev Psiquiatr Clin. 1998;25:214-6.
5. Jorm AF, Jacomb PA. The Informant Questionnaire on Cognitive Decline in the Elderly (IQCODE): socio-demographic correlates, reliability, validity and some norms. Psychol Med. 1989;19(4):1015-22.
6. Sanchez MA, Lourenço RA. Screening for dementia: Brazilian version of the Informant Questionnaire on Cognitive Decline on the Elderly and its psychometric properties. Geriatr Gerontol Int. 2013;13(3):687-93.
7. Perroco TR, Bustamante SE, Moreno MP, Hototian SR, Lopes MA, Azevedo D, et al. Performance of Brazilian long and short IQCODE on the screening of dementia in elderly people with low education. Int Psychogeriatr. 2009;21(3):531-8.
8. Cordes T, Bischoff LL, Schoene D, Schott N, Voelcker-Rehage C, Meixner C, et al. A multicomponent exercise intervention to improve physical functioning, cognition and psychosocial well-being in elderly nursing home residents: a study protocol of a randomized controlled trial in the Procare (prevention and occupational health in long-term care) project. BMC Geriatr. 2019;19(1):369.
9. Prado Mattar G, Uchida RR, Haddad GG, Shiozawa P, Rebouças da Silva MF, Hoexter MQ, et al. Screening for dementia and cognitive decline in adults with Down syndrome: a novel approach using the Informant Questionnaire on Cognitive Decline in the Elderly. Alzheimer Dis Assoc Disord; 2022.
10. Jorm AF. The Informant Questionnaire on Cognitive Decline in the Elderly (IQCODE): a review. Int Psychogeriatr. 2004;16(3):275-93.
11. Fonseca LM, de Oliveira MC, de Figueiredo Ferreira Guilhoto LM, Cavalheiro EA, Bottino CM. Bereavement and behavioral changes as risk factors for cognitive decline in adults with Down syndrome. Neuropsychiatr Dis Treat. 2014;10:2.209-19.
12. Roth M. Camdex: the Cambridge examination for mental disorders of the elderly. Cambridge University Press; 1988.
13. Ball SL, Holland AJ, Huppert FA, Treppner P, Watson P, Hon J. The modified Camdex informant interview is a valid and reliable tool for use in the diagnosis of dementia in adults with Down's syndrome. J Intellect Disabil Res. 2004;48(Pt 6):611-20.

14. Hon J, Huppert FA, Holland AJ, Watson P. Neuropsychological assessment of older adults with Down's syndrome: an epidemiological study using the Cambridge Cognitive Examination (Camcog). Br J Clin Psychol. 1999;38 (Pt 2):155-65.
15. Esteba-Castillo S, Dalmau-Bueno A, Ribas-Vidal N, Vilà-Alsina M, Novell-Alsina R, García--Alba J. Adaptation and validation of CAMDEX-DS (Cambridge Examination for Mental Disorders of Older People with Down's syndrome and others with intellectual disabilities) in Spanish population with intellectual disabilities. Rev. Neurol. 2013;57(8):337-46.
16. Fonseca LM, Haddad GG, Mattar GP, Oliveira MC, Simon SS, Guilhoto LM, et al. The validity and reliability of the Camdex-DS for assessing dementia in adults with Down syndrome in Brazil. Braz J Psychiatry. 2019;41(3):225-33.

Capítulo **2**

Uso do Questionário de Volição (VQ) em pessoas adultas ou idosas com deficiência intelectual

Natalie Torres de Matos

Pontos-chave:

- Apresentar as definições de volição encontradas na literatura e pelas diferentes áreas da saúde.
- Apresentar o Questionário de Volição e o Modelo de Ocupação Humana.
- Discutir o uso do Questionário de Volição na população adulta e idosa com deficiência intelectual.

INTRODUÇÃO

A motivação ou volição é amplamente estudada em âmbito mundial, mas ainda pouco estudada no Brasil. Sabe-se, de modo geral, que a volição é uma função associada à combinação da capacidade mental e social, e, compreendida como um ato ou manifestação de vontade; ou de uma escolha consciente da pessoa por fazer algo, a partir de seus próprios desejos e experiências de vida.[1-3]

A volição e a participação em ocupações estão totalmente interligadas, e juntas possibilitam o interesse e o envolvimento por atividades.[4] É um tema ainda pouco estudado e que instiga profissionais de saúde, em especial terapeutas ocupacionais que estudam o desempenho ocupacional, sobre os porquês de uma pessoa querer ou não participar de uma atividade ou de outra; ou, então, de aderir ou não a um tratamento específico.

Entender como funciona o processo volitivo e trabalhar a favor do melhor nível volitivo de seu paciente se torna crucial aos profissionais de saúde que buscam o sucesso terapêutico, tanto pela efetiva adesão do paciente a seu programa de tratamento quanto por promover a ampliação do repertório de ocupações dele e mantê-lo envolvido em suas atividades. Além, é claro, de todos os outros aspectos que envolvem a volição.

Em uma breve revisão da literatura, é possível analisar que o funcionamento da volição ainda não está claro e provoca controvérsias entre diferentes autores, e em suas várias construções teóricas. Cada área a descreve a partir de seus princípios, trazendo dúvidas quanto a sua real definição, complexidade, localização anatômica e forma de funcionamento. Sabe-se, de maneira geral, que é ela quem motiva ou dá vontade para uma pessoa querer fazer algo, ou, ainda, a se manter em algo. E, quando está prejudicada, faz com que a pessoa deixe de participar ou de se envolver em novas ocupações/atividades.[4]

De modo geral, a volição é descrita pelo dicionário como um processo cognitivo pelo qual uma pessoa decide se quer ou não praticar uma ação em particular – focando o lado intencional do controle do comportamento ou da tomada de decisão.[5]

Na literatura, estudos nas áreas da fonoaudiologia, terapia ocupacional, psicologia e neurociência cognitiva se destacam na tentativa de compreender e explicar o funcionamento do processamento volitivo e, assim, melhor defini-lo. A seguir, de maneira sucinta, estão apresentados os principais pontos de cada uma dessas áreas quanto a seus conceitos sobre volição.

Para a fonoaudiologia, a volição consiste em um domínio semântico-funcional (e cognitivo). E, em especial, para os especialistas nos estudos linguísticos, como uma necessidade intrínseca do falante, na qual aconteceria uma manifestação de seus desejos, vontades e intenções acerca da realização de uma ação diante de um contexto real ou imaginário.[3] A fala é entendida por eles como expressão da volição, da manifestação dos fatores intrínsecos (internos – pessoais) diante dos fatores extrínsecos (ambiente).

Para a terapia ocupacional, a volição é entendida como a motivação para a participação em ocupações; ou, ainda, um fator que antecede o envolvimento de uma pessoa em determinada atividade. Para Kielhofner,[6] a volição é descrita como um padrão de pensamentos e sentimentos acerca de suas ações no mundo, no qual antecipa, escolhe, experimenta e interpreta o fazer humano. A volição é constituída pelo que se considera importante e significativo para a vida (valores), pela noção de competência e eficácia de seu próprio desempenho (causalidade pessoal) e pelo que se considera prazeroso e gostoso fazer (interesses). Portanto, a decisão e a escolha por ocupações se dão a partir da volição; é ela quem determina o que a pessoa quer ou não fazer.

Para a psicologia, a volição é uma função mental que potencializa qualquer outra função cognitiva.[7] A volição se dá pela capacidade da pessoa de fazer escolhas quando está em uma situação em que precisa tomar uma decisão em face de diferentes alternativas, sendo essa tomada de decisão consciente, e apoiada em um ou mais motivos estabelecidos por ela que a apoiem nessa decisão.[8,9]

A neurociência cognitiva, por meio dos estudos das capacidades mentais, vem tentando entender o funcionamento da volição e mapeá-la no cérebro. Para esses estudiosos, a volição é entendida como um conjunto de atividades mentais que promovem a vontade voluntária de uma pessoa para dirigir seus pensamentos e ações, e estes são guiados por fatores pessoais e ambientais.[10,11]

Entender, portanto, a volição é algo desafiador para todas as áreas da saúde e afins. A complexidade que envolve o processo volitivo merece a atenção de todos os estudiosos das diversas áreas, de modo a melhor compreender como acontece esse processamento mental e sua relação com as emoções e o ambiente externo. Assim, pode-se usá-la a favor do paciente, tanto para envolvê-lo em atividades de desejo quanto para melhorar sua adesão às terapias.

Diante disso, a volição se torna um importante fator de interação da pessoa com o ambiente. É a volição que gera a ação de escolher e se envolver ativamente em uma atividade. Ou, ainda, em seu próprio tratamento de reabilitação, a fim de querer melhorar sua funcionalidade e ganhar mais autonomia e independência.

Entender a volição de uma pessoa e estimular seu melhor nível facilitará a adesão dela a sua própria reabilitação e o envolvimento em suas atividades cotidianas. Trabalhar a volição permite identificar quais comportamentos volitivos podem estar prejudicados e precisam ser melhorados para possibilitar a vontade do paciente de querer se envolver em algo e mudar seu atual estado de saúde ou outros.

Diante disso, neste capítulo será descrito um exemplo de instrumento de investigação para avaliar a volição, o "Questionário de Volição (VQ)",[12] do Modelo de Ocupação Humana. Ele visa auxiliar na identificação dos níveis volitivos e no monitoramento da volição ao longo do tempo (evolução ou eficácia de algum tratamento). A pessoa com deficiência intelectual (DI) em processo de envelhecimento tende a se beneficiar dessa avaliação, que não exige do avaliado a verbalização e pode ser feita com base na observação do comportamento dela durante a participação em atividades comuns do dia a dia, trazendo à tona sua real condição de motivação para se envolver nas ocupações.

MODELO DE OCUPAÇÃO HUMANA (MOHO)

O Modelo de Ocupação Humana (MOHO) se destaca como um dos modelos mais antigos utilizados mundialmente pela terapia ocupacional. Ele tem como objetivo o estudo da ocupação humana.[13,14]

O MOHO foi criado por Gary Kielhofner na década de 1980 e tem sua sede na Universidade de Chicago, nos Estados Unidos. Após o falecimento dele, o criador, em 2010, o MOHO passou a ser coordenado por sua esposa, a terapeuta ocupacional Renné Taylor.

O grupo de pesquisadores do MOHO é composto por profissionais de diferentes áreas e de diversos locais do mundo. Hoje sou um dos membros do MOHO Brasil, que visa difundir os princípios do modelo no país. Esse modelo, além da teoria, desenvolve avaliações e programas de intervenções voltados ao contexto da ocupação humana. Dentre esses materiais, destaco para este capítulo os voltados ao componente da volição, o Questionário de Volição e o Programa de Remotivação. Os dois se encontram em estudo por mim junto a colaboradores.

Em relação a sua teoria, o MOHO entende a pessoa a partir de três componentes intrínsecos: a volição, a habituação e a capacidade de desempenho.[6] Para o MOHO, entender a ocupação humana é ir muito além da compreensão da execução de uma atividade para identificar também o que motiva uma pessoa a escolher uma e não outra; o que a mantém ela em uma mesma atividade por muitos anos; e como o ambiente interage nessas relações.

A volição é entendida pelo MOHO como a motivação de uma pessoa para iniciar e se envolver em uma ocupação.[4,6] Ele entende que essa motivação se dá a partir da escolha, experimentação, interpretação e antecipação das ocupações e está diretamente relacionada ao senso de capacidade da pessoa sobre seu próprio desempenho para a ação, sua percepção sobre a qualidade de seu desempenho para as tarefas (ou senso de autoeficácia) e seus valores e interesses.[4,15]

Assim, para o MOHO a volição se desenvolve a partir da interação das características pessoais e ambientais, e envolve pensamentos e sentimentos que predispõem e permitem à pessoa antecipar, escolher, experimentar e interpretar o que fazer diante daquela situação para aquele contexto ambiental.[15]

A volição, portanto, corresponde àquilo que se considera importante e significativo (valores), o que se percebe como capacidade e eficácia pessoal (causalidade pessoal), e o que se considera prazeroso (interesses). Esses três componentes contemplam a eficácia de uma pessoa para atuar no mundo, o que ela considera importante, prazeroso e satisfatório de fazer.

Os três componentes da volição representam os interesses contínuos e inter-relacionados que caracterizam padrões de pensamentos e sentimentos sobre o fazer.[6] Logo, o MOHO entende que a volição só pode ser compreendida com base em uma avaliação completa e dinâmica da relação entre a causação pessoal, valores e interesses, diante de um ambiente.[15]

QUESTIONÁRIO DE VOLIÇÃO (VQ) VERSÃO 4.1

A Versão 4.1 do VQ é a última versão revisada do instrumento. Elaborada pelas pesquisadoras Carmen Gloria de Las Heras, Rebecca Geist, Gary Kielhofner e Yanling Li,[16] ela será apresentada neste capítulo.

O instrumento VQ foi originalmente criado para avaliar a motivação para a ocupação de pessoas que tenham dificuldade para expressar verbalmente suas motivações, ou emoções e vontades, como visto nas pessoas adultas com DI. Posteriormente, seu uso foi ampliado a outras populações, com maiores níveis cognitivos, e sem necessariamente apresentar essas dificuldades de verbalização.

O VQ fornece *insights* sobre os motivos internos de uma pessoa e traz informações sobre como o ambiente pode afetar a volição, capturando sistematicamente o modo como uma pessoa reage e age dentro de seu ambiente.[17]

O VQ permite avaliar a pessoa a partir de seu comportamento durante sua participação em ocupações, não exigindo, portanto, a verbalização pelo sujeito – o que facilita o uso de sua aplicação em pessoas com DI devido ao comprometido da fala –, e considera o ambiente parte desse comportamento.[18] Ele é totalmente de observação e pode ser utilizado por qualquer profissional de saúde com conhecimento do MOHO e previamente treinado. Não é preciso ser terapeuta ocupacional. É importante que a pessoa que o está aplicando não apenas assinale as alternativas do questionário, mas coloque observações do que foi visto durante todo o processo, até para melhor consideração sobre a pontuação em caso de "empate" nas alternativas.

Esse instrumento pode ser usado em crianças com idade igual ou maior que 8 anos, adolescentes, adultos e pessoas idosas, tal como se apresenta no conceito de volição do MOHO. Para crianças menores de 8 anos indica-se a versão pediátrica, *The Pediatric Volitional Questionnaire (PVQ) Versão 2.1*, revisada pelos pesquisadores Semonti Basu, Ana Kafkes, Rebecca Schatz, Anne Kiraly e Gary Kielhofner.[4]

A versão traduzida e adaptada do VQ para a população brasileira foi realizada por mim, e está em fase de publicação. Foram disponibilizados os formulários adaptados e traduzidos no *site* do MOHO em 2023 (https://moho-irm.uic.edu/resources/translations.aspx). O processo de validação também está sendo feito por mim e colaboradores, e ainda está em andamento. A versão pediátrica do VQ até o momento não foi traduzida para nossa população, e não está em processo.

O VQ pode ser utilizado, portanto, em qualquer pessoa, independentemente da presença ou não de um diagnóstico prévio, a fim de medir sua volição. Esse instrumento é muito utilizado em pessoas que não conseguem expressar verbalmente sua motivação ou vontade, e também em pessoas com DI, com demência, lesão cerebral adquirida ou aquelas com problemas volicionais extremos relacionados aos estresses ambientais ou traumas de origem social.[18]

O VQ entende que, embora algumas pessoas tenham dificuldade para verbalizar suas vontades, elas o fazem a partir de seus comportamentos perante uma ocupação e um ambiente.[18] O VQ é sensível, portanto, para fornecer uma perspectiva sobre os motivos internos e externos que promovem ou inibem a participação de uma pessoa com deficiência intelectual em uma atividade, a partir da observação dela durante o desempenho de uma ocupação e locada em determinado contexto ambiental.[12]

O VQ é, portanto, um instrumento de observação direta indicado a pessoas adultas ou idosas com DI, e que pode ser aplicado em qualquer cenário (em domicílio, consultório, ambulatório, enfermaria e outros) e em qualquer contexto ocupacional (durante a realização de atividades de autocuidado; preparando uma refeição; nos cuidados com outras pessoas; executando uma função determinada de seu trabalho; na interação social com colegas; nos momentos de lazer; e outros), incluindo tanto eventos esporádicos (se alimentar e, em seguida, ir escovar os dentes) quanto os pré-programados (produzir uma caixa em MDF e pintá-la). Por exemplo, no caso de pacientes que passam o dia em serviços especializados para pessoa com DI, pode-se conseguir observar a pessoa em tempo integral, fazendo suas atividades básicas de autocuidado, não previamente programadas ou estruturadas por alguém para ela. Em relação às atividades programadas e planejadas, como no caso dos treinos funcionais de um programa de tratamento de reabilitação funcional, pode-se avaliar o engajamento ao que é proposto durante as sessões por meio de exercícios estruturados e previamente planejados e solicitados por um terapeuta para que sejam realizados pela pessoa a ser avaliada.

Para uma melhor resposta da avaliação da volição, é importante que a observação de uma mesma atividade seja feita em ambientes diferentes, pelo menos em dois cenários distintos, a fim de validar as informações coletadas, considerando assim as influências que as características ambientais causam no comportamento volitivo.[18] Lembrando sempre que o melhor cenário é o ambiente ecológico, a casa, onde realmente as coisas acontecem ou não. E ainda, quando pensamos na pessoa com DI, o quanto a influência familiar impacta nessa vontade pelo envolvimento por ocupações.

O VQ é composto por três modelos de Folha de Registro do Questionário de Volição (Observação Simples (A); Duas Observações (B); Múltiplas Observações (C)); 1 modelo de Folha de Registro do Questionário de Volição de *Continuum* Volicional (D); e de 1 Folha de Registro das Características Ambientais[12] e 1 Manual do Usuário.

O VQ tem uma escala de pontuação com 14 indicadores do comportamento ocupacional que representam a causação pessoal, valores e interesses,[18] e todos devem ser avaliados em uma escala progressiva de 4 pontos (passivo, duvidoso, envolvido e espontâneo).[18]

O Registro das Características Ambientais deve ser avaliado quanto aos Espaços, Objetos, Ambientes Sociais e Formas Ocupacionais/Tarefas, contidos no contexto do ambiente onde se realiza a avaliação – conforme descrito na Teoria do MOHO[4,19] e explicado de forma sucinta no manual.

Somente após a observação atenta do paciente na atividade é que os questionários devem ser respondidos pelo avaliador. O Manual do Usuário deve ser sempre utilizado caso haja dúvidas ou inexperiência com o instrumento.[12]

O VQ pode oferecer informações que ajudam no planejamento de programas de reabilitação funcional de pessoas adultas e idosas com DI com foco para a volição e o envolvimento em ocupações – tanto para adesão ao tratamento quanto para aumento e enriquecimento da rotina por atividades mais prazerosas. O nível de apoio, estrutura e encorajamento também devem ser avaliados no VQ de modo a incentivar e disponibilizar recursos adequados à melhora da volição e do envolvimento do paciente. Além, é claro, de orientar a família e outros profissionais envolvidos no caso a usufruir desses recursos.

REVISÃO DE LITERATURA SOBRE O USO DO VQ COM A POPULAÇÃO ADULTA E IDOSA COM DEFICIÊNCIA INTELECTUAL

Poucos são os estudos na literatura com uso do VQ na população adulta e idosa com DI. É possível encontrar mais artigos relacionados à versão pediátrica (PVQ), quanto à motivação para o brincar e a escola.

Foi possível encontrar apenas dois artigos na busca científica, um referente à população adulta com DI. Fica evidente a insuficiência de estudos na área e a necessidade de novos estudos, assim como sua aplicabilidade nessa população idosa.

Um estudo realizado na Suécia, conduzido pelos pesquisadores Ågren e Kjellberg,[20] examinou a validade de utilidade e de conteúdo da versão sueca, VQ-S, a partir das observações realizadas por 13 terapeutas ocupacionais com clientes com DI. Os achados demonstraram a validade de conteúdo, a relevância clínica do VQ-S e o potencial de implementação com adultos com DI.

Mahoney et al.[21] utilizaram o instrumento em estudo fenomenológico exploratório com adultos com DI. O VQ mostrou-se um instrumento útil para estruturar a observação do terapeuta, proporcionando informações individualizadas que consideram as particularidades de cada pessoa com DI, abrindo a possibilidade de uma intervenção com estratégias mais personalizadas e efetivas.

CONCLUSÃO

Este capítulo trouxe as principais definições de volição e apresentou o instrumento VQ e seu modelo teórico. Espera-se que este instrumento possa ser utilizado por todos os profissionais de saúde na população adulta e idosa com DI a fim de contribuir para o melhor planejamento da reabilitação funcional e para a promoção de uma rotina mais prazerosa. Esse instrumento tem como objetivo contribuir para a classificação e a evolução do nível volitivo, na identificação de atividades prazerosas (ou que os motivem a querer fazer) e nos fatores ambientais que facilitam o envolvimento em ocupações (pessoas, objetivos, ambientes físicos e outros).

REFERÊNCIAS

1. Hymes D. Toward ethnographies of communication. In: Giglioli PP (ed.). Language and social context. London: Penguin; 1972.
2. Dik BJ, Duffy RD. Calling and vocation at work: definitions and prospects for research and practice. The Counseling Psychologist. 1997;25(1):1-16.
3. Oliveira R. Volição e desempenho ocupacional: relações e perspectivas na terapia ocupacional brasileira [dissertação]. São Paulo: Universidade de São Paulo; 2020.
4. Kielhofner G. Model of Human Occupation: theory and application. 4.ed. Philadelphia: Lippincott, Williams and Wilkins; 2008.
5. Michaelis Dicionário Brasileiro da Língua Portuguesa. São Paulo: Melhoramentos; 2020.
6. Kielhofner G. A model of Human Occupation: theory and application (3.ed.). Baltimore: Williams & Wilkins; 2002.
7. Loos S, Sant'Ana DR. A volição e os processos motivacionais na reabilitação neuropsicológica. Psicologia em Estudo. 2007;12(2):329-36.
8. Vygotsky LS. A formação social da mente. 6.ed. São Paulo: Martins Fontes; 1995.
9. Ibiapina LCM. Volição e funcionalidade em terapia ocupacional: perspectivas contemporâneas. Cadernos Brasileiros de Terapia Ocupacional. 2022;30:e3130.
10. Zhu J. Locating volition. Faculty of Humanities and Social Sciences, Graduate School of the Chinese Academy of Sciences. Beijing; 2004.
11. Brass M, Lynn MT, Demanet J, Rigoni D. Imaging volition: what the brain can tell us about the will. Exp Brain Res. 2010;229(3):301-12.
12. De Las Heras CG. Model of Human Occupation: training manuals. v. I-III. Santiago de Chile: CRP; 2007.
13. Lee SW, Taylor R, Kielhofner G, Fisher G. Theory use in practice: a national survey of therapists who use the Model of Human Occupation. American Journal of Occupational Therapy. 2008;62:106-17.
14. Cruz DMC, Parkinson S, Rodrigues DS, Carrijo DCM, Costa JD, Fachin-Martin E, et al Adaptação transcultural, validade de face e confiabilidade do Instrumento de Identificação da Participação Ocupacional do Modelo de Ocupação Humana para o português do Brasil. Cad Bras Ter Ocup. 2019;27(4):691-702.
15. Lee SW, Kielhofner G. Volition. In: Kielhofner's Model of Human Occupation: theory and application. Philadelphia: Wolters Kluer Health; 2017. p.38-56.
16. De Las Heras C, Geist R, Kielhofner G, Li Y. Model of Human Occupation: Theory and Application (Training Manual). Vols. I-III. Santiago de Chile: CRP; 2007.
17. De Las Heras CG. A user's guide to the Volitional Questionnaire (2.ed.). 1993.
18. De Las Heras CG, Cahill SM, Raber C, Moody A, Kielhofner G (b). Observational assessments. In: Taylor RR (org.). Kielhofner's Model of Human Occupation. 5.ed. Philadelphia: Wolters Kluwer; 2017b. p.225-47.
19. Fisher G, Parkinson S, Haglund L. The environment and human occupation. In: Taylor RR (org.). Kielhofner's Model of Human Occupation. 5.ed. Philadelphia: Wolters Kluwer; 2017. p.91-106.
20. Agren K, Kjellberg A. Utilization and content validity of the Swedish version of the Volitional Questionnaire (VQ-S). Occupational Therapy in Health Care. 2008;(2-3):163-76.
21. Mahoney WJ, Roberts E, Bryze K, Parker Kent JA. Occupational engagement and adults with intellectual disabilities. The American Journal of Occupational Therapy. 2015;70(1).

Capítulo **3**

Uso do Inventário de Tarefas Rotineiras-Estendido (RTI-E) em pessoas com deficiência intelectual

Patrícia Cotting Homem de Mello

Pontos-chave:

- Exploração dos métodos e instrumentos utilizados para avaliar a funcionalidade em pessoas com deficiência intelectual (DI), considerando aspectos cognitivos, comportamentais, emocionais e sociais. Essa avaliação é fundamental para compreender as habilidades e limitações da pessoa, direcionando o processo de reabilitação neuropsicológica funcional.
- Discussão sobre o uso da Reabilitação Terapêutica Integrada – Educação (RTI-E) no contexto da DI. A RTI-E é uma abordagem que integra diferentes estratégias terapêuticas, como educação especial, intervenções psicossociais e técnicas de reabilitação neuropsicológica, visando promover o desenvolvimento e a funcionalidade das pessoas com DI.

INTRODUÇÃO

A **avaliação** cognitiva funcional busca estabelecer um perfil abrangente dos pontos fortes e fracos da interação da cognição do indivíduo com desempenho ocupacional[1,2] e possibilita a verificação do impacto da cognição sobre a funcionalidade do avaliado de modo sistematizado.

Ao abordar a funcionalidade de forma estruturada e ancorada em padrões de desempenho, a avaliação da cognição funcional almeja minimizar distorções de informação,[3] identificar e medir de modo objetivo capacidades e limitações, facilitadores e barreiras no desempenho das tarefas cotidianas, em diferentes áreas, que poderão ser considerados na elaboração de um programa de intervenção,[2] seja no âmbito terapêutico ou no educacional.

O conhecimento do estado funcional da pessoa com deficiência intelectual é fundamental para que possa manifestar seu melhor potencial de desempenho,[4] pois as habilidades cognitivas não podem ser isoladas das atividades a que se destinam.[5] Assim, compreender como as incapacidades cognitivas impactam sobre a funcionalidade é o primeiro passo para desenhar o programa de intervenção com vistas à reabilitação funcional da pessoa com DI.

AVALIAÇÃO DA FUNCIONALIDADE EM DI

A **avaliação da funcionalidade** de pessoas com deficiência intelectual mostra-se útil, então, para o desenvolvimento de intervenções personalizadas que favoreçam seu engajamento em ocupações desejadas, dentro de suas características de desempenho, com repercussões sobre sua saúde e qualidade de vida, melhorando, por exemplo, noções de autoeficácia e de maior pertencimento e participação.

Sim et al.[6] demonstraram que há uma lacuna de instrumentos de avaliação padronizados para a avaliação dessa população, o que impacta na possibilidade de comparar as informações sobre o desempenho do indivíduo ao longo de seu percurso ocupacional e de desenvolverem-se pesquisas mais precisas sobre o desempenho ocupacional da pessoa com DI. Mahoney et al.[7] identificaram 73 instrumentos de avaliação utilizados por terapeutas ocupacionais com pessoas com DI, em 58 artigos em uma revisão de escopo, porém a maior parte desses instrumentos não é conhecida e ou não se refere especificamente à avaliação voltada para o desempenho em atividades.

RTI-E

O **Inventário de Tarefas Rotineiras-Estendido** (RTI-E)[8] é um instrumento utilizado para avaliar o desempenho ocupacional em tarefas diárias em pessoas com prejuízos cognitivos com base na análise de atividade em tarefas rotineiras, a partir de situações reais de desempenho, sendo, portanto, um instrumento útil para a avaliação cognitiva funcional. Foi desenvolvido dentro do Modelo de Incapacidades Cognitivas, inicialmente com pessoas idosas com demência e em pacientes psiquiátricos, estendendo-se posteriormente para outras populações, incluindo lesão cerebral adquirida, autismo e DI. No Brasil ele foi adaptado transculturalmente por Mello,[9] apresentando alta consistência interna ($\alpha = 0,966$) e confiabilidade entre avaliadores ($\alpha = 0,992$).[10] Foi validado em nosso meio para pessoas idosas com demência, obtendo-se a validade de conteúdo e a validade de critério.[9]

Esse inventário foi desenvolvido para auxiliar na identificação das habilidades e das limitações de desempenho dessas pessoas em atividades rotineiras, permitindo uma compreensão mais detalhada de suas necessidades de ajuda. A DI é uma condição que afeta o funcionamento intelectual e adaptativo do indivíduo em áreas como comunicação, autocuidado, habilidades sociais, uso de recursos comunitários, saúde e segurança, entre outras, portanto o RTI-E pode fornecer informações úteis e sistematizadas sobre seu desempenho em tarefas rotineiras. Essas informações poderão ser utilizadas por profissionais da saúde, educadores e cuidadores para compreender o funcionamento da pessoa com DI em tarefas cotidianas a partir das informações coletadas pelo terapeuta ocupacional durante a avaliação, ao observar diretamente o desempenho em tarefas de vida real (não simuladas) e aplicável a pessoas que não conseguem verbalizar. Possibilita também o estabelecimento de metas e estratégias conjuntas com a pessoa e sua família para realizar adaptações ambientais e de atividades que facilitem seu desempenho dentro das atividades significativas e prazerosas para ela.[1]

O RTI-E original demonstrou confiabilidade entre avaliadores ($r = 0,990$) e confiabilidade teste-reteste ($r = 0,91$).[11] Ele é utilizado para avaliar diversas populações com limitações cognitivas como pessoas com demência,[12] e transtornos mentais.[13-16]

O instrumento fundamenta-se no Modelo de Incapacidades Cognitivas, que possibilita a adaptação das atividades ao nível cognitivo funcional da pessoa, favorecendo seu desempenho. É composto por um manual, folha de rosto, folha de pontuação (Figura 1) e quatro áreas de ocupações com as tarefas rotineiras que as compõem: Escala física – atividades básicas de vida diária (ABVD) (ver exemplo na Figura 2), Escala Vida em comunidade – atividades instrumentais de vida diária (AIVD), Escala de comunicação e Escala de Preparo para o trabalho. Cada escala inclui diversos itens que descrevem qualitativamente o desempenho nas tarefas rotineiras, a ser assinalado pela pessoa que está sendo avaliada e/ou por um informante (familiar ou cuidador) e/ou pelo terapeuta ocupacional. As quatro escalas que compõem o RTI-E são:

ESCALA FÍSICA – ABVD

Pontuação: Assinale as afirmações de acordo com o nível que melhor descreve as suas observações sobre o desempenho. Se parecer que comportamentos de dois níveis são adequados, assinale ambos.

A. Higiene pessoal: (cuidados com o cabelo, unhas, dentes, uso de maquiagem)

1.
- ☐ Não se importa com a própria aparência.
- ☐ Não colabora espontaneamente ou recusa ajuda do cuidador.
- ☐ Pode mudar a posição corporal por alguns segundos, sob comando.

2.
- ☐ Necessita de ajuda máxima para a higiene pessoal.
- ☐ Pode cooperar com a ajuda de outros, move mãos, pés, mantém a cabeça erguida, ou recusa ajuda do cuidador.

3.
- ☐ Realiza a higiene pessoal diariamente (escova os dentes, lava as mãos ou o rosto).
- ☐ Pode precisar ser lembrado de fazer a sua higiene pessoal, ou
- ☐ Pode não seguir procedimentos na ordem correta (por exemplo, aplica a maquiagem e em seguida lava o rosto), ou
- ☐ Interrompe antes de completar a tarefa, ou
- ☐ Pode não usar instrumentos pontiagudos para cortar as unhas com segurança, ou
- ☐ Pode não usar lâmina de barbear de forma segura.

4.
- ☐ Inicia as tarefas de higiene pessoal, segue os procedimentos corretos, mas ignora recursos que não estão visíveis.
- ☐ Pode não combinar os tons da maquiagem com a pele, ou
- ☐ Pode não barbear todas as partes do rosto (homem), ou não depilar axilas e pernas (mulher), ou
- ☐ Pode ignorar a parte de trás do corpo ou da cabeça.
- ☐ Pode não escovar todas as faces dos dentes cuidadosamente ou não usar o fio dental.

5.
- ☐ Inicia e completa a higiene pessoal sem ajuda.

B. Vestuário

1.
- ☐ Precisa ser vestido pelos cuidadores e não muda a posição do corpo para facilitar a ajuda espontaneamente.
- ☐ Pode ficar em pé, sentar, levantar o braço ou a perna, sob comando.

2.
- ☐ Colabora com o cuidador para vesti-lo, mudando a posição do corpo.
- ☐ Pode não conseguir utilizar os membros inferiores e superiores para vestir-se, ou
- ☐ Pode resistir à ajuda do cuidador, ou
- ☐ Pode necessitar de ajuda total para amarrar os sapatos/calçar os chinelos, ou
- ☐ Pode precisar de apoio para manter o equilíbrio sentado ou em pé.

3.
- ☐ Veste-se sozinho, mas comete erros grosseiros ao vestir-se.
- ☐ Pode precisar ser lembrado de vestir-se, ou
- ☐ Pode usar roupas inapropriadas para as condições climáticas (ex.: usar roupa de frio no calor), ou para os costumes sociais ou contexto (p. ex., trajes para jantar fora, ou receber convidados, com botões desalinhados, usar roupas sobrepostas, usar pijama/camisola durante o dia).

Figura 1 Exemplo da folha com descrição das tarefas rotineiras a serem assinaladas.

Fonte: o instrumento na íntegra pode ser encontrado em Mello.[9]

Inventário das Tarefas Rotineiras-Estendido (RTI-E)
(traduzido e adaptado de Katz, 2006 *based on* Allen, 1989)

Folha de Pontuação

Escala Física – ABVD (pontuação 1-5)	A	C	T	**Escala de Vida em Comunidade – AIVD (pontuação de 2-6)**	A	C	T
Higiene pessoal				Tarefas domésticas			
Vestuário				Preparo/obtenção de alimento			
Banho				Gerenciamento financeiro			
Mobilidade funcional				Lavar roupa			
Alimentação				Mobilidade na comunidade			
Uso do vaso sanitário				Fazer compras			
Uso das medicações (1-6)				Uso do telefone			
Uso de equipamentos adaptativos (1-6)				Cuidar de criança			
Média (soma/8)				**Média (soma/8)**			

Escala de Comunicação (pontuação 1-6)	A	C	T	**Escala de Preparo para o Trabalho (pontuação de 3-6)**	A	C	T
Compreensão auditiva				Mantém o ritmo/segue cronograma			
Expressão verbal				Segue instruções			
Compreensão da leitura				Desempenha tarefas simples/complexas			
Expressão escrita				Interação com colegas de trabalho			
				Segue as precauções de segurança/reage a emergências			
				Planeja o trabalho/supervisiona outros			
Média (soma/4)				**Média (soma/6)**			

Anotações da pontuação: A = Autorrelato; C = Relato do cuidador sobre o comportamento; T = Observação do comportamento pelo terapeuta.

NA = Não se aplica. NO = Não observado.

Pontuação: Assinale o número que melhor descreve o seu desempenho nas tarefas (A) ou assinale as suas observações sobre o desempenho (C e T).

Se parecer que comportamentos de dois níveis são apropriados, assinale os dois e anote uma pontuação intermediária na folha de pontuação (1,5; 2,5; 3,5; 4,5; 5,5).

O número registrado é o nível cognitivo funcional (1-6). A pontuação intermediária pode ser relacionada aos modos de desempenho .4 ou .6.

Pode-se relacionar o Nível Físico – ABVD ao fator motor da MIF.

6 = MIF 7/6 – Independência completa/modificada.
5 = MIF 5 – Supervisão ou preparação.
4 = MIF 4 – Assistência com contato mínimo.
3 = MIF 3 – Assistência moderada.
2 = MIF 2 – Assistência máxima.
1 = MIF 1 – Assistência total.

Figura 2 Folha de pontuação do instrumento.

Fonte: Katz,[8] Mello.[9]

1. **Escala Física (ABVD):** inclui higiene pessoal, banho, uso do vaso sanitário, mobilidade funcional, alimentação, uso de medicamentos, uso de equipamentos adaptativos.
2. **Escala de Vida em Comunidade (AIVD):** abrange tarefas domésticas, preparo de refeições ou obtenção de alimentos, uso do telefone, mobilidade na comunidade, gerenciamento financeiro, compras, cuidados com crianças, lavagem de roupas.
3. **Escala da Comunicação:** avalia a expressão verbal e escrita aplicadas ao dia a dia, bem como a compreensão auditiva e de leitura.
4. **Escala de Preparo para o Trabalho:** avalia o desempenho em tarefas relacionadas ao trabalho, como uso de precauções de segurança, relacionamento com colegas de trabalho, habilidade para seguir as regras, ritmo de trabalho.

A aplicação pelo autorrelato e por um informante dá-se na forma de entrevista, utilizando as escalas para acompanhamento e leitura pela pessoa que está respondendo. Na observação pelo terapeuta, as escalas funcionam como um roteiro para a análise das atividades. Pode-se optar pela aplicação das escalas de forma independente e por uma ou outra fonte de informação, conforme o propósito da avaliação e as características do avaliado.

A pontuação é de natureza descritiva, definida pelos padrões de comportamento ocupacional para cada tarefa que está sendo avaliada. O resultado é obtido pela média de pontuação dos itens avaliados, e cada área é pontuada de forma independente, não havendo uma pontuação total para o instrumento.

RTI-E E DEFICIÊNCIA INTELECTUAL

O RTI-E foi estudado quanto à confiabilidade (consistência interna e confiabilidade entre avaliadores) e à validade concorrente (de critério) do RTI-E por Sim et al.,[6] em 24 pessoas com DI em Singapura, utilizando o *The Executive Function Performance Test* (EFPT) como padrão ouro. Obtiveram alta confiabilidade entre avaliadores ($r = 0,991$) e consistência interna alta (Escala Vida em Comunidade $\alpha = 0,903$; Escala Comunicação $\alpha = 0,830$ e Escala Preparo para o Trabalho $\alpha = 0,892$), exceto para a Escala Física ($\alpha = 0,603$). A validade de critério foi observada para todas as escalas, demonstrando que o RTI-E é um instrumento válido para o uso por terapeutas ocupacionais para avaliar pessoas com DI para identificar quais tarefas elas conseguem realizar de maneira independente, que necessitam de alguma forma de apoio, e quais podem ser alvo de intervenção para melhoria.

Essas informações são valiosas para o planejamento de intervenções e suportes adequados, com o objetivo de promover a autonomia e a inclusão social dessa população, independentemente da faixa etária, incluindo as mais longevas.

CONCLUSÃO

O RTI-E apresenta vantagem em relação aos demais instrumentos de avaliação ao analisar o desempenho da pessoa considerando a relação entre cognição e funcionalidade nas mesmas tarefas rotineiras, por observação direta e indireta nas três perspectivas (autorrelato, informante/cuidador, observação do terapeuta). Isso permite a comparação entre as perspectivas, quanto a discrepâncias e concordâncias em relação à funcionalidade do avaliado, possibilitando inferências para os motivos das discrepâncias de percepção sobre o desempenho,[11] além de possibilitar que a pessoa com prejuízos cognitivos expresse sua visão quanto ao próprio desempenho dentro de suas possibilidades, ainda que, como ocorre no caso de pessoas com demência, por exemplo, essa expressão tenha um viés da falta de consciência do déficit, ou pessoas com DI tenham dificuldade em se expressar completamente, sendo a opção por essa fonte de relato uma tomada de decisão clínica.

REFERÊNCIAS

1. Hartman-Maeir A, Katz N, Baum CM. Cognitive Functional Evaluation (CFE) process for individuals with suspected cognitive disabilities. Occup Ther Health Care. 2009;23(1):1-23.
2. Katz N, Baum CM, Maeir A. Introdução à intervenção cognitiva e à avaliação cognitiva funcional. In: Katz N. Neurociência, reabilitação cognitiva e modelos de intervenção em terapia ocupacional. 3.ed. São Paulo: Santos; 2014. p.6.
3. Lawton MP, Brody EM. Assessment of older people: self-maintaining and instrumental activities of daily living. Gerontologist. 1969;9(3):179-85.
4. Karhula ME, Heiskanen T, Salminen AL. Systematic review: need for high-quality research on occupational therapy for children with intellectual disability. Scand J Occup Ther. 2023 Apr;30(3):261-77.

5. Giles GM, Edwards DF, Baum C, Furniss J, Skidmore E, Wolf T, et al. Health policy perspectives: making functional cognition a professional priority. American Journal of Occupational Therapy. 2020;74:7401090010.
6. Sim SS, Hong K, Kuan YY, Quek ST, Tan WJ. Examining the reliability and validity of RTI-E for use with intellectual disability population in Singapore. 2015. Abstract from Asia Pacific Occupational Therapy Conference 2015, Rotorua, New Zealand.
7. Mahoney WJ, Blaskowitz MG, Johnson KR. Occupational therapy-related assessments for adults with intellectual disability: a scoping review. Am J Occup Ther. 2021 May 1;75(3):7503180100.
8. Katz N. Routine Task Inventory – RTI-E Manual. Based on Allen CK. 1989. Kiryat Ono: Research Institute for Health and Medical Professions, Ono Academic College; 2006. Traduzido por: Patrícia Cotting Homem de Mello.
9. Mello PCH. Tradução, adaptação transcultural e validação do inventário das tarefas rotineiras – estendido (RTI-E) em idosos com a doença de Alzheimer [dissertação] São Paulo: Faculdade de Medicina da Universidade de São Paulo; 2018.
10. Mello PCH de, Matos NT, Rocca C de A, Serafim A de P, Katz N, Alves TCT de F. Adaptação transcultural do instrumento de avaliação de desempenho em tarefas rotineiras Routine Task Inventory – Extended (RTI-E) para uso com idosos com demência no Brasil. Rev Bras Geriatr Gerontol. 2021;24(5):e220028.
11. Heimann NE, Allen CK, Yerxa EJ. The routine task inventory: a tool for describing the function behavior of the cognitive disabled. Occup Ther Pract. 1989;1(1):67-74.
12. Wilson SD, Allen CD, McCormack G, Burton G. Cognitive disability and routine task behaviors in a community-based population with senile dementia. Occup Ther Prac. 1989;1:58-66.
13. McAnanama E, Rogosin-Rose M, Scott E, Joffe R, Kelner M. Discharge planning in mental health: the relevance of cognition to community living. Am J Occup Ther. 1999;53:129-37.
14. Raweh DV, Katz N. Treatment effectiveness of Allen's cognitive disabilities model with adult schizophrenic outpatients: a pilot study. Occup Ther Ment Health. 1999;14:65-77.
15. Ziv N, Roitman D, Katz N, Problem solving, sense of coherence and Instrumental ADL of elderly people with depression and normal control group. Occup Ther Int. 1999;6(4):243-56.
16. Secrest L, Wood AE, Tapp A. A comparison of Allen Cognitive Level Test and the Wisconsin Card Sorting Test in adults with schizophrenia. Am J Occup Ther. 2000;54(2):129-33.

Capítulo **4**

Uso da Escala de Equilíbrio e da Marcha de POMA para pessoas com deficiência intelectual

Aline de Souza Gonçalves Gomes da Conceição
Luciana Mascarenhas Fonseca

Pontos-chave:

- O POMA é um instrumento de linguagem simples e direta nas instruções, sendo capaz de total compreensão para pessoas com deficiência intelectual (DI) e com síndrome de Down (SD).
- O POMA pode ser utilizado em qualquer lugar com poucos recursos.
- O POMA permite a possibilidade de avaliar a mobilidade levando em consideração as necessidades, capacidades e limitações de cada pessoa ao realizar o teste.

INTRODUÇÃO

Pessoas com deficiência intelectual (DI) por diversas etiologias, incluindo a pessoa com síndrome de Down (SD) e dependendo também da natureza e gravidade de sua condição, podem apresentar uma variedade de limitações físicas, e algumas dessas limitações, mais comuns, incluem dificuldade de mobilidade, coordenação motora reduzida, problemas de equilíbrio e distúrbios da motricidade fina.[1]

Essas limitações físicas podem variar amplamente de pessoa para pessoa, e o nível de apoio necessário para execução para realização de algum tipo de tarefa pode também variar de pessoa para pessoa.

A SD ou trissomia 21 é uma das causas mais comuns de DI, cujo fenótipo inclui algumas características distintivas, como: cabeça de conformação anormal e pequena, com face plana, nariz achatado, orelhas e boca pequenas, inclinado para cima, olhos com pregas epicânticas nos cantos internos, defeitos cardíacos congênitos, perda auditiva, distúrbios oftalmológicos, deficiências endócrinas, problemas ortopédicos, anormalidades dentárias, obesidade, distúrbios convulsivos, leucemia, comprometimento do estado mental e social, déficits de linguagem expressiva e de memória verbal, pouca atenção, lentidão de aprendizagem, doença de Alzheimer (DA) e mortalidade precoce.[2]

A sobrevida da pessoa com SD aumentou ao longo dos anos, com estimativa de 61,1 anos para homens e 57,8 para mulheres.[2] Há algum tempo vem sendo relatado que a expectativa média de vida para pessoas com SD aumentou de 25 anos em 1983 para 60 anos em 2020.[3] Como consequência, em adultos com SD até a idade de 35 anos as taxas de mortalidade são comparáveis a indivíduos com DI por outras etiologias. No entanto, após os 35 anos as taxas de mortalidade dobram a cada 6,4 anos na SD em comparação com a cada 9,6 anos para pessoas sem SD, mas com DI.[4] A expectativa de vida média dos indivíduos com SD dobrou nos últimos 30 anos para 55-60 anos de idade.[4] Melhorias na assistência médica, educação e apoio para crianças e adultos com SD levaram ao aumento da sobrevida.

ALTERAÇÕES COGNITIVAS E DEMÊNCIA NA POPULAÇÃO GERAL

Demência é um quadro degenerativo irreversível caracterizado pela perda progressiva de cognição e da funcionalidade.[5] O comprometimento cognitivo é comum entre pessoas idosas, e a demência é a expressão mais grave do comprometimento cognitivo, representando a principal causa de incapacidade em idosos e afetando cerca de 50 milhões de pessoas em todo o mundo. A estimativa é que esse número aumente para mais de 130 milhões até 2050, se a prevalência de demência em idade específica permanecer inalterada. A prevenção da demência por meio da modificação dos fatores de risco tem o potencial de conter o número crescente de pessoas que vivem com esse quadro.[6]

A doença de Alzheimer (DA) é a causa mais prevalente de demências em idosos,[6] sendo caracterizada, mais comumente, pela perda inicial de memória episódica, seguida por outro domínio (linguagem, função visuoespacial ou função executiva, por exemplo). Esse declínio cognitivo interfere na funcionalidade e independência nas atividades de vida diária.[7] O comprometimento cognitivo leve (CCL) representa um estágio em transição entre o declínio cognitivo do envelhecimento normal e os estágios iniciais do desenvolvimento de demência, quando aspectos fisiopatológicos próprios da DA são identificados em pacientes com CCL. Pode-se estabelecer o diagnóstico de CCL devido à DA ou DA prodrômica.[8] Há evidências crescentes de estudos neuropatológicos e de neuroimagem que mostram que etiologias mistas (compreendendo características neurodegenerativas e vasculares) são responsáveis por muitos casos de demência, com prevalência particularmente alta em pessoas com mais de 80 anos, o que sugere que a demência mista é a forma mais comum de demência em populações idosas.[6]

DEMÊNCIA E DISTÚRBIO DA MARCHA NA POPULAÇÃO GERAL

Alterações da praxias, incluindo as dispraxias da marcha (distúrbios da marcha e do equilíbrio), são frequentemente observadas em pessoas com demência, tanto na população geral quanto em indivíduos com SD. Há um crescente número de estudos sugerindo que distúrbios sutis da marcha possam surgir antes de outros sintomas de demência, incluindo DA.[9]

Os mecanismos neurais dos sistemas corticoespinal, gânglios da base e cerebelo foram bem estabelecidos em seu papel em relação à marcha.[10] A forte ênfase nas estruturas frontais cerebrais relacionadas à marcha e à conectividade frontoestriatal sugere que a dispraxia da marcha provavelmente envolve dificuldades no planejamento, organização e sequenciamento do movimento. Desse modo, a piora da marcha durante o desenvolvimento de demência está intimamente relacionada à degeneração cerebral e ao declínio cognitivo.[9]

DECLÍNIO COGNITIVO E DEMÊNCIA NA SÍNDROME DE DOWN

A causa de maior mortalidade no fim da vida na SD tem sido atribuída ao envelhecimento prematuro ou acelerado e a fatores relacionados ao desenvolvimento da DA.[11] Estudos recentes mostram sinais de envelhecimento precoce em vários sistemas do corpo, sendo eles:

- No sistema tegumentar (pele e seus anexos), refletido pelo enrugamento da pele e alopecia.
- No sistema endócrino, refletido pela menopausa precoce em mulheres.
- Nos sistemas imunológicos, sensorial, musculoesquelético e neurológico (crises convulsivas).[2,11]

Uma das consequências do envelhecimento em pessoas com SD é o aparecimento da doença de Alzheimer (DA) devido à hiperexpressão do gene que codifica a proteína precursora de Beta-amiloide (APP) e atribuído a parte longa do cromossomo 21.[4] A incidência aumentada dessa proteína aumenta as placas senis (acúmulo de APP), sendo uma das características neuropatológicas da DA.[4]

O envelhecimento das pessoas com SD é caracterizado por maior incidência de diabetes, alterações de personalidade, deterioração no autocuidado, declínio nas capacidades cognitiva, adaptativa e de socialização.[11] Essas perdas funcionais ocorrem pela presença de alterações cognitivas, como as disfunções executivas e as apraxias, interferindo no planejamento e elaboração das atividades, no sequenciamento dos movimentos, bem como na execução motora.[1]

FATORES RELACIONADOS À DISFUNÇÃO EXECUTIVA NA SÍNDROME DE DOWN E NA DEMÊNCIA

Os aspectos neuropsicológicos relacionados ao lobo frontal incluem as funções executivas (tais como planejamento, controle inibitório, memória operacional e pensamento abstrato), atenção e comportamento.[12] Dentre os sinais clínicos da DA, sintomas comportamentais como desinibição, agitação, apatia e distúrbios do sono podem estar presentes.[13] No entanto, a DA na SD é descrita com alta prevalência de excessiva agitação, distúrbios do sono, inquietação e alucinações auditivas.[13]

Resultados de pesquisas transversais e longitudinais sugerem que mudanças na personalidade e no comportamento de pessoas com SD adultas podem indicar os estágios iniciais da demência, juntamente ou antes do aparecimento de outros sintomas típicos da DA, como declínio cognitivo.[9,13,14]

Estas mudanças iniciais são comparadas com aquelas associadas com a demência frontotemporal na população geral e são consideradas precedentes do desenvolvimento de DA em pessoas com SD. De fato, a deposição de beta-amiloide no cérebro de pessoas com SD ocorre inicialmente no córtex frontal e entorrinal, direcionando-se então para outras regiões cerebrais.[9]

A apresentação atípica da DA na SD é sugestiva de anormalidades no desenvolvimento cerebral que causariam hipoplasia do córtex frontal.[9]

Na SD, o córtex frontal, o sistema límbico e o tronco encefálico costumam apresentar volume reduzido,[9] e há diminuição da densidade celular particularmente nas áreas ao redor das projeções do corpo caloso, além de evidência de desenvolvimento alterado da região do corpo caloso que serve para as projeções neuronais frontais.[9]

Indivíduos com SD sem DA apresentam *performance* rebaixada em testes de função executiva se comparados com indivíduos com deficiência intelectual por outras etiologias com o mesmo grau de deficiência.[9] Alguns estudos longitudinais apontam que o declínio na memória operacional pode ser um indicador inicial de demência nessa população.[9] Estudo recente mostrou que desinibição, apatia e disfunção executiva (comportamentos relacionados ao funcionamento do lobo frontal) estavam correlacionados com baixo desempenho das funções executivas em indivíduos com SD acima de 30 anos de idade. Além disso, desinibição e disfunção executiva estavam associadas ao diagnóstico de demência nesses indivíduos.[12] Assim, é possível levantar a hipótese de que a diminuição da reserva cognitiva no lobo frontal contribui para o acometimento prematuro dessa região, se comparada com as demais porções cerebrais e o consequente aparecimento inicial de sintomas relacionados ao comportamento, mudança de personalidade e à disfunção executiva.[10]

O declínio gradual na função executiva é um dos fatores que contribuem para o aumento do risco de quedas, e esse declínio também pode levar à apatia e à falta de motivação do comportamento direcionado a um objeto. Com a ausência de motivação para executar atividades de vida diária, sendo que essas atividades requerem força e equilíbrio, o declínio no funcionamento físico pode se apresentar associado ao aumento do risco de quedas.[15]

Diante desse contexto, é possível levantar a hipótese de que a diminuição da reserva cognitiva no lobo frontal contribui para o acometimento prematuro dessa região, se comparada com as demais porções cerebrais e o consequente aparecimento inicial de sintomas relacionados ao comportamento, mudança de personalidade e disfunção executiva.[11]

ALTERAÇÕES NA MARCHA E EQUILÍBRIO NO ENVELHECIMENTO NA SÍNDROME DE DOWN

O desempenho do equilíbrio e da marcha em pessoas com DI adultas é substancialmente inferior em comparação com pessoas idosas da população geral.[16]

Idade, número de comorbidades, índice de massa corporal (IMC), oscilação corporal e medo de cair estão associados ao equilíbrio e ao desempenho da marcha em pessoas com DI.[9]

A propensão dos idosos à instabilidade postural e à alteração de marcha aumenta o risco de quedas e torna fundamental o conhecimento das condições de equilíbrio e marcha nessa população.[17]

A praxia resulta do funcionamento adequado e da integração bem-sucedida de múltiplos sistemas corticais e regiões subcorticais, incluindo o córtex frontal e parietal, além de seus tratos e conexões. Interrupções na práxis podem prejudicar uma variedade de habilidades básicas e complexas, incluindo movimentos volitivos das pálpebras, boca e língua, produção da fala, capacidade de imitar movimentos práticos (como acender um fósforo ou escovar os dentes) e andar.[9]

Indivíduos com SD frequentemente demonstram distúrbios da marcha que se tornam mais pronunciados durante o processo de envelhecimento e durante o surgimento da DA. Algumas das mudanças na marcha que ocorrem durante o processo de envelhecimento na SD podem ser atribuídas aos distúrbios ortopédicos e alterações sensoriais.[9] A dispraxia não foi totalmente elucidada na SD, mas evidências disponíveis sugerem que alterações podem resultar do acúmulo de patologias relacionadas à demência na SD, o que pode induzir alterações estruturais nas áreas corticais associadas e nas vias críticas da substância branca no cérebro.[9]

A associação de distúrbios da marcha e alteração de equilíbrio com o desenvolvimento de demência sugere que os mecanismos subjacentes à mudança da marcha, equilíbrio e mudança cognitiva podem estar intimamente relacionados na pessoa com SD.[8]

Além disso, a alteração neurodegenerativa durante o processo cronológico na SD também pode dificultar o controle da marcha de ordem superior.[18] Por exemplo, indivíduos mais jovens com SD, particularmente pré-adolescentes, frequentemente demonstram maior capacidade de adaptar sua marcha em resposta às mudanças no ambiente ou demandas de tarefas, como aumento da velocidade da esteira ou obstáculos no caminho quando comparados a idosos com SD.[13]

Estudo longitudinal da marcha em indivíduos com SD mostrou que essa dificuldade ocorre por volta dos 35 anos, período em que pessoas com SD também estão passando pelo rápido desenvolvimento da patologia da DA.[18] Essa confluência de alterações na marcha e alterações patológicas conhecidas relacionadas à DA-SD sugerem que o desenvolvimento da patologia da DA pode estar influenciando negativamente a marcha, antes do aparecimento dos primeiros sintomas cognitivos e comportamentais típicos da demência.[9] Desse modo, a identificação de mudança na marcha e equilíbrio pode ser um dos primeiros sinais antecedendo o declínio cognitivo, o que evidenciaria a importância da avaliação precoce para o diagnóstico, tratamento e desenvolvimento de pesquisas clínicas nessa área.[9]

Se a relação entre declínio de marcha, alteração de equilíbrio e mudanças cognitivas também estiver presente em pessoas com SD, então a medição da mudança de marcha e equilíbrio pode representar um método direto e não invasivo, esclarecendo as alterações patológicas e clínicas subjacentes relacionadas tanto à SD-DA como à DA.[19]

Resultados preliminares de uma pesquisa que sugere a relação entre o declínio da marcha e o declínio cognitivo, apresentados durante a *Alzheimer's Association International Conference* em 2020, indicaram que aqueles com DA têm pior equilíbrio, desempenho de marcha e maior risco de quedas em relação àqueles com demência prodrômica e cognição estável, sugerindo que o desempenho de marcha pode ser mais afetado em estágios posteriores da neurodegeneração.[20]

AVALIAÇÃO DA MARCHA E EQUILÍBRIO NA PESSOA ADULTA COM SÍNDROME DE DOWN

Estima-se que mais de 1 em cada 4 idosos da população geral caem a cada ano.[21] As quedas podem levar a uma série de efeitos negativos na saúde, função e bem-estar geral, mesmo na ausência de lesões. Declínios na função física são um resultado comum para quedas e perda de independência.[21] Os esforços de prevenção de quedas tendem a se concentrar em evitar quedas. No entanto, dada a alta prevalência de quedas entre idosos, também é interessante entender se certas características predizem efeitos prejudiciais à mobilidade relacionados às quedas.[21]

Há evidências crescentes de associações entre cognição e função motora apoiadas por estudos observacionais, intervenções de treinamento cognitivo e trabalho demonstrando redes cerebrais compartilhadas responsáveis para cognição e mobilidade.[21] Como nem todos os domínios cognitivos são afetados de forma semelhante pelo processo de envelhecimento, as associações entre cognição e mobilidade podem depender do domínio cognitivo que está sendo avaliado. No entanto, sugere-se que o domínio cognitivo da memória e demais domínios cognitivos também contribuem para mudanças na mobilidade, especificamente na velocidade da marcha. Ainda não foi explorado se uma melhor cognição fornece resiliência ao impacto de uma redução na mobilidade e em que medida os diferentes domínios cognitivos contribuem para diminuir o risco de quedas.[16] No entanto, espera-se que estudos futuros possam fornecer respostas sobre a relação do declínio cognitivo e a alteração da marcha.

ESCALA DO EQUILÍBRIO E DA MARCHA DE POMA (*PERFORMANCE-ORIENTED MOBILITY ASSESSMENT*)

O POMA é uma versão da escala *Performance-Oriented Mobility Assessment*[22] modificada e adaptada para o Brasil.[23]

Os indivíduos devem ser testados em ambiente com boa iluminação e com pisos antiderrapantes, se possível na presença de corrimãos. O teste deve ser aplicado por dois avaliadores naqueles indivíduos que apresentavam maior dificuldade de deambulação e equilíbrio, notados em um primeiro contato, já que o percurso de marcha, equilíbrio de pé com olhos fechados, apoio unipodal, giro de 360 graus, alcance superior e virar durante a marcha, são atividades que podem levá-los a quedas.[23]

A escala visa avaliar modificações que podem ocorrer na marcha e no equilíbrio, e a avaliação pode ser usada clinicamente para identificar:[22,24,25]

- Os componentes de mobilidade e problemas que a pessoa idosa poderá encontrar durante as atividades diárias.
- Potencial dificuldade com manobras orientadas.
- Outros problemas além da imobilidade aos quais uma pessoa é suscetível (por exemplo, cair).
- Potenciais intervenções médicas ou de reabilitação que podem melhorar a mobilidade.
- Adequação ambiental, podendo prevenir quedas e ajudar as pessoas a se adaptarem a problemas de mobilidade.[17]

Ao avaliar a mobilidade de um indivíduo, entre as características cognitivas especificas fundamentais estão a atenção e a praxia. Outras funções cognitivas, por sua vez, também podem influenciar no equilíbrio e na marcha, como o estado mental e emocional, funções sensoriais, força e coordenação, inadequação do sistema musculoesquelético do pescoço, coluna vertebral, pés e pernas.[26] A hipotensão postural, o efeito de medicação e doenças múltiplas e crônicas podem influenciar no desempenho do teste, contribuindo para o aumento do risco de quedas.[17]

A avaliação do POMA inclui diferentes manobras ou estratégias que solicitam as funções musculoesqueléticas, o equilíbrio, o controle postural *e a* marcha. A versão original desse teste, que tem sido utilizada na maioria dos estudos, é o POMA de 16 itens, com pontuação total de 28, que inclui duas subescalas de equilíbrio e marcha. As subescalas que avaliam de equilíbrio têm 9 itens (1. equilíbrio sentado; 2. levantar; 3. tentativa de se levantar; 4. equilíbrio em pé imediato (primeiros 5 segundos); 5. equilíbrio em pé; 6. empurrado (o sujeito está em uma posição com os pés enquanto, o mais próximo possível, o examinador empurra levemente o esterno do sujeito com a palma da mão 3 vezes); 7. olhos fechados (na posição máxima n. 6); 8. girando 360 graus; 9. sentado), com um mínimo e máximo, pontuação de 0 e 16. A subescala da marcha tem 7 itens (1. iniciação da marcha, imediatamente após ser informado para "ir"); 2. comprimento e altura do passo; 3. simetria do passo; 4. continuidade do passo; 5. caminho (estimado em relação aos ladrilhos, diâmetro de 12 polegadas, observar excursão de um pé ao longo de cerca de 10 pés do curso); 6. tronco; 7. postura de caminhar), com pontuação mínima e máxima de 0 e 12, respectivamente. Alguns itens (p. ex., itens 1 e 7 da subescala de equilíbrio e itens 1-4 e 7 da subescala de marcha) são pontuados como 0 (pode executar) ou 1 (não pode executar), enquanto outros (p. ex., itens 2-6, 8 e 9 da subescala de equilíbrio e itens 5 e 6 da subescala de marcha) são pontuados como 0 (anormal), 1 (adaptativo) ou 2 (normal).[22,27]

O POMA é usado como medida de resultado para predizer o risco de quedas em diferentes populações e tem várias versões. Estudos anteriores confirmaram a confiabilidade do POMA em idosos (ICC = 0,75-0,97). A validade concorrente do POMA também foi relatada usando BBS (0,91) e TUG (-0,68). A sensibilidade desse teste foi relatada em uma faixa de 24% a 95%.[28]

CORRELAÇÃO DO INSTRUMENTO POMA COM DECLÍNIO COGNITIVO PARA POPULAÇÃO COM SÍNDROME DE DOWN E DEFICIÊNCIA INTELECTUAL

A avaliação do risco de quedas e declínio cognitivo em pessoas com DI e SD requer abordagens sensíveis às necessidades dessa população. Entretanto, encontramos barreiras no método de avaliação para esse fator de risco nessa população, já que há falta de instrumento de avaliação da marcha validado para uso nela, o que é um fator limitante a ser levado em consideração.

Um estudo recente realizado no Brasil mostrou a eficácia do uso do instrumento POMA para essa população.[29] Por ser um instrumento relativamente simples para compreensão dos participantes, o profissional que está aplicando o instrumento pode realizá-lo antes para que o participante possa executar, diminuindo o viés de compreensão do teste para a pessoa com DI.

De acordo com análises desse estudo, quanto maior o escore do POMA equilíbrio (ou seja, melhor habilidade de equilíbrio), menor a chance de ser atribuído um pior diagnóstico cognitivo (seja por meio da comparação entre indivíduos sem evidência de declínio cognitivo – controles – com indivíduos com comprometimento cognitivo leve – demência prodrômica –, seja pela comparação destes últimos com aqueles com diagnóstico de demência, ou ainda comparando indivíduos sem declínio cognitivo com aqueles com demência).

Sabe-se que a idade está intimamente relacionada à demência, seja para a população geral,[19] seja para a população com SD,[3] assim como tem influência no desempenho da marcha e do equilíbrio.[2]

O fato de o resultado de equilíbrio ter maior influência no diagnóstico do que a marcha pode ser interpretado em face das multivariadas comorbidades que a população adulta com SD apresenta (diabetes, hipotensão postural, efeito de uso contínuo de medicamentos, osteoartrose de quadril e frouxidão ligamentar),[2] fatores todos que podem influenciar diretamente o equilíbrio e se agravar com o envelhecimento precoce.

Por fim, esses resultados preliminares[20,29,30] têm implicações para a prática clínica e indicam que profissionais da fisioterapia podem utilizar medidas de piora de equilíbrio como maior chance de risco para declínio cognitivo e demência, com piores *performances* de equilíbrio podendo indicar necessidade de maiores investigações e encaminhamento clínico especializado (geriatra, neuropsicólogo, psiquiatra e neurologista), além de outras investigações laboratoriais e de imagem.

CONCLUSÃO

Desse modo, o uso do Instrumento POMA pode ser uma ferramenta de avaliação de grande valia e de fácil aplicabilidade para a população com SD e

DI, além da sensibilidade de averiguação do risco de quedas por meio da avaliação da mobilidade. Trata-se de instrumento que atende às características, necessidades e capacidades dessa população que são significativamente diferentes da população idosa em geral.

REFERÊNCIAS

1. Phillips AC, Holland AJ. Assessment of objectively measured physical activity levels in individuals with intellectual disabilities with and without Down's syndrome. PLoS One. 2011;6(12):e28618.
2. Zigman WB. Atypical aging in Down syndrome. Dev Disabil Res Rev. 2013;18(1):51-67.
3. Tsou AY, Bulova P, Capone G, Chicoine B, Gelaro B, Harville TO, et al. Medical care of adults with down syndrome: a clinical guideline. JAMA. 2020;324(15):1.543-56.
4. Head E, Silverman W, Patterson D, Lott IT. Aging and down syndrome. Curr Gerontol Geriatr Res. 2012;2012:412536.
5. Borges SeM, Radanovic M, Forlenza OV. Functional mobility in a divided attention task in older adults with cognitive impairment. J Mot Behav. 2015;47(5):378-85.
6. Kivipelto M, Mangialasche F, Ngandu T. Lifestyle interventions to prevent cognitive impairment, dementia and Alzheimer disease. Nat Rev Neurol. 2018;14(11):653-66.
7. Bottino CM. Lessons from the epidemiology of neuropsychiatric disorders in older people. Arq Neuropsiquiatr. 2012;70(3):165-6.
8. Forlenza OV, Diniz BS, Nunes PV, Memória CM, Yassuda MS, Gattaz WF. Diagnostic transitions in mild cognitive impairment subtypes. Int Psychogeriatr. 2009;21(6):1.088-95.
9. Anderson-Mooney AJ, Schmitt FA, Head E, Lott IT, Heilman KM. Gait dyspraxia as a clinical marker of cognitive decline in Down syndrome: a review of theory and proposed mechanisms. Brain Cogn. 2016;104:48-57.
10. Takakusaki K. Gait control by the frontal lobe. Handb Clin Neurol. 2023;195:103-26.
11. Zigman WB, Devenny DA, Krinsky-McHale SJ, Jenkins EC, Urv TK, Wegiel J, et al. Alzheimer's disease in adults with Down syndrome. Int Rev Res Ment Retard. 2008;36:103-45.
12. Fonseca LM, Mattar GP, Haddad GG, Gonçalves AS, Miguel AQC, Guilhoto LM, et al. Frontal-subcortical behaviors during Alzheimer's disease in individuals with Down syndrome. Neurobiol Aging. 2019;78:186-94.
13. Fonseca LM, Yokomizo JE, Bottino CM, Fuentes D. Frontal lobe degeneration in adults with Down syndrome and Alzheimer's disease: a review. Dement Geriatr Cogn Disord. 2016;41(3-4):123-36.
14. Ball SL, Holland AJ, Hon J, Huppert FA, Treppner P, Watson PC. Personality and behaviour changes mark the early stages of Alzheimer's disease in adults with Down's syndrome: findings from a prospective population-based study. Int J Geriatr Psychiatry. 2006;21(7):661-73.
15. Zhang W, Low LF, Schwenk M, Mills N, Gwynn JD, Clemson L. Review of gait, cognition, and fall risks with implications for fall prevention in older adults with dementia. Dement Geriatr Cogn Disord. 2019;48(1-2):17-29.
16. Enkelaar L, Smulders E, van Schrojenstein Lantman-de Valk H, Weerdesteyn V, Geurts AC. Clinical measures are feasible and sensitive to assess balance and gait capacities in older persons with mild to moderate Intellectual Disabilities. Res Dev Disabil. 2013;34(1):276-85.

17. Washington SE, Cler E, Lowery C, Stark SL. Down syndrome and Alzheimer's disease: a scoping review of functional performance and fall risk. Alzheimers Dement (N Y). 2023;9(2):e12393.
18. Cipriani G, Danti S, Carlesi C, Di Fiorino M. Aging with Down syndrome: the dual diagnosis: Alzheimer's disease and Down syndrome. Am J Alzheimers Dis Other Demen. 2018;33(4):253-62.
19. Buracchio TJ, Mattek NC, Dodge HH, Hayes TL, Pavel M, Howieson DB, et al. Executive function predicts risk of falls in older adults without balance impairment. BMC Geriatr. 2011;11:74.
20. Gonçalves AS. Role of gait and speed performance in predicting cognitive decline and dementia in people with Down syndrome: preliminary findings. In: Fonseca LM, Forlenza OV (eds.). Azheimer's & Dementia: 16; 2020.
21. Hughes TF, Beer JC, Jacobsen E, Ganguli M, Chang CH, Rosano C. Executive function predicts decline in mobility after a fall: The Myhat study. Exp Gerontol. 2020;137:110948.
22. Tinetti ME. Performance-oriented assessment of mobility problems in elderly patients. J Am Geriatr Soc. 1986;34(2):119-26.
23. Gomes GC. Tradução, adaptação transcultural e exame das propriedades de medida da Escala "Performance-oriented Mobility Assessment" (POMA) para uma amostragem de idosos brasileiros institucionalizados. Universidade Estadual de Campinas, Faculdade de Educação; 2003.
24. Tinetti ME, Speechley M, Ginter SF. Risk factors for falls among elderly persons living in the community. N Engl J Med. 1988;319(26):1.701-7.
25. Tinetti ME, Doucette J, Claus E, Marottoli R. Risk factors for serious injury during falls by older persons in the community. J Am Geriatr Soc. 1995;43(11):1.214-21.
26. Sterke CS, Huisman SL, van Beeck EF, Looman CW, van der Cammen TJ. Is the Tinetti Performance Oriented Mobility Assessment (POMA) a feasible and valid predictor of short-term fall risk in nursing home residents with dementia? Int Psychogeriatr. 2010;22(2):254-63.
27. Tinetti ME, Williams TF, Mayewski R. Fall risk index for elderly patients based on number of chronic disabilities. Am J Med. 1986;80(3):429-34.
28. Jahantabi-Nejad S, Azad A. Predictive accuracy of performance oriented mobility assessment for falls in older adults: A systematic review. Med J Islam Repub Iran. 2019;33:38.
29. Conceição ASGG, Sant'Ana LFG, Mattar GP, de Fátima R Silva M, Ramos AR, Oliveira AM, et al. Balance and Gait: associations with cognitive impairment and dementia in individuals with Down syndrome. Alzheimer Dis Assoc Disord. 2023.
30. Conceição ASGG, Sant'Ana LFG, Mattar GPS, Maria de Fátima R, Ramos ARO, Alexandra M. Carvalho, et al. Balance and Gait Associations with cognitive impairment and dementia in individuals with Down syndrome. Alzheimer Dis Assoc Disord. In press; 2023.

Anexo

POMA I

(PEFORMANCE-ORIENTED ASSESSMENT OF MOBILITY I – BALANCE)

AVALIAÇÃO DA MOBILIDADE E EQUILÍBRIO ESTÁTICO E DINÂMICO
TESTE DE TINETTI

EQUILÍBRIO ESTÁTICO

CADEIRA:

1. EQUILÍBRIO SENTADO

0 inclina-se ou desliza na cadeira
1 inclina-se ligeiramente ou aumenta a distância das nádegas ao encosto da cadeira
2 estável, seguro

2. LEVANTAR-SE

0 incapaz sem ajuda ou perde o equilíbrio
1 capaz, mas utiliza os braços para ajudar ou faz excessiva flexão do tronco ou não consegue à 1ª tentativa
2 capaz na 1ª tentativa sem usar os braços

3. EQUILÍBRIO IMEDIATO (primeiros 5 segundos)

0 instável (cambaleante, move os pés, marcadas oscilações do tronco, tenta agarrar algo para suportar-se)
1 estável, mas utiliza auxiliar de marcha para suportar-se
2 estável sem qualquer tipo de ajudas

4. EQUILÍBRIO EM PÉ COM OS PÉS PARALELOS

0 instável

1 estável mas alargando a base de sustentação (calcanhares afastados > 10 cm) ou recorrendo a auxiliar de marcha para apoio

2 pés próximos e sem ajudas

5. PEQUENOS DESEQUILÍBRIOS NA MESMA POSIÇÃO (sujeito de pé com os pés próximos, o observador empurra-o levemente com a palma da mão, 3 vezes ao nível do esterno)

0 começa a cair

1 vacilante, agarra-se, mas estabiliza

2 estável

6. FECHAR OS OLHOS NA MESMA POSIÇÃO

0 instável

1 estável

7. VOLTA DE 360° (2 vezes)

0 instável (agarra-se, vacila)

1 estável, mas dá passos descontínuos

2 estável e passos contínuos

8. APOIO UNIPODAL (aguenta pelo menos 5 segundos de forma estável)

0 não consegue ou tenta segurar-se a qualquer objeto

1 aguenta 5 segundos de forma estável

9. SENTAR-SE

0 pouco seguro ou cai na cadeira ou calcula mal a distância

1 usa os braços ou movimento não harmonioso

2 seguro, movimento harmonioso

Pontuação: _______ / 16 Elisa Petiz FCDEF-UP 2001 2

Fonte: Mary E. Tinetti – Yale University®, Elisa Petiz FCDEF-UP 2001 2 e Gisele Gomes 2013.

EQUILÍBRIO DINÂMICO – MARCHA

Instruções: O sujeito faz um percurso de 3 m, na sua passada normal, e volta com passos mais rápidos até a cadeira. Deverá utilizar os seus auxiliares de marcha habituais.

10. INÍCIO DA MARCHA (imediatamente após o sinal de partida)
0 hesitação ou múltiplas tentativas para iniciar
1 sem hesitação

11. LARGURA DO PASSO (pé direito)
0 não ultrapassa à frente do pé em apoio
1 ultrapassa o pé esquerdo em apoio

12. ALTURA DO PASSO (pé direito)
0 o pé direito não perde completamente o contato com o solo
1 o pé direito eleva-se completamente do solo

13. LARGURA DO PASSO (pé esquerdo)
0 não ultrapassa à frente do pé em apoio
1 ultrapassa o pé direito em apoio

14. ALTURA DO PASSO (pé esquerdo)
0 o pé esquerdo não perde totalmente o contato com o solo
1 o pé esquerdo eleva-se totalmente do solo

15. SIMETRIA DO PASSO
0 comprimento do passo aparentemente assimétrico
1 comprimento do passo aparentemente simétrico

16. CONTINUIDADE DO PASSO
0 para ou dá passos descontínuos
1 passos contínuos

17. PERCURSO DE 3 M (previamente marcado)
0 desvia-se da linha marcada
1 desvia-se ligeiramente ou utiliza auxiliar de marcha
2 sem desvios e sem ajudas

18. ESTABILIDADE DO TRONCO

0 nítida oscilação ou utiliza auxiliar de marcha

1 sem oscilação mas com flexão dos joelhos ou coluna ou afasta os braços do tronco enquanto caminha

2 sem oscilação, sem flexão, não utiliza os braços, nem auxiliares de marcha

19. BASE DE SUSTENTAÇÃO DURANTE A MARCHA

0 calcanhares muito afastados

1 calcanhares próximos, quase se tocam

Pontuação: _______ / 12

Pontuação total: ______ / 28

Fonte: Mary E. Tinetti – Yale University®, Elisa Petiz FCDEF-UP 2001 2 e Gisele Gomes 2013.

Capítulo **5**

Uso da DAFS para pessoas com deficiência intelectual

Alexandra Martini de Oliveira
Fabiana Abreu Prado de Alencar

Pontos-chave:

- Pessoas com deficiência intelectual (DI) apresentam limitações que podem impactar sua funcionalidade, ou seja, sua capacidade para realizar atividades da vida diária (AVD).
- A avaliação da funcionalidade pode contribuir para o conhecimento mais detalhado sobre o nível de dependência da pessoa com DI, e pode auxiliar, também, o profissional da reabilitação no planejamento terapêutico.
- Existem poucos instrumentos de avaliação da funcionalidade para pessoas com DI adultas, sendo a maioria para uso em crianças e adolescentes.
- A avaliação funcional do tipo objetiva ou direta é considerada o melhor tipo de avaliação, pois obtém informações sobre a funcionalidade da pessoa por meio da simulação de tarefas cotidianas.

INTRODUÇÃO

Pessoas com deficiência intelectual (DI) e seus cuidadores muitas vezes são negligenciados na prestação de serviços de saúde e, infelizmente, muitas vezes tornam-se vulneráveis a problemas secundários à perda da funcionalidade.[1] Em termos de suas necessidades, no entanto, pessoas com DI enfrentam, ao longo da vida, desafios semelhantes quando comparadas com pessoas da população geral.[1]

Sabe-se que pessoas com DI apresentam alterações cognitivas decorrentes de fatores biológicos inerentes à própria deficiência intelectual que impactam sua capacidade para realizar atividades da vida diária (AVD).[2,3]

A capacidade da pessoa para realizar AVD de maneira independente e com autonomia é chamada de "funcionalidade".[4] A funcionalidade é um indicador de como um indivíduo realiza atividades em seu cotidiano e do que uma pessoa é capaz de fazer em seu ambiente habitual.

Existem dois tipos de atividades de vida diária: as atividades básicas de vida diária (ABVD) e as atividades instrumentais da vida diária (AIVD). As atividades básicas estão ligadas ao autocuidado do indivíduo, como alimentar-se, banhar-se e vestir-se. Já as atividades instrumentais englobam tarefas mais complexas, muitas vezes relacionadas à participação social do sujeito, por exemplo, fazer compras, atender o telefone e utilizar meios de transporte.[4]

Tanto as AVD como as AIVD podem ser constituídas por diversos tipos de atividades, por exemplo, a higiene, que é um tipo de ABVD, inclui escovar os dentes, pentear o cabelo, fazer a barba, cortar as unhas, entre outras. Cada uma dessas atividades é constituída por etapas que devem ser realizadas obedecendo a uma determinada sequência, por exemplo, para escovar os dentes é necessário que o indivíduo pegue a escova e a pasta, abra a tampa da pasta, aperte o tubo da pasta, coloque a pasta na escova, escove os dentes, enxágue a boca, lave a escova e guarde, enxugue a boca e as mãos.[4] Tendo em vista que as ABVD são muito mais simples de serem executadas, tem-se que a demanda cognitiva para realizar as ABVD é muito menor do que a demanda cognitiva para realizar as AIVD, que são muito mais complexas.[5]

Nesse contexto, considera-se que, quanto maior for o déficit cognitivo, maior é o prejuízo funcional de uma pessoa, e, em consequência, quanto menor for o número de AVD que uma pessoa é capaz de desempenhar, maior será sua dependência funcional.[3,6]

Assim, para profissionais que atuam na área de reabilitação funcional junto a pessoas com DI, antes de iniciar o planejamento terapêutico, é muito importante realizar uma avaliação funcional. Por meio da avaliação funcional é possível obter informações detalhadas sobre o desempenho em atividades que a pessoa necessita realizar (alimentação, higiene, vestir-se), deseja realizar (socializar, esquiar, frequentar um curso ou a faculdade) ou é esperado que ela realize (trabalhar, participar de atividades de lazer, tarefas domésticas, gerenciar medicamentos ou mesmo a própria vida).[4]

TIPOS DE AVALIAÇÃO FUNCIONAL

Existem diversos tipos de instrumentos de avaliação funcional disponíveis na literatura para uso no contexto brasileiro, que contribuem para o conhecimento sobre a funcionalidade de um indivíduo. Cada tipo de instrumento pode fornecer informações por diferentes fontes.

Historicamente, um dos primeiros instrumentos de avaliação funcional foi desenvolvido por Lawton e Brody[7] e tinha como objetivo medir a funcionalidade do indivíduo em relação à capacidade física para realizar algumas atividades, para realização de atividades de autocuidado, atividades sociais, atitudes em relação a si mesmo e ao estado emocional.

De acordo com Canon e Novelli,[8] o processo de avaliação funcional pode ser realizado nas seguintes perspectivas:

- A do indivíduo (autorrelato);
- A da família e/ou do cuidador;
- A observação ecológica do desempenho.

A maioria dos instrumentos para avaliar a funcionalidade em indivíduos com déficits cognitivos e funcionais é do tipo indireta ou subjetiva, quando a informação sobre a funcionalidade é obtida por meio de entrevistas, que podem ser realizadas junto ao próprio indivíduo (por autorrelato) ou junto a seus familiares e/ou cuidadores.[6]

No entanto, no contexto de uma avaliação funcional indireta, quando as informações são fornecidas por uma terceira pessoa, essas informações podem ser suscetíveis de um viés, ou seja, podem ser influenciadas pela condição em que se encontra o cuidador, por exemplo, pelo humor do cuidador no momento de fornecer a informação, pelo tipo de relação que o cuidador mantém com o indivíduo, pelo estresse que o cuidador pode estar apresentando no momento da avaliação ou mesmo quando é relatado pelo próprio indivíduo. As informações também podem não ser fidedignas por dificuldades do próprio indivíduo em identificar e perceber suas dificuldades e déficits funcionais.[9-11]

Outro caminho para avaliar a funcionalidade em indivíduos que apresentam déficits funcionais é obter essa informação de maneira objetiva. Nesse caso, o profissional que avalia observará a pessoa durante a realização de AVD, simulando aquelas que a pessoa realiza em seu ambiente habitual.[6,12]

Instrumentos que possibilitam a observação do desempenho do indivíduo em tarefas e situações rotineiras e cotidianas são denominados testes objetivos ou "ecológicos". Instrumentos de avaliação do tipo objetiva ou ecológica fornecem informações detalhadas sobre o desempenho da pessoa nas AVD sem que haja necessidade de uma terceira pessoa relatar. Assim, os resultados obtidos por meio desses instrumentos podem ser menos influenciados por algum tipo de viés.[4,6]

AVALIAÇÃO DIRETA DO *STATUS* FUNCIONAL (DAFS)

Um instrumento de avaliação da funcionalidade do tipo ecológico disponível no Brasil, para adultos e pessoas idosas da população geral, é a Avaliação Direta do *Status* Funcional ou DAFS, sigla em inglês de *Direct Assessment of Functional Status*.[6] A DAFS-R é um instrumento capaz de avaliar diretamente a capacidade funcional de um indivíduo, fornecendo informações importantes sobre o desempenho e a magnitude do prejuízo em cada domínio da funcionalidade.[13]

A DAFS inclui uma lista de verificação padronizada e foi criada no intuito de conhecer a capacidade de uma pessoa idosa de concluir com êxito atividades de vida diária, básicas e instrumentais.[13,14]

Em 2010, a DAFS-R foi traduzida para a língua portuguesa, adaptada e validada para a população brasileira (DAFS-BR) por Pereira et al.[5] Algumas alterações no instrumento original foram realizadas no processo de tradução, incluindo a troca de alguns produtos de mercado (no domínio de habilidades de fazer compras), troca dos valores das moedas e cédulas de dinheiro americano para cédulas nacionais (real – R$). Além disso, o *design* gráfico da folha de cheque também foi modificado para o padrão brasileiro. Nesse processo de tradução e adaptação cultural, o domínio que avalia a capacidade de identificação de sinais de trânsito, presente no instrumento original americano, foi excluído, pois o estudo brasileiro acabou identificando que um número significativo de pessoas idosas não dirigiria mais, por isso havia desconhecimento dos sinais de trânsito.[5]

Dessa forma, o número de domínios, de itens e a pontuação da versão brasileira sofreram mudanças, e passaram a compreender 6 domínios e 75 tarefas, perfazendo uma pontuação total de 106. Os domínios da versão brasileira da DAFS (DAFS-BR) são:

1. **Orientação temporal:** saber reconhecer horas em relógio de ponteiros, saber data (dia, mês e ano) (16 pontos).
2. **Comunicação:** consiste na execução de duas tarefas: usar o telefone e preparar uma carta para enviar pelo correio (15 pontos).
3. **Habilidades para lidar com o dinheiro:** consiste na avaliação da capacidade do indivíduo de identificar a moeda corrente, contar a moeda cor-

rente, preencher um cheque, calcular o saldo e calcular o troco corretamente (32 pontos).

4. **Habilidades para fazer compras:** avalia a capacidade do indivíduo de recordar uma lista de 6 produtos, reconhecer uma lista escrita de produtos e relembrar 6 itens de supermercado por meio de pistas visuais em meio a diversos distratores (20 pontos).
5. **Habilidades para vestir-se/higiene pessoal:** simula diversas atividades de autocuidado, tais como escovação dos dentes com uso de escova e pasta; lavagem das mãos com uso do sabonete (incluindo a capacidade de abrir e fechar a torneira); vestir um casaco com botão e outro com zíper; amarrar o cadarço de um pé de tênis e pentear o cabelo (13 pontos).
6. **Habilidades para alimentação:** compreende a observação da capacidade do indivíduo de fazer uma refeição cortando um bife e tomando sopa, incluindo servir e tomar um copo de suco (10 pontos).

A aplicação da DAFS-BR dura em média entre 30 e 35 minutos. E, de acordo com Pereira et al.,[5] o instrumento tem alta confiabilidade entre avaliadores e diferentes grupos de pacientes, o que é constatado no teste reteste do estudo.

Em 2010, nos Estados Unidos, a versão original americana da DAFS-R sofreu atualizações para uma versão mais moderna, denominada versão estendida. Nela, alguns dos domínios funcionais foram excluídos e outros adicionados, mantendo-se apenas os itens de maiores exigências (habilidades de níveis superiores) e que fossem realmente sensíveis para avaliar a capacidade de pessoas idosas de viver de maneira independente na comunidade e identificar perdas iniciais do funcionamento para fornecer informações para diagnósticos de comprometimentos cognitivos iniciais e não melhorias no desempenho funcional ao longo do tempo.[15] No entanto, essa versão estendida ainda não está disponível para uso no Brasil.

ADAPTAÇÃO DA DAFS PARA A POPULAÇÃO BRASILEIRA COM SÍNDROME DE DOWN (TRISSOMIA DO CROMOSSOMO 21 – T21)

Atualmente, temos disponível no Brasil a versão da DAFS (DAFS-R) que foi traduzida para a língua portuguesa, adaptada e validada para a população geral brasileira (DAFS-BR) por Pereira et al.[5]

Entretanto, ao identificar a escassez de instrumentos de avaliação funcional para pessoas com DI, concluiu-se ser necessário um estudo de adaptação e validação de conteúdo da DAFS-BR para pessoas com síndrome de Down (SD) no ambulatório de Envelhecimento e Síndrome de Down (T21) do LIM 27 do Instituto de Psiquiatria do Hospital das Clínicas da Faculdade de Medicina da Universidade de São Paulo.

Para realizar um estudo de adaptação e validação de qualquer instrumento de avaliação, é necessário que o instrumento passe por diversas etapas. No estudo de adaptação e validação da DAFS para pessoas com SD (T21), que está em andamento, foram realizadas as seguintes etapas:

Etapa 1: aplicação da versão DAFS-BR para estudo do comportamento do instrumento em 10 indivíduos com SD.
Etapa 2: adaptação baseada nas respostas da aplicação do instrumento original e das sugestões de uma equipe multidisciplinar especialista em deficiência intelectual do Ambulatório de Envelhecimento e Síndrome de Down (T21) do LIM 27, incluindo uma terapeuta ocupacional com mais de 20 anos de experiência no atendimento de pessoas com SD (T21).
Etapa 3: avaliação da versão adaptada para estudo de equivalência (semântica, idiomática, conceitual e experimental) e compreensão por três terapeutas ocupacionais, trabalhando de maneira independente.
Etapa 4: readaptação levando em conta as sugestões pelo comitê de especialistas incluindo os três terapeutas ocupacionais.
Etapa 5: reavaliação da nova versão em um teste piloto envolvendo 10 adultos com SD (T21) que não foram incluídos no estudo de validação subsequente.
Etapa 6: estudo de validação comparando a DAFS-SD com um instrumento de avaliação padrão ouro.

Na versão da DAFS para a população com SD (T21), manteve-se a estrutura de tarefas da versão brasileira estudada por Pereira,[5] tendo sido necessárias algumas adaptações na forma da execução das tarefas, e consequentemente, na pontuação das tarefas.

O teste piloto realizado na etapa 5 foi considerado abrangente e não exigiu mais modificações. Por ocasião da elaboração deste capítulo, o estudo se encontra na finalização da última etapa (etapa 6), que compreende o estudo de validação.

A seguir estão descritas as modificações realizadas em cada uma das etapas.

1. **Orientação temporal (16 pontos):** saber reconhecer horas em relógio (8 pontos) e orientação para data (8 pontos). Na versão DAFS-SD deixou-se de pontuar apenas com o uso exclusivo de um relógio de ponteiro e passou-se a considerar também o uso de um relógio digital. Isso porque, de acordo com os especialistas, para essa população é muito mais fácil e comum ensinar o uso de relógio digital. A tarefa de saber a data (dia, mês e ano) também foi adaptada, passando a ser possível a utilização de um calendário físico do ano vigente. Segundo os especialistas, se uma pessoa é capaz de se orientar utilizando um recurso como um calendário, ela deve ser considerada orientada no tempo, e portanto, pontua nesse sentido. Isso porque se espera que o instrumento avalie a capacidade da pessoa obtendo informações qualitativas sobre o tipo de apoio ou mudança no ambiente para que isso ocorra, ou seja, identificando que tipo de "facilitador" é necessário para a pessoa, nesse caso, estar orientada no tempo.
2. **Comunicação (17 pontos):** consiste na execução de duas tarefas: (1) usar um telefone fixo ou um celular e (2) preparar um recado/mensagem. Na tarefa **usar o telefone** é permitido que a pessoa escolha se prefere utilizar um aparelho de telefone fixo (presente no *kit* de avaliação), mas, se ela possui e prefere utilizar um telefone celular, é permitido. Se, durante a tarefa, a pessoa digita os números solicitados, atende ou desliga o telefone, é pontuada cada etapa, separadamente. Na tarefa **mandar um recado**, a pessoa pode escolher entre copiar um recado escrevendo de próprio punho ou digitar no celular, ou ainda gravar no formato de mensagem de voz, para aqueles que utilizam celular mas não têm letramento. O examinador fornece o material necessário, deixando sobre a mesa um recado escrito (que faz parte do *kit* de avaliação), uma folha de papel A4 e uma caneta, para o caso de a pessoa preferir escrever o recado à mão.
3. **Habilidades para lidar com o dinheiro (22 pontos):** na versão original da DAFS-BR, consiste na avaliação da capacidade do indivíduo de identificar a moeda corrente, fazer cálculos, conferir o saldo em conta corrente e preencher um cheque. Por sugestão dos especialistas, foram mantidas as tarefas de reconhecimento de cédulas, porém foram retiradas três tarefas da versão original (calcular o saldo em conta corrente por meio de um canhoto de cheque, calcular o troco mentalmente e preencher uma

folha de cheque). Essas tarefas foram retiradas porque foram consideradas de alto nível de dificuldade, já que não foram realizadas por nenhum participante do primeiro piloto aplicado nessa população. Assim, as tarefas foram mantidas com algumas adaptações: **identificar a moeda corrente (6 pontos); contar a moeda corrente (8 pontos)**, tarefa que solicita pequenos cálculos utilizando cédulas e moedas disponibilizadas no *kit* e **conferir troco (8 pontos)**, tarefa em que são fornecidos à pessoa quatro cupons fiscais, um por vez. Cada cupom contém valores de trocos descritos, e é entregue juntamente com uma quantia de troco, e a pessoa deve conferir se o troco fornecido corresponde ao troco descrito no cupom. Essas tarefas precisaram ser modificadas levando em consideração que, na etapa 1 (aplicação da versão DAFS-BR para estudo do comportamento do instrumento junto a 10 indivíduos com SD (T21)), as tarefas não foram executadas por nenhum dos participantes.

4. **Habilidades para fazer compras (20 pontos):** este item também teve que ser modificado pois, na etapa 1 (aplicação da versão DAFS-BR para estudo do comportamento do instrumento em 10 indivíduos com SD) as tarefas nele incluídas não foram executadas por nenhum dos participantes, e por sugestão do comitê de especialistas foram mantidas três subtarefas de maneira modificada: **memória para dois itens de supermercado (4 pontos):** avalia a capacidade do indivíduo de recordar e evocar uma lista de dois produtos que podemos encontrar no supermercado, sendo pontuado (evocação) sem pistas visuais e com pistas visuais (reconhecimento); **selecionar itens de supermercado de uma lista escrita (para letrados) ou figuras (para pessoas sem letramento) (8 pontos)** – reconhecer e identificar 4 produtos a partir de uma lista escrita – e **selecionar itens de supermercado solicitados verbalmente (8 pontos)** – selecionar 4 itens de supermercado a partir do fornecimento de instruções verbais.
5. **Habilidades para vestir-se/higiene pessoal (12 pontos):** este item não sofreu modificações e permaneceu com a mesma forma de aplicação. Inclui inúmeras tarefas que simulam diversas atividades de autocuidado, tais como escovação dos dentes com uso de escova e pasta; lavagem das mãos com uso do sabonete (incluindo a capacidade de abrir e fechar a torneira); vestir um casaco com botão e outro com zíper; amarrar o cadarço de um pé de tênis e pentear o cabelo.
6. **Habilidades para alimentação (10 pontos):** este item, assim como o item 5, não sofreu nenhuma modificação. Compreende a observação da capa-

cidade do indivíduo de fazer uma refeição com diversos tipos de alimentos, por exemplo, cortando um bife e tomando sopa. Incluindo também a capacidade de servir e tomar um copo de suco (10 pontos).

7. **Trânsito (6 pontos):** este item foi incluído se assemelhando à versão original americana, que contém tarefas para avaliar a capacidade de reconhecer sinais de trânsito para motoristas. No entanto, para a versão da DAFS para pessoas com SD (T21), o comitê de especialistas sugeriu incluir o reconhecimento de sinais de trânsito para pedestres, visando à questão de segurança. Este item é composto por três tarefas, em que são mostradas para a pessoa três imagens em momentos distintos (uma foto de um semáforo com um boneco vermelho, uma foto de um semáforo com um boneco verde e uma foto de uma faixa de pedestres). Para cada foto mostrada, solicita-se que a pessoa explique o significado das imagens. Ao paciente é permitido que explique com suas palavras, desde que o significado esteja correto.

CONSIDERAÇÕES FINAIS

As avaliações funcionais são de grande importância para a prática clínica de terapeutas ocupacionais e outros profissionais da área da reabilitação de pessoas com deficiência intelectual, podendo contribuir para diversos diagnósticos e na identificação de alterações funcionais, direcionando as intervenções e as orientações aos familiares.

Nesse sentido, o instrumento de avaliação funcional DAFS na versão para pessoas com SD (T21) (que se encontra em anexo ao final deste capítulo) facilitará a prática clínica de profissionais, que poderão conhecer de maneira mais objetiva aspectos funcionais e, consequentemente, poderão planejar programas de intervenção com maior direcionamento e efetividade.

REFERÊNCIAS

1. Wee LE, Koh GCh, Auyong LS, Cheong AL, Myo TT, Lin J, et al. The medical, functional and social challenges faced by older adults with intellectual disability. Ann Acad Med Singap. 2013 Jul;42(7):338-49.

2. Milheiro I. Promoção da autonomia pessoal e social de jovens com deficiência mental nas escolas básicas de 2º e 3º ciclo. repositorio.esepf.pt. 2009. Disponível em: http://repositorio.esepf.pt/handle/20.500.11796/775. Acesso em: 17 jun. 2025.
3. Vieira CG. A importância das atividades de vida diária e das atividades instrumentais nos estilos de vida de alunos com dificuldades intelectuais e desenvolvimentais severas [dissertação]. Beja: Instituto Politécnico de Beja, Escola Superior de Educação; 2020.
4. Oliveira AM. Avaliação funcional. In: Forlenza OV, Radanovic M, Stella F (orgs.). Neuropsiquiatria geriátrica. São Paulo: Atheneu; 2023.
5. Pereira FS, Oliveira AM, Diniz BS, Forlenza OV, Yassuda MS. Cross-cultural adaptation, reliability and validity of the DAFS-R in a sample of Brazilian older adults. Arch Clin Neuropsychol. 2010 Jun;25(4):335-43.
6. Pereira FS, Yassuda MS, Oliveira AM, Diniz BS, Radanovic M, Talib LL, et al. Profiles of functional deficits in mild cognitive impairment and dementia: benefits from objective measurement. J Int Neuropsychol Soc. 2010 Mar;16(2):297-305.
7. Lawton MP, Brody EM. Assessment of older people: self- maintaining and instrumental activities of daily living. Gerontologist. 1969;9(3):179-86.
8. Canon MBF, Novelli MMPC. Estudo dos instrumentos de avaliação funcional em demência comumente utilizados no Brasil. Rev Ter Ocup Univ. 2012 Sep/Dec;23(3):253-62.
9. Loewenstein DA, Argüeles S, Bravo M, Freeman RQ, Acevedo AM, Eisdorfer C. Caregiver's judgments of the functional abilities of the Alzheimer's disease patient: a comparison of proxy reports and objective measures of functional status. J Gerontol B Psychol Sci Soc Sci. 2001;56(2):78-84.
10. Onor ML, Trevisiol M, Negro C, Aguglia E. Different perception of cognitive impairment, behavioral disturbances, and functional disabilities between persons with mild cognitive impairment and mild Alzheimer's disease and their caregivers. Am J Alzheimer's Dis & Other Demen. 2006;21(5):333-8.
11. Tierney MC, Szalai JP, Snow WG, Fisher RH. The prediction of Alzheimer disease: the role of patient and informant perceptions of cognitive deficits. Arch Neurol. 1996 May;53(5):423-7.
12. Bressan LA, Vale FAC, Speciali JG. The daily life of patients with dementia, a comparative study between the information provided by the caregiver and direct patient assessment. Dement Neuropsychol. 2007;1(3):288-2.
13. Loewenstein DA, Amigo E, Duara R, Guterman A, Hurwitz D, Berkowitz N, et al. A new scale for the assessment of functional status in Alzheimer's disease and related disorders. J Gerontol. 1989 Jul;44(4):P114-21.
14. Loewenstein DA, Bates CB. The direct assessment of functional status-revised (DAFS-R). Manual for administration and scoring. Neuropsychological Laboratories and the Wien Center for Alzheimer's Disease and Memory Disorders, Mount Sinai Medical Center; 2006.
15. McDougall GJ, Becker H, Vaughan PW, Acee TW, Delville CL. The revised direct assessment of functional status for independent older adults. Gerontologist. 2010 Jun;50(3):363-70.

Anexo

DAFS-SD
Versão Brasileira da Avaliação Direta do Estado Funcional - Síndrome de Down

Avaliador ____________ data da avaliação ____________
Nome: ______________________ DN: ___/___/___
Idade: ________ Acompanhante/cuidador: ____________
Telefone: ____________
Insituição especializada (APAE, ADID etc.): ( ) atualmente ( ) passado
período de tempo ____________
Ocupação/Profissão: ____________diagnóstico atual: ____________
Comunicação ( ) verbal ( ) não verbal – nunca desenvolveu
( ) não verbal – desenvolveu, mas perdeu
Locomoção fora de casa ( ) independente ( ) dependente, nunca desenvolveu ( ) dependente, desenvolveu, mas perdeu

RESULTADOS

I – Orientação temporal (16)	
II – Comunicação (17)	
III – Habilidade para lidar com dinheiro (28)	
IV – Habilidade para fazer compras (20)	
V – Higiene pessoal/vestir-se (14)	
VI – Alimentar-se (5)	
VII – Trânsito (6)	
ESCORE TOTAL (106)	

Instruções: "*Eu vou lhe pedir para fazer algumas coisas com as quais você já deve estar familiarizado.*
Você pode achar algumas tarefas mais difíceis que outras, mas tudo bem.
Tente fazer o melhor que puder".

I. ORIENTAÇÃO TEMPORAL (16 PONTOS)

A. Dizer a hora (8 pontos):

- Apresente o modelo de relógio com ponteiro, e, caso o paciente não reconheça, utilize uma versão digital, que pode ser do celular, e anote;
- Posicione os ponteiros nas horas abaixo e mostre ao paciente;
- O examinador não pode dizer ao paciente se ele está certo; deve continuar e apresentar o horário seguinte.

Instruções: "*Diga-me que horas são?*"

	Correto (2 pontos)	Incorreto (0 ponto)
8:00		
10:30		
12:15		
15:00		

Estratégia utilizada: ☐ Relógio analógico ☐ Relógio digital/celular

B. Orientação para a data (8 pontos):

- Utilize um modelo de calendário físico com todos os dias, meses e dias da semana do ano vigente.

Instruções: "*Qual é o dia do mês?*"
"*Que dia da semana é hoje?*"
"*Em que mês estamos?*"
"*Em que ano estamos?*"

	Correto (2 pontos)	Incorreto (0 ponto)
Qual é o dia do mês?		
Que dia da semana é hoje?		
Em que mês estamos?		
Em que ano estamos?		

Estratégia utilizada: ☐ mental/sem auxílio externo ☐ calendário

II. COMUNICAÇÃO (17 pontos)

A. Usar o telefone (9 pontos):

- Apresente o aparelho de telefone fixo; se o paciente possuir e preferir utilizar um aparelho celular, utilize o celular;
- Se, durante a tarefa, o paciente disca ou toca no nome/número escolhido, atende ou desliga o telefone, é dado crédito pelos itens conforme descrito abaixo.

Instruções: *"Mostre-me como você ligaria para sua casa ou para alguém da sua família".*
"Quero que você faça tudo o que é necessário para ligar para sua própria casa ou para alguém da sua família".

	Correto (1 ponto)	Incorreto (0 ponto)
Ligar para a própria residência ou familiar/ amigo (pode ser discando ou tocando no nome/número escolhido no celular)		

Instruções: *"Quero que disque para o número de João Faria".* (Escrito na agenda)
"Gostaria que você discasse para o número 3596-6996". (Apresentação oral)
"Por favor, disque este número para mim". (Estímulo escrito)

	Correto (1 ponto)	Não realizou (0 ponto)
Discar um número da agenda telefônica (João Faria/3324-5612)		
Discar o número apresentado oralmente (5596-6996)		
Discar o número escrito (3235-2762)		
Procurar um número de telefone na agenda		
Pegar o fone do gancho ou abrir o ícone de telefone no celular		
Habilidade para discar		
Desligar o telefone		
Sequência correta nas provas anteriores		

B. Mandar um recado (8 pontos):

Instruções: "*Agora nós vamos ver como você manda um recado para um amigo ou alguém da sua família*".

- Cada uma das tarefas seguintes é pontuada individualmente (1 quando correto e 0 quando incorreto);
- Caso a/o paciente necessite de pistas para realizar qualquer etapa, ele pontua 1; caso realize sem auxílio após a primeira instrução, ele pontua 2;
- Neste momento, o examinador pergunta como a pessoa costuma mandar recados para familiares e amigos e apresenta uma folha de papel com um recado escrito, que faz parte do *kit* do teste e deverá ser utilizado como exemplo. O examinador deixa sobre a mesa uma folha de papel A4 e uma caneta ou solicita que a pessoa use o celular, caso seja essa a opção utilizada pela pessoa no dia a dia, e diz:

Instruções: "*Escreva nesta folha de papel ou use o seu celular para mandar um recado como este para alguém da sua família*".

	Sem instrução verbal (2 pontos)	Não realizou (0 ponto)
Pega folha de papel/pega o celular		
Pega a caneta/abre o recurso de mensagem do celular		
Escreve o recado no papel/escreve a mensagem ou grava áudio		
Escreve o nome do destinatário e/ou assina seu nome no papel/envia a mensagem para o destinatário no celular		

ATENÇÃO

Memória para 2 itens de supermercado:

Neste momento o examinador deve dizer ao paciente que ele/a irá a um supermercado "de mentira" (que é um mercado fictício) daqui a 10 minutos e que ele/a deverá apanhar 2 produtos, mas que ele/ela deverá memorizar os itens previamente. Cada um desses itens é dito ao paciente, em intervalos de 3 segundos. Cada produto desta lista é repetido pelo/a paciente e após 3 segundos é dito o item seguinte.

Instruções: Diga ao paciente: "*Os itens são os seguintes: 1) Chocolate e 2) Suco de laranja*".

"*Por favor, memorize estes itens para que você possa lembrar deles mais tarde*".

O examinador deve se preparar para retomar a tarefa do supermercado em 10 minutos.

III. HABILIDADE PARA LIDAR COM DINHEIRO (28 PONTOS)

- Apresente da direita para a esquerda: uma nota de dez reais, uma nota de cinco reais, três notas de dois reais, duas moedas de 50 centavos, três moedas de 25 centavos e três moedas de dez centavos;
- Avalia-se a habilidade de calcular troco referente à compra dos itens de supermercado;
- Deixar à vista, em frente ao paciente, uma calculadora;
- Se correto, pontue 1; incorreto = 0.

A. Identificar a moeda corrente (12 pontos):

Instruções: "*Mostre-me uma moeda de 50 centavos, uma de 25 centavos, uma de 10 centavos, uma nota de 2 reais, uma nota de 5 reais e uma nota de 10 reais*".

Apresente:

1 nota de 10 reais

1 nota de 5 reais

3 notas de 2 reais

2 moedas de 50 centavos

3 moedas de 25 centavos

3 moedas de 10 centavos

	Correto (2 pontos)	Incorreto (0 ponto)
Identificar moeda de 50 centavos		
Identificar moeda de 25 centavos		
Identificar moeda de 10 centavos		
Identificar a nota de 2 reais		
Identificar a nota de 5 reais		
Identificar a nota de 10 reais		

B. Contar moeda corrente (8 pontos):

Instruções: "*Preciso que você faça algumas continhas. Para fazê-las você poderá usar os dedos ou uma calculadora. Diga:*

Me mostre 1 real em moedas
Me mostre 0,75 centavo em moedas
Me mostre 9 reais
Me mostre 15 reais".

	Correto (2 pontos)	Incorreto (0 ponto)
R$ 1,00		
R$ 0,75		
R$ 9,00		
R$15,00		

Estratégia utilizada: ☐ Uso dos dedos para contar ☐ Cálculo mental

C. Conferir troco (8 pontos):

- Serão entregues ao paciente quatro cupons fiscais amarelos, um de cada vez, sendo dois cupons fiscais com valores especificados idênticos ao troco entregue (corretos) e dois cupons fiscais com valores especificados diferentes do troco entregue (errados);
- É solicitado ao paciente para conferir cada cupom fiscal e o troco respectivo em dinheiro;
- Forneça tempo suficiente para que ele localize o valor do troco no cupom fiscal e verifique o valor em dinheiro.

Instruções: *"Faz de conta que você foi à padaria e gastou um certo valor, e depois de pagar você recebeu um cupom fiscal com seu troco. Verifique se você recebeu o troco corretamente, de acordo com o que está escrito no cupom".*

	Correto (2 pontos)	Incorreto (0 ponto)
Troco 1 (correto) – R$ 0,50 (duas moedas de 0,25)		
Troco 2 (incorreto) – R$ 0,75 (uma moeda de 0,50 e uma moeda de 0,10)		
Troco 3 (correto) – R$ 4,00 (duas notas de 2,00)		
Troco 4 (incorreto) – R$ 1,00 (duas moedas de 0,50 e uma moeda de 0,25)		

Estratégia utilizada: ☐ Uso dos dedos para contar
☐ Cálculo mental ☐ Calculadora

IV. HABILIDADE PARA FAZER COMPRAS (20 pontos):

- É solicitado ao paciente que se lembre dos 2 itens que ele/ela repetiu antes do subteste "Habilidades para usar dinheiro".
- Pontua-se 2 se correto e 0 se incorreto.
- Permitir 60 segundos para evocação.

Instruções: *"Você se lembra que pedi para memorizar/guardar dois itens de supermercado? Quais eram?"*

A. Memória para 2 itens de supermercado (4 pontos):

	Evocação espontânea (2 pontos)	Não se lembrou (0 ponto)
Chocolate		
Suco de laranja		

B. Selecionar itens de supermercado de uma lista escrita ou figuras (8 pontos):

- Forneça a lista escrita caso o paciente seja alfabetizado, caso contrário forneça a lista de figuras (para pacientes não alfabetizados);
- Cada item é selecionado do supermercado entre 21 produtos;
- Para cada produto selecionado corretamente, são marcados 2 pontos.

Instruções: *"Por gentileza, pegue esses itens para mim".*

	Correto (2 pontos)	Incorreto (0 ponto)
Café		
Gelatina		
Fermento		
Atum		

Estratégia utilizada: ☐ lista escrita ☐ lista de figuras

C. Selecionar itens de supermercado solicitados verbalmente (8 pontos):

- Cada item é selecionado do supermercado entre 32 produtos;
- Pronuncie o nome de cada item, um item por vez. Diga um item e aguarde que ele/a identifique e pegue o item;
- Aguarde serca de 1 minuto por item, se necessário;
- Para cada produto selecionado corretamente são marcados 2 pontos.

Instruções: *"Por gentileza, pegue o leite".*
"Por gentileza, pegue os ovos".
"Por gentileza, pegue o detergente".
"Por gentileza, pegue a bolacha".

	Correto (2 pontos)	Incorreto (0 ponto)
Leite		
Ovos		
Detergente		
Bolacha		

V. Higiene pessoal/Vestir-se (14 pontos):

A. Escovar os dentes (4 pontos):

- Forneça o *kit* de escovar os dentes (escova e pasta de dente).

	Correto (1 ponto)	Incorreto (0 ponto)
Identificar e pegar a escova de dente		
Tirar a tampa do tubo de pasta de dente		
Colocar pasta de dente na escova		
Demonstrar como se escova os dentes		

B. Lavar as mãos (5 pontos):

- Forneça o *kit* de lavagem de mãos – sabonete – preferencialmente em uma pia.

	Correto (1 ponto)	Incorreto (0 ponto)
Abrir a torneira		
Usar o sabonete		
Lavar as mãos		
Fechar a torneira		
Enxugar as mãos		

C. Vestir-se (5 pontos):

- Forneça o *kit* de vestimentas, casaco/camisa com botões, casaco/camisa com zíper e um pé de tênis;
- As vestimentas devem ser fornecidas com o paciente em pé.

	Correto (1 ponto)	Incorreto (0 ponto)
Vestir o casaco		
Abotoar o casaco		
Fechar o zíper		
Amarrar os sapatos		
Pentear o cabelo		

VI. Alimentar-se (5 pontos)

- Colocar os utensílios de cozinha em frente ao paciente e pedir que se sente à mesa;
- Peça ao paciente para mostrar como se corta um bife;
- Peça ao paciente para mostrar como ele/a toma sopa;
- Peça ao paciente para mostrar como ele/a toma água/suco da jarra.

	Correto (1 ponto)	Incorreto (0 ponto)
Usar o garfo		
Usar a faca		
Usar a colher		
Servir água		
Beber água do copo		

VII. Trânsito (6 pontos)

- Mostre as imagens ao paciente e peça que explique o significado das figuras;
- Ao paciente é permitido que use suas próprias explicações com suas palavras, desde que o significado esteja correto.

	Correto (2 pontos)	Incorreto (0 ponto)
Semáforo para pedestres – sinal verde (explicação: é permitido atravessar a rua)		
Semáforo para pedestre – sinal vermelho (explicação: é proibido atravessar a rua)		
Faixa para pedestres (explicação: onde é permitido atravessar a rua)		

LISTA DE MATERIAIS

1. 1 Relógio analógico / 1 Relógio digital
2. 1 Calendário físico
3. 1 Telefone fixo
4. 1 Lista com os números de telefone
5. 1 Número de telefone por escrito
6. 1 Mensagem por escrito
7. 1 Folha de papel A4 – para a mensagem
8. 1 Caneta
9. Dinheiro:
    - 1 nota de 10 reais
    - 1 nota de 5 reais
    - 3 notas de 2 reais
    - 2 moedas de 50 centavos
    - 3 moedas de 25 centavos
    - 3 moedas de 10 centavos
10. 1 Calculadora
11. 4 Cupons fiscais com valor do troco
12. 1 Lista de itens de supermercado por escrito
13. 1 Lista de itens de supermercado com figuras
14. 1 Escova de dente / 1 pasta de dente
15. 1 Blusa com botão / 1 roupa com zíper / 1 pé de tênis / 1 pente
16. Talheres: 1 garfo / 1 faca / 1 colher / 1 jarra / 1 copo / 1 prato
17. 3 Figuras com as imagens trânsito
18. Itens de supermercado:
    - 1 Pacote de arroz
    - 1 Pacote de sal
    - 1 Pote de *ketchup*
    - 1 Caixa de leite Longa Vida
    - 1 Lata de atum
    - 1 Pacote de esponjas de cozinha
    - 1 Garrafa de refrigerante
    - 1 Lata de ervilhas
    - 1 Pacote de gelatina
    - 1 Lata de milho-verde
    - 1 Pacote de macarrão

- 1 Lata de fermento
- 1 Caixa de ovos
- 1 Pote de café
- 1 Pacote de bolacha salgada
- 1 Caixa de suco de laranja

3235-2762	
Beatriz Silva	3656-0380
Maria Hering	5856-0381
Daniel Junior	3756-0236
João Faria	3324-5612
Davi Haus	5856-7177

Mãe, eu não vou almoçar em casa hoje.

LISTA DE COMPRAS
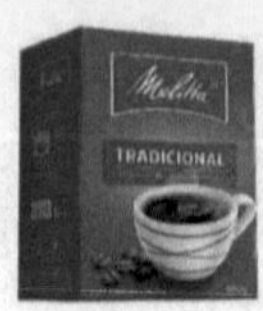
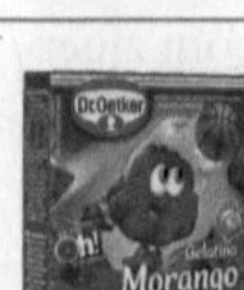
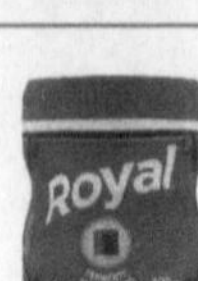
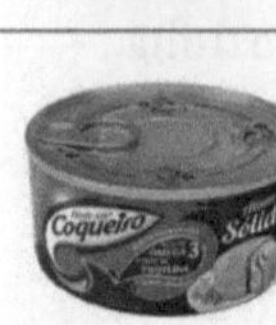

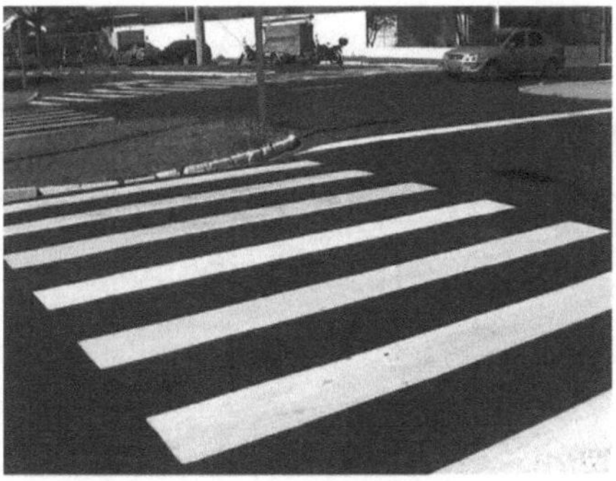

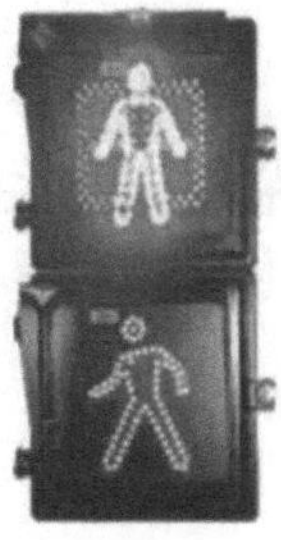

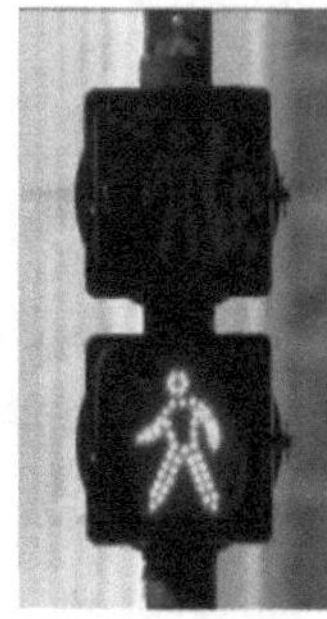

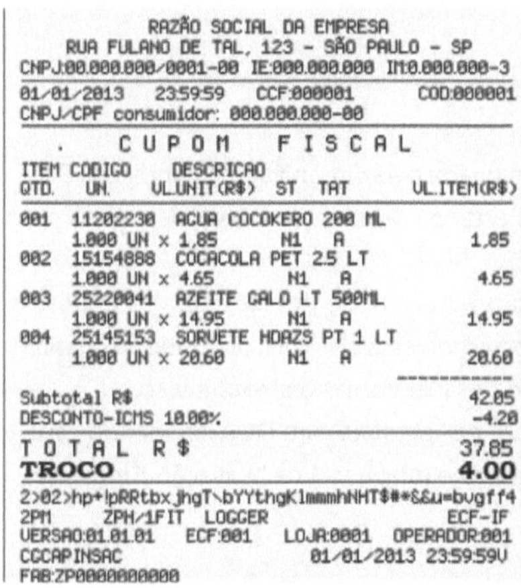

RAZÃO SOCIAL DA EMPRESA
RUA FULANO DE TAL, 123 - SÃO PAULO - SP
CNPJ:00.000.000/0001-00 IE:000.000.000 IM:0.000.000-3
01/01/2013 23:59:59 CCF:000001 COD:000001
CNPJ/CPF consumidor: 000.000.000-00
. C U P O M F I S C A L
ITEM CODIGO DESCRICAO
QTD. UN. VL.UNIT(R$) ST TAT VL.ITEM(R$)
001 11202230 AGUA COCOKERO 200 ML
1.000 UN x 1,85 N1 A 1,85
002 15154888 COCACOLA PET 2.5 LT
1.000 UN x 4.65 N1 A 4.65
003 25220041 AZEITE GALO LT 500ML
1.000 UN x 14.95 N1 A 14.95
004 25145153 SORVETE HDAZS PT 1 LT
1.000 UN x 20.60 N1 A 20.60
Subtotal R$ 42.05
DESCONTO-ICMS 10.00% -4.20
T O T A L R $ 37.85
TROCO 4.00
2>02>hp+!pRRtbx jhgT\bYYthgKlmmmhNHT$#*&&u=bvgff4
2PM ZPH/1FIT LOGGER ECF-IF
VERSAO:01.01.01 ECF:001 LOJA:0001 OPERADOR:001
CGCAPINSAC 01/01/2013 23:59:59V
FAB:ZP0000000000

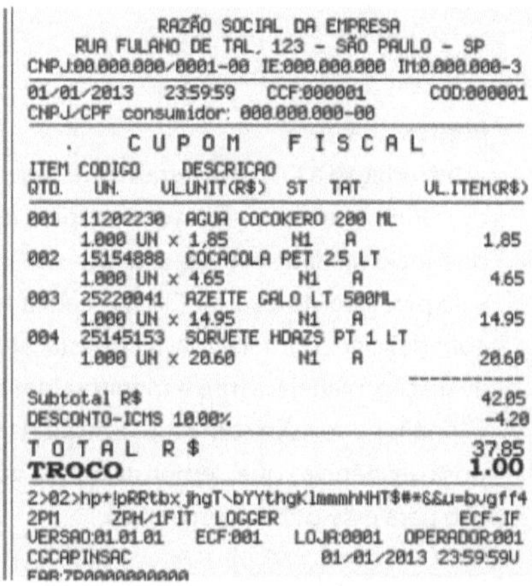

RAZÃO SOCIAL DA EMPRESA
RUA FULANO DE TAL, 123 - SÃO PAULO - SP
CNPJ:00.000.000/0001-00 IE:000.000.000 IM:0.000.000-3
01/01/2013 23:59:59 CCF:000001 COD:000001
CNPJ/CPF consumidor: 000.000.000-00
. C U P O M F I S C A L
ITEM CODIGO DESCRICAO
QTD. UN. VL.UNIT(R$) ST TAT VL.ITEM(R$)
001 11202230 AGUA COCOKERO 200 ML
1.000 UN x 1,85 N1 A 1,85
002 15154888 COCACOLA PET 2.5 LT
1.000 UN x 4.65 N1 A 4.65
003 25220041 AZEITE GALO LT 500ML
1.000 UN x 14.95 N1 A 14.95
004 25145153 SORVETE HDAZS PT 1 LT
1.000 UN x 20.60 N1 A 20.60
Subtotal R$ 42.05
DESCONTO-ICMS 10.00% -4.20
T O T A L R $ 37.85
TROCO 1.00
2>02>hp+!pRRtbx jhgT\bYYthgKlmmmhNHT$#*&&u=bvgff4
2PM ZPH/1FIT LOGGER ECF-IF
VERSAO:01.01.01 ECF:001 LOJA:0001 OPERADOR:001
CGCAPINSAC 01/01/2013 23:59:59V
FAB:ZP0000000000

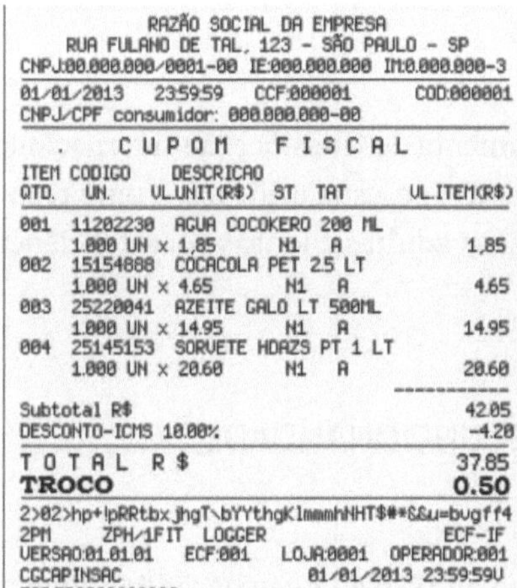

RAZÃO SOCIAL DA EMPRESA
RUA FULANO DE TAL, 123 - SÃO PAULO - SP
CNPJ:00.000.000/0001-00 IE:000.000.000 IM:0.000.000-3
01/01/2013 23:59:59 CCF:000001 COD:000001
CNPJ/CPF consumidor: 000.000.000-00
. C U P O M F I S C A L
ITEM CODIGO DESCRICAO
QTD. UN. VL.UNIT(R$) ST TAT VL.ITEM(R$)
001 11202230 AGUA COCOKERO 200 ML
1.000 UN x 1,85 N1 A 1,85
002 15154888 COCACOLA PET 2.5 LT
1.000 UN x 4.65 N1 A 4.65
003 25220041 AZEITE GALO LT 500ML
1.000 UN x 14.95 N1 A 14.95
004 25145153 SORVETE HDAZS PT 1 LT
1.000 UN x 20.60 N1 A 20.60
Subtotal R$ 42.05
DESCONTO-ICMS 10.00% -4.20
T O T A L R $ 37.85
TROCO 0.50
2>02>hp+!pRRtbx jhgT\bYYthgKlmmmhNHT$#*&&u=bvgff4
2PM ZPH/1FIT LOGGER ECF-IF
VERSAO:01.01.01 ECF:001 LOJA:0001 OPERADOR:001
CGCAPINSAC 01/01/2013 23:59:59V
FAB:ZP0000000000

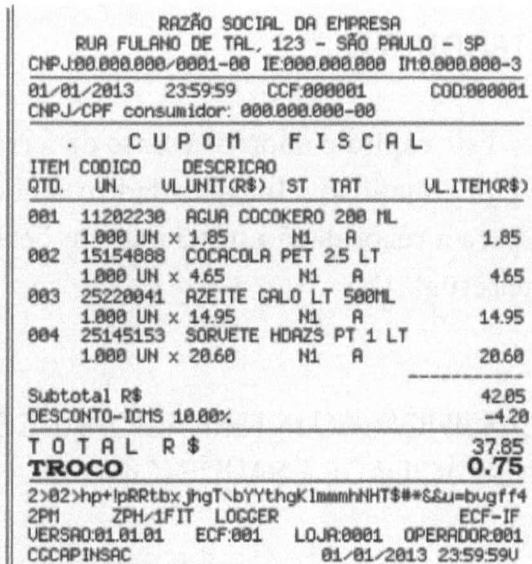

RAZÃO SOCIAL DA EMPRESA
RUA FULANO DE TAL, 123 - SÃO PAULO - SP
CNPJ:00.000.000/0001-00 IE:000.000.000 IM:0.000.000-3
01/01/2013 23:59:59 CCF:000001 COD:000001
CNPJ/CPF consumidor: 000.000.000-00
. C U P O M F I S C A L
ITEM CODIGO DESCRICAO
QTD. UN. VL.UNIT(R$) ST TAT VL.ITEM(R$)
001 11202230 AGUA COCOKERO 200 ML
1.000 UN x 1,85 N1 A 1,85
002 15154888 COCACOLA PET 2.5 LT
1.000 UN x 4.65 N1 A 4.65
003 25220041 AZEITE GALO LT 500ML
1.000 UN x 14.95 N1 A 14.95
004 25145153 SORVETE HDAZS PT 1 LT
1.000 UN x 20.60 N1 A 20.60
Subtotal R$ 42.05
DESCONTO-ICMS 10.00% -4.20
T O T A L R $ 37.85
TROCO 0.75
2>02>hp+!pRRtbx jhgT\bYYthgKlmmmhNHT$#*&&u=bvgff4
2PM ZPH/1FIT LOGGER ECF-IF
VERSAO:01.01.01 ECF:001 LOJA:0001 OPERADOR:001
CGCAPINSAC 01/01/2013 23:59:59V
FAB:ZP0000000000

Capítulo **6**

Uso da Classificação Internacional de Funcionalidade, Incapacidade e Saúde (CIF) em pessoas adultas e idosas com deficiência intelectual

Ariana Santiago Zocaratto
Patrícia Borsari Ferreira Monteiro

Pontos-chave:

- Introdução à CIF, uma ferramenta desenvolvida pela Organização Mundial da Saúde (OMS) que visa descrever a saúde e os estados relacionados à saúde em termos de funcionalidade e incapacidade.
- Exploração do uso da CIF na reabilitação funcional de pessoas adultas e idosas com deficiência intelectual (DI), destacando como essa classificação pode auxiliar na avaliação, planejamento e monitoramento dos programas de reabilitação.
- Análise e revisão sobre a utilização da CIF em pessoas com DI, examinando estudos e evidências que demonstram sua eficácia e relevância na avaliação e intervenção para esse público específico.

INTRODUÇÃO

Este capítulo abordará o uso da ferramenta de Classificação Internacional de Funcionalidade, Incapacidade e Saúde (CIF) e a sua utilização como recurso para a reabilitação funcional em pessoas adultas e idosas com deficiência intelectual (DI).

CLASSIFICAÇÃO INTERNACIONAL DE FUNCIONALIDADE, INCAPACIDADE E SAÚDE (CIF)

Buchalla e Farias[1] relatam que no ano de 1976 a Organização Mundial da Saúde (OMS), com o objetivo de compreender mais sobre as doenças, publicou em caráter experimental a *International Classification of Impairment, Disabilities and Handicaps* (ICIDH), que para o português foi traduzido como Classificação Internacional das Deficiências, Incapacidades e Desvantagens (CIDID), em 1989. Ainda de acordo com as autoras, durante o processo de revisão da ICIDH foram apontadas algumas fragilidades, por exemplo: a falta de relação entre as dimensões que a compõem e a não abordagem dos aspectos sociais e ambientais, entre outras.

Após inúmeros testes e várias versões, em maio de 2001 a Assembleia Mundial de Saúde aprovou a *International Classification of Functioning Disability and Health* (ICF), que posteriormente, em 2003, foi aprovada, traduzida e publicada, pelo Centro Colaborador da Organização Mundial de Saúde para a Família de Classificações Internacionais em Língua Portuguesa, como: Classificação Internacional de Funcionalidade, Incapacidade e Saúde (CIF).[2]

Vale ressaltar que a CIF faz parte da Família de Classificações Internacionais, assim como a Classificação Internacional de Doenças e Problemas Relacionados à Saúde (CID), que está atualmente em sua décima primeira versão e vem mantendo como objetivo trazer informações sobre a etiologia das doenças.[3] Di Nubilla e Buchalla[4] afirmam que a CID e a CIF são instrumentos complementares e todos os usuários e profissionais devem ser estimulados a usá-las, respectivamente, uma com informação sobre as doenças e os problemas relacionados com a saúde (diagnóstico da doença) e a outra apresentando funcionalidade e incapacidades associadas ao estado de saúde, fornecendo, assim, um quadro mais amplo e real da condição de saúde de um indivíduo ou populações e podendo gerar dados para elaboração de um programa de intervenção e monitoramento.

Segundo a OMS, a CIF pode ser compreendida como um modelo de ferramenta para a organização e documentação das informações sobre funcionalidade e incapacidade.[2] Um de seus pilares é a compreensão da **funcionalidade** como fruto de uma interação dinâmica benéfica entre a condição de saúde, os fatores ambientais e sociais de uma pessoa; outro, a compreensão da **incapacidade** como interação prejudicial entre a condição de saúde da pessoa e seus fatores contextuais.

De maneira geral, pode-se dizer que a CIF utiliza o termo "funcionalidade" para se referir aos aspectos positivos do indivíduo, enquanto os aspectos negativos estão associados à incapacidade. Ou seja, a CIF define incapacidade como o mau resultado entre a disfunção apresentada pela pessoa (em relação a alguma estrutura e/ou funções do corpo), a limitação de atividades e sua dificuldade na participação social.

Assim, a partir da compreensão de que "funcionalidade" e "incapacidade" são termos amplos e integram os aspectos biomédicos, sociais e pessoais do indivíduo, pode-se dizer que a CIF é baseada em um modelo biopsicossocial e tem como um de seus principais objetivos proporcionar uma linguagem neutra e não discriminatória e universalmente conhecida.[2]

A CIF é uma classificação de múltiplas finalidades e com vários objetivos inter-relacionados, e entre eles estão:

- Proporcionar uma base científica para a compreensão e o estudo dos determinantes da saúde, dos resultados e das condições relacionadas com a saúde.
- Estabelecer uma linguagem comum para a descrição da saúde e dos estados relacionados com a saúde para melhorar a comunicação entre diferentes utilizadores.
- Permitir a comparação de dados entre países, entre disciplinas relacionadas com os cuidados de saúde, entre serviços, e em diferentes momentos ao longo do tempo, e proporcionar um esquema de codificação para sistemas de informações de saúde.[2]

Em relação a sua estruturação, a CIF apresenta-se organizada em duas partes, cada uma formada por dois componentes. A primeira parte está relacionada à funcionalidade e à incapacidade, com seus componentes:

- Funções e estruturas do corpo;
- Atividades e participação.

A segunda parte abrange os fatores contextuais, com seus componentes:

- Fatores ambientais;
- Fatores sociais.

O Quadro 1 apresenta uma visão geral de como a CIF se organiza em relação a suas partes, seus componentes, domínios e constructos.

A CIF é, portanto, uma ferramenta que descreve a saúde e a funcionalidade de uma pessoa ou grupo de pessoas e pode ser aplicada por qualquer profissional previamente treinado, de maneira integral ou reduzida, e em qualquer pessoa, com ou sem a presença de uma doença prévia. A CIF reconhece que todo ser humano está suscetível a experimentar alguma perda ou a diminuição do nível de seu estado de saúde e, por consequência, a vivenciar algum tipo de incapacidade em maior ou menor escala ao longo da vida. Outro ponto a ser ressaltado é que em momento algum ela busca rotular indivíduos com incapacidade como um grupo separado.[2]

Quadro 1 Uma visão geral da CIF

	Parte 1: Funcionalidade e incapacidade		Parte 2: Fatores contextuais	
Componentes	Funções e estruturas do corpo	Atividades e participação	Fatores ambientais	Fatores pessoais
Domínios	Funções e estruturas do corpo	Áreas da vida (tarefas, ações)	Influências externas sobre a funcionalidade e a incapacidade	Influências internas sobre a funcionalidade e a incapacidade
Construtos	Mudanças nas funções do corpo (fisiológicas) Mudanças nas estruturas corporais (anatômicas)	Capacidade: execução de tarefas em um ambiente padrão Desempenho: execução de tarefas no ambiente habitual	Impacto facilitador ou limitador das características do mundo físico, social e de atitude	Impacto dos atributos de uma pessoa
Aspecto positivo	Integridade funcional e estrutural	Participação	Facilitadores	Não aplicável
	Atividades			
	Funcionalidade			
Aspecto negativo	Deficiência	Restrição de participação	Barreiras/ obstáculos	Não aplicável
	Limitação da atividade			
	Incapacidade			

CIF: Classificação Internacional de Funcionalidade, Incapacidade e Saúde.
Fonte: OMS.[2]

O USO DA CIF NA REABILITAÇÃO FUNCIONAL PARA PESSOAS ADULTAS E IDOSAS COM DEFICIÊNCIA INTELECTUAL

Segundo Pessotti,[5] ao falarmos da deficiência intelectual ao longo da história, identificamos que a sociedade veio vislumbrando diferentes modos de ver a pessoa com deficiência, passando, por exemplo, pelo misticismo, abandono, extermínio, caridade, segregação ou exclusão e integração. Atualmente ela é percebida como um indivíduo com possibilidades e que precisa ser incluído em um contexto social.

Em meados do século XX, a pessoa com DI começa a deixar de ser vista como um indivíduo totalmente incapaz à margem de uma sociedade para ser considerada um ser pertencente a um grupo de pessoas com as mesmas características e com condição de viver em comunidade como qualquer outro cidadão.[6-8]

O olhar para a pessoa com DI passa a estar além de suas incapacidades cognitivas, quebrando os velhos preconceitos e visando mais a suas possibilidades de envolvimento em ocupações e de participação social, de acordo com suas habilidades.[9-12] É nesse novo cenário que se começa a falar de maneira mais correta sobre a tratativa e os cuidados de atenção à pessoa com DI, considerando não apenas sua **incapacidade**, mas também sua **funcionalidade**.

A CIF vem para fortalecer essa visão e integrar os modelos médico e social, por meio de uma abordagem biopsicossocial com a finalidade de obter a ampliação das várias perspectivas de saúde e funcionalidade.[2] É um recurso que permite classificar as características de saúde da pessoa com DI diante das singularidades e de seu próprio contexto ambiental, e não apenas de acordo com o que sabe de seu diagnóstico.

A CIF é, portanto, uma ferramenta que pode ser usada pelos profissionais de saúde que atuam com pessoas com DI para auxiliar na avaliação e na elaboração do programa de reabilitação funcional, e também no apoio às famílias e à rede de serviços. E, ainda, para monitorar a evolução da funcionalidade.

Considerando que as pessoas com DI apresentam alterações no funcionamento intelectual e adaptativo, como comunicação, cuidados pessoais, competências domésticas, habilidades sociais, utilização dos recursos comunitários, autonomia, saúde, segurança, aptidões escolares, lazer e trabalho,[13] a CIF ajudará a indicar os níveis de prejuízo e as dificuldades em atividades e participações que precisam ser trabalhadas e como auxiliar em um plano terapêutico mais focado para a melhora ou a manutenção das habilidades. Ou, ainda, ao se tratar da pessoa já idosa, a tentar amenizar ou retardar as perdas comuns ou patológicas do processo do envelhecimento.

O uso da CIF, para essa população, torna-se viável, por não exigir da pessoa avaliada respostas verbais. Ela é de fácil aplicabilidade, desde que o avaliador tenha conhecimento prévio da ferramenta e da base teórica que a fundamenta. Pode ser aplicada a partir da observação do sujeito durante a execução de suas tarefas ou pela escuta do relato de outros profissionais da saúde que o acompanham ou, ainda, de educadores e responsáveis próximos.

Como mencionado anteriormente, o uso da CIF pode ser feito de maneira integral ou reduzida, a partir da demanda do profissional de saúde que a administra e dos objetivos que busca alcançar. O instrumento reduzido é intitulado como um *checklist* da CIF, e pode conter apenas uma das duas partes do instrumento, e apenas alguns itens que compõem os componentes e domínios.

Com base nos resultados da CIF, o profissional de saúde pode planejar um programa de reabilitação funcional mais efetivo e com foco no estado geral de saúde do avaliado, identificando a sua máxima potência e tentando atingir maior sucesso no tratamento. Pode também, é claro, auxiliar na classificação e no monitoramento da funcionalidade e contribuir para a prevenção de doenças e incapacidades futuras. Isso faz dela um potente instrumento de rastreio durante o processo de envelhecimento da pessoa com DI.

A CIF é um instrumento mundialmente conhecido que permite, além disso, comparar dados entre populações de diferentes regiões e serviços do mundo, e assim analisar os dados sobre o que é esperado para aquela população, naquele momento de vida e diante de sua atual condição de saúde e contexto de ambiente, conforme suas individualidades.

Castaneda[14] afirma que a CIF é um instrumento aceito em todo o mundo e com forte participação na elaboração e construção de programas públicos de saúde, com foco em tratamentos que visem à redução das incapacidades e promovam os cuidados integrais de saúde.

REVISÃO ACERCA DO USO DA CIF EM PESSOAS COM DEFICIÊNCIA INTELECTUAL

Em uma breve revisão de literatura, é possível identificar alguns estudos que utilizaram a CIF em pessoas com DI, mas poucos associados ao seu uso no envelhecimento dessa população.

Em um estudo realizado na Coreia do Sul com pessoas adultas com deficiência, utilizou-se a CIF para investigar as necessidades de saúde das diferentes populações. Formaram-se 5 grupos focais, com 6 a 7 pacientes, com diagnósticos distintos de DI; deficiência auditiva, deficiência física, distúrbio neurológico e DI, utilizando a abordagem exploratória, qualitativa, pela análise de conteúdo. Os fatores ambientais foram os mais citados e frequentemente percebidos como causadores das más condições de saúde relacionadas às atividades, à participação e a funções do corpo. Em especial, as pessoas adultas com DI foram classificadas neste estudo tendo como base as atitudes que as afetavam.[15]

Na Suécia, um estudo investigou quais áreas da CIF foram documentadas em planos de implementação para adultos com DI profunda ou deficiência intelectual profunda e múltipla com foco na participação. Foi realizada uma análise documental de 17 planos de implementação, e a CIF foi empregada como ferramenta analítica. Cento e sessenta e três códigos diferentes foram achados, especialmente nos componentes "Atividades e participação" e "Fatores ambientais". A participação foi mais frequentemente codificada nos capítulos "Comunidade, vida social e cívica" e "Autocuidado". Os resultados mostraram o foco no autocuidado e na vida comunitária, social e cívica. As demais áreas da vida raramente ou nada foram documentadas.[16]

Em outro estudo, realizado também na Suécia, foi feita uma revisão da literatura sobre como a atividade e a participação são realmente utilizadas em estudos envolvendo pessoas com DI. Foram analisados 16 artigos e encontrados quatro diferentes usos dos termos:

1. Referencial teórico para o conceito tripartite da CIF com tentativas de utilizá-lo.
2. Referencial teórico para o conceito tripartite da CIF sem uso efetivo das atividades.
3. Abordagem não teórica com foco implícito na participação.
4. Referencial teórico para conceito bipartido com correspondente uso de termos.

Os estudos destacados têm em comum o foco na participação, mas não se utilizam as mesmas definições para "atividade", o que tende a confundir seus leitores. Além disso, há variações na adoção de teorias subjacentes, que vão desde modelos tripartites até concepções bipartidas de deficiência. Esse artigo é focado na pessoa com DI, com base nos princípios da CIF e na teoria interdisciplinar da deficiência, que podem ser aplicáveis a outros grupos diagnósticos dentro das práticas de reabilitação.[17]

Em mais um estudo realizado na Suécia, explorou-se a possibilidade de avaliar os conceitos de restrições de participação na CIF, combinando a autoavaliação da importância percebida com o desempenho real em diferentes atividades cotidianas em pessoas com DI leve. Foram realizadas entrevistas estruturadas referentes a 68 itens do domínio "Atividade e participação" da CIF com 69 pessoas com DI. Observaram-se correlações significativas entre a percepção do desempenho real e a importância da participação. Na prática clínica, a relação entre a importância percebida e o real desempenho de uma atividade é essencial para avaliar uma pessoa a fim de compreender suas necessidades específicas de participação.[18]

Um estudo feito na Europa com uma população idosa de pessoas com DI validou a criação de um *checklist* da CIF para a avaliação da inclusão de idosos com DI. O *checklist* continha 138 questões e foi aplicado em uma amostra de 50 pessoas idosas com DI entre leve a moderada. Em relação às propriedades psicométricas, mostrou-se confiável e válida em relação aos critérios escolhidos e evidenciou os turnos esperados em relação à idade. A lista de verificação da CIF, portanto, foi validada quanto a sua eficácia para gerenciar e avaliar o cuidado centrado no paciente.[19]

CONCLUSÃO

Considerando que a Classificação Internacional de Funcionalidade, Incapacidade e Saúde (CIF) não tem como foco o diagnóstico, mas a condição de saúde a partir da funcionalidade (a função ou estrutura do corpo, as atividades e a participação e o contexto ambiental), é possível ampliar o olhar sobre qualquer indivíduo.

Pode-se dizer que a CIF é um instrumento de classificação de funcionalidade de fácil aplicação e sensível à população adulta e idosa com DI. Ela traz com clareza as deficiências e limitações do indivíduo diante de sua real condição de saúde, considerando para tanto o contexto ambiental em que ele está inserido.

Maior divulgação e treinamento para o uso da CIF é de extrema importância para que cada vez mais profissionais da saúde possam se beneficiar desse instrumento como recurso de avaliação e planejamento de seu programa de intervenção (como da reabilitação funcional) junto a pessoas com DI em processo de envelhecimento, além, é claro, de auxiliar no monitoramento dos ganhos e perdas funcionais ao longo da vida.

A CIF também permite detectar e realizar o registro de dados que podem ser utilizados para a criação ou melhoria de políticas públicas que beneficiem a inclusão social e os cuidados com a vida das pessoas com DI que envelhecem.

REFERÊNCIAS

1. Buchalla CM, Farias NA Classificação Internacional de Funcionalidade, Incapacidade e Saúde da Organização Mundial da Saúde: conceitos, usos e perspectivas. Rev Bras Epidemiol. 2005 Jun 8. Disponível em: https://doi.org/10.1590/S1415-790X2005000200011. Acesso em: 18 jun. 2025.
2. Organização Mundial de Saúde (OMS). CIF: Classificação Internacional de Funcionalidade, Incapacidade e Saúde. São Paulo: Edusp; 2003.
3. World Health Organization (WHO). ICD-11 for mortality and morbidity statistics. Version: 2019 April. Geneva: WHO; 2019. Disponível em: https://icd.who.int/browse11/l-m/en. Acesso em: 18 jun. 2025.
4. Di Nubila HBV, Buchalla, CM. O papel das Classificações da OMS – CID e CIF nas definições de deficiência e incapacidade. Rev Bras Epidemiol. 2008;11(2):324-35.
5. Pessotti I. Deficiência mental: da superstição à ciência. v.5. São Paulo: Ed. T.A. Queiroz; 1984.
6. Garghetti FC, Medeiros JG, Nuernberg AH. Breve historia de la discapacidad Intelectual. Revista Electrónica de Investigación y Docencia (REID). 2013 Jul 10;101-16.
7. Dias SS, Lopes de Oliveira MCSL. Deficiência intelectual na perspectiva histórico-cultural: contribuições ao estudo do desenvolvimento adulto. Rev Bras Educ Espec. 2013 Jun;19(2).
8. Frederico JCC, Laplane ALF. Sobre a participação social da pessoa com deficiência intelectual. Rev Bras Ed Esp. 2020 Jul/Sep;26(3):465-80.
9. Diniz D. O que é deficiência. São Paulo: Brasiliense; 2007.
10. Diniz D, Barbosa L, Santos WR. Deficiência, direitos humanos e justiça. Revista Internacional de Direitos Humanos. 2009 Dec;6(11):65-77.
11. Sassaki RK. Deficiência mental ou intelectual? Doença ou transtorno mental? Atualizações semânticas na inclusão de pessoas. Revista Reação. 2005 Mar/Apr;(ano IX, n.43):9-10, e Jornal do Sinepe-RJ (Sindicato dos Estabelecimentos Particulares de Ensino no Estado do Rio de Janeiro). 2005 Jul/Sep;(ano XIV, n.88):10-1.
12. Goffman E. Estigma: notas sobre a manipulação da identidade deteriorada. 4.ed. Rio de Janeiro: LTC; 1988.
13. Cerqueira MTA, Mariotti MC. Estratégias de ensino-aprendizagem para a pessoa com deficiência intelectu al de 12 a 18 anos. Programa de Desenvolvimento Educacional da Secretaria do Estado do Paraná. Universidade Federal do Paraná; 2008.
14. Castaneda L. O cuidado em saúde e o modelo biopsicossocial: aprender para agir. Cad Bras Ter Ocup [Internet]. 2019 [citado 2025 jul 24];27(1):181-9. Disponível em: https://doi.org/10.159/2317-1782/20192018312.
15. Lee M, Hyun-Hee H. Investigating similarities and differences in health needs according to disability type using the International Classification of Functioning, Disability and Health. Disability and Rehabilitation. 2021;43.
16. Talman L, Gustafsson C, Stier J, Wilder J. Staffs' documentation of participation for adults with profound intellectual disability or profound intellectual and multiple disabilities. Disabil Rehabil. 2018;40(21):2527-37.
17. Arvidsson P, Granlund M, Thyberg M. How are the activity and participation aspects of the ICF used? Examples from studies of people with intellectual disability. NeuroRehabilitation. 2015;36(1):45-9.
18. Arvidsson P, Granlund M, Thyberg I, Thyberg M. Important aspects of participation and participation restrictions in people with a mild intellectual disability. Disabil Rehabil. 2014;36(15):1264-72.
19. Silva FA, Sousa LM, Oliveira RT, et al. Validation of an ICF checklist for assessing inclusion of elderly people with intellectual disabilities in Europe. J Name. 2018;10(2):45-60.

Capítulo **7**

Uso da Medida de Independência Funcional em pessoas com deficiência intelectual

Natalie Torres de Matos

Pontos-chave:

- Deficiência intelectual, inteligência, comportamento adaptativo e envelhecimento.
- Funcionalidade e avaliação funcional.
- Medida de Independência Funcional (MIF).

INTRODUÇÃO

A pessoa com deficiência intelectual (DI) tem incapacidades associadas a seu estado de saúde e às questões relacionadas com a saúde, tendendo a se agravar com o processo de envelhecimento.[1,2]

A etiologia da DI é multifatorial e pode ser entendida como uma via final comum entre os vários processos patológicos que afetam diretamente o funcionamento do sistema nervoso central (SNC) e sua relação com o ambiente.[3]

O diagnóstico da DI é dado pela combinação de avaliações médicas e psicológicas das capacidades cognitivas, do quociente de inteligência (QI ou equivalente) e do nível de competência social.[4] É, portanto, caracterizada por limitações significativas no funcionamento intelectual e em comportamento adaptativo, originadas ainda durante o período de desenvolvimento.[3,5-7]

De forma clara e sucinta, pode-se definir a inteligência como uma habilidade cognitiva complexa, responsável pela capacidade da pessoa de resolver problemas ou processar informações.[8] De forma mais ampla, como um conjunto de todas as capacidades mentais que são utilizadas para a adaptação de uma pessoa nas atividades fundamentais à sobrevivência humana, de modo a escolher e regular as melhores ações e comportamentos para cada situação do dia a dia, de acordo com suas experiências de vida prévias.[8,9]

O comportamento adaptativo (CA) é o conjunto de habilidades conceituais (memória, linguagem, leitura, escrita, cálculo, administração de dinheiro, aprendizagem, solução de problemas, julgamento em situações novas e outros), sociais (percepção de pensamentos, sentimentos e experiência dos outros, empatia, habilidades de comunicação interpessoal, habilidades para fazer amigos e julgamento social, autoestima, responsabilidade social, credulidade, capacidade de seguir regras e resolver problemas sociais e outros) e práticas (capacidade de aprendizagem e autogestão em todas as áreas da vida) aprendidas e executadas durante épocas diferentes do desenvolvimento humano e essenciais para o dia a dia.[3,6,10-13] Refere-se, portanto, à competência de uma pessoa para tomar conta de si e conseguir se relacionar socialmente na vida cotidiana.[13,14,15]

Para a APA,[3] o CA se refere a quão bem uma pessoa pode alcançar padrões de sua comunidade em comparação com outras pessoas com a mesma faixa etária e semelhanças socioculturais, em relação a seu nível de independência funcional e à responsabilidade social.

A habilidade de adaptação é compreendida como um constructo psicológico que se refere à capacidade de resposta da pessoa ao ambiente, funcionando por meio de esquemas complexos e móveis, em conformidade com um plano lógico para a solução de problemas, por meio da identificação de pistas, da compreensão das exigências e do planejamento de ações e comportamentos.[9,11,16]

A pessoa com DI apresenta prejuízos no CA, e essa inabilidade adaptativa deve ser considerada um importante fator limitante à funcionalidade, podendo causar grandes limitações e barreiras nas ocupações. Ou seja, a dificuldade dessa população para a elaboração lógica de ações e comportamentos compromete seu desempenho ocupacional e restringe sua participação nas atividades cotidianas, tornando-as dependentes e podendo até mesmo colocá-las em situações de risco de morte.

A funcionalidade de uma pessoa deve ser entendida como a capacidade dela de realizar suas atividades básicas de vida diária (autocuidado, vestimenta, locomoção, alimentação e uso da medicação) e de vida prática (comunicação, interação social, lazer, educação, trabalho e outras), necessárias e satisfatórias para se manter vivo e ter uma vida independente e autônoma.[17,18]

A combinação entre a motivação para a ocupação, a habituação da atividade cotidiana e a capacidade de desempenho das ocupações está diretamente relacionada ao contexto ambiental (cultural, econômico, emocional, educacional, familiar, social, religioso e outros), e define a funcionalidade de uma pessoa.[1,19,20]

De acordo com a Classificação de Funcionalidade, Incapacidade e Saúde (CIF), a dificuldade de uma pessoa para desempenhar suas atividades comuns do dia a dia de maneira autônoma e independente caracteriza sua incapacidade funcional, podendo esta estar associada a alguma deficiência nas funções e estruturas do corpo e/ou a dificuldades para desempenhar atividades e participações e/ou a barreiras diante de um contexto ambiental (fatores extrínsecos) ou pessoal (fatores intrínsecos).[1]

A DI, portanto, deve ser entendida como uma incapacidade funcional causada pela combinação do baixo funcionamento intelectual com a de outras deficiências nas funções mentais (linguagem, pensamento, memória, raciocínio, percepção de si mesmo, capacidade de aprendizagem e integração dos aspectos sensoriais), e associadas às dificuldades adaptativas.[9]

Identificar quais são as principais causas incapacidades e seus níveis de prejuízos permite trabalhar com as pessoas com DI sobre as possibilidades para a reabilitação funcional e, assim, tentar, da melhor maneira, amenizar os impactos que essas dificuldades possam causar ao longo da vida, tornando essas pessoas envolvidas em ocupações o máximo possível. Além disso, é possível trabalhar as limitações, que, somadas às dificuldades, normais ou senis, do processo de envelhecimento, possam comprometer ainda mais sua autonomia e independência, tornando-as cada vez mais dependentes.

ENVELHECIMENTO, FUNCIONALIDADE E INCAPACIDADE

Em relação ao processo de envelhecimento, a perda da funcionalidade acontece de maneira progressiva e natural, acometendo a todos, e impacta diretamente as funções e estruturas do corpo, causando diminuição do funcionamento do organismo, em um processo lento e imperceptível, constante e comum, e que repercute diretamente no desempenho funcional. A intensidade desse processo varia de pessoa a pessoa, segundo seus fatores genéticos, hábitos e estilo de vida, a presença de histórias pregressas de doenças e o contexto ambiental em que vive.[21]

Na pessoa com DI, o processo de envelhecimento pode ainda acontecer de modo atípico e intensificado, e agravado pela própria fisiopatologia da doença, como nas pessoas com síndrome de Down, ou T21 (trissomia do cromossomo 21), pela relação genética com a demência de Alzheimer.[22] Além, é claro, de outros fatores incapacitantes que possam ter sido adquiridas ao longo da vida, devido a qualquer outra comorbidade, e/ou relacionados às questões desfavoráveis ambientais e pessoais de cada pessoa.[2,23-25]

O nível de saúde de uma pessoa idosa pode ser determinado pelo funcionamento harmonioso de quatro domínios funcionais: cognição, humor, mobilidade e comunicação. A perda de uma dessas funções pode resultar nas grandes síndromes geriátricas: incapacidade cognitiva (cognição e humor), instabilidade postural, imobilidade, incontinência esfincteriana, incapacidade comunicativa, iatrogenia e insuficiência familiar.[26]

Essas síndromes geriátricas são consideradas as maiores causas de incapacidades no idoso e merecem atenção de saúde pública,[26] ainda mais quando combinadas a uma deficiência prévia como a DI. O mapeamento e o acompanhamento da evolução da funcionalidade da pessoa idosa são indispensáveis para o diagnóstico precoce dessas doenças e a prevenção de incapacidades, além de contribuir para a promoção e a manutenção da qualidade de vida e bem-estar dessa população.

Entender a funcionalidade de uma pessoa hoje, portanto, é acompanhá-la ao longo da vida; é tê-la como uma estratégia de monitoramento do estado de saúde e uma ferramenta de promoção de qualidade de vida e prevenção de incapacidades. Poder acompanhar a funcionalidade de uma pessoa com DI ao longo do tempo, e compará-la periodicamente com ela mesma, torna-se um instrumento para a reabilitação funcional, tanto para uso no início da vida da pessoa com DI que se tenta ganhar ou desenvolver habilidades/desempenhos como em fase adulta e no envelhecimento que se tenta amenizar e prevenir as perdas.

A identificação e o monitoramento da funcionalidade se tornam, portanto, um recurso importante de cuidados à pessoa com DI adulta e idosa. Ela tende a auxiliar no diagnóstico precoce e na promoção da qualidade de vida, diante do acompanhamento constante da evolução funcional em relação aos ganhos e perdas das funções.

Uma avaliação ampla e completa da funcionalidade pode conter tanto dados sobre a capacidade das funções e estruturas mentais e físicas como o desempenho funcional em atividades e participação, além dos principais fatores ambientais e pessoais que envolvem essa pessoa, e barram ou facilitam sua desenvoltura. E a reaplicação durante determinados intervalos de tempo oferece a contemplação da riqueza de informações comparativas para essa evolução.

Na pessoa com DI, avaliar e entender seu funcionamento é essencial para trabalhar meios de auxiliar essa pessoa a adquirir mais independência e autonomia e melhorar sua condição de saúde. Além disso, monitorar sua funcionalidade se torna essencial para identificar e trabalhar os danos que possam surgir com o processo natural do envelhecimento. Assim, pode-se preservar e garantir a máxima funcionalidade e amenizar os impactos do processo de envelhecimento, ao longo do tempo.

MEDIDA DE INDEPENDÊNCIA FUNCIONAL (MIF)

Os resultados das buscas na literatura sugerem a Medida de Independência Funcional (MIF),[27] *Functional Independence Measure* (FIM),[28] como um instrumento validado para a avaliação da capacidade funcional em adultos e idosos.

A MIF é um instrumento multidimensional que avalia o desempenho de uma pessoa nos domínios motor, cognitivo e social e identifica o nível de dependência da pessoa para a realização de atividades cotidianas.[27,29,30] É uma escala mundialmente utilizada e considerada de fácil aplicabilidade por profissionais da saúde previamente treinados. Seu tempo de aplicabilidade é considerado curto, por não ultrapassar 30 minutos, e permite ser aplicada pela observação direta do avaliador sobre o desempenho da pessoa avaliada durante a execução das atividades, ou respondida por intermédio de um cuidador ou por uma pessoa próxima ou um profissional de saúde que vivencie a execução dessas atividades pela pessoa que está sendo avaliada.

É comumente utilizada em países como EUA, Canadá, Austrália, França, Japão, Suécia e Alemanha. Estudos de grandes amostras com o uso da MIF já foram publicados, incluindo um com 93.829 participantes.[31] A maioria desses estudos foi feita em populações com diagnósticos de acidente vascular cerebral (AVC), esclerose múltipla e lesão medular.[32]

A Escala MIF foi desenvolvida na década de 1980 na América do Norte com o objetivo de avaliar quantitativamente a carga de cuidados demandada por uma pessoa para a realização de uma série de tarefas físicas, cognitivas/sociais do dia a dia.[27,28,33] Foi projetada e desenvolvida com o cuidado e o consenso do US National Advisory Committee, focando a atenção para as definições, administração e confiabilidade.

No ano 2000, a FIM foi traduzida e adaptada para a língua portuguesa do Brasil, surgindo-se a nomenclatura MIF, e na mesma época foram iniciados os estudos de reprodutibilidade e confiabilidade, mostrando bons níveis tanto para o valor total quanto por domínio.[29] O processo de validação envolveu particularidades do instrumento quanto a seu uso na população brasileira, assim como a aplicação a partir de entrevista e observação direta durante a realização das tarefas em consultório e em outros setores de saúde que não apenas o de internação, contemplando, também aquelas pessoas com períodos mais longos de incapacidades.[27]

De maneira geral, a validação da MIF já foi feita por diversos trabalhos e contou basicamente com a avaliação psicométrica e a comparação dela com outros instrumentos funcionais, em diversos tipos de população e em diversas faixas etárias,[34-39] reforçando suas inúmeras possibilidades de utilização.

Em pessoas com DI, pode-se encontrar alguns estudos com o uso da MIF. Em sua maioria a escala foi utilizada como instrumento principal de funcionalidade ou de padrão ouro, ou seja, de base para comparação com outro instrumento de funcionalidade que se pretende estudar, em população de adultos.

Por exemplos, nas pesquisas mais atuais:

A MIF foi utilizada em um estudo transversal brasileiro realizado por Callegari et al.,[40] sobre a avaliação da qualidade do sono e a correlação entre funcionalidade e os achados polissonográficos, com 22 participantes com DI adultos, obtendo-se resultados negativos associados à qualidade do sono, aos mais baixos níveis de funcionalidade e a priores alterações no comportamento global e comportamentos de hiperatividade.

Outro estudo transversal foi realizado por Alonso-Sardón et al.[41] em Salamanca, na Espanha, com 162 pessoas com DI, adultas e institucionalizadas, sobre a associação e a influência dos serviços de atenção integral e apoio social na melhoria da autonomia, bem-estar e qualidade de vida. Os resultados foram positivos quanto à associação do máximo grau de autonomia ao maior apoio familiar e institucional recebido, e à melhor percepção de bem estar e qualidade de vida.

A MIF pode ser usada não somente para classificar o grau de incapacidade de uma pessoa, mas também para mensurar ao longo do tempo sua evolução funcional (seus ganhos e/ou perdas dos níveis de autonomia e independência para as atividades) durante um processo de tratamento ou durante a vida. Ela pode, portanto, contribuir para a identificação das perdas funcionais advindas devido a alguma doença ou ao próprio processo de envelhecimento e, assim, contribuir para o diagnóstico médico e funcional e o planejamento do melhor tratamento de reabilitação funcional.

Para o uso da MIF é necessário o treinamento prévio dos profissionais de saúde quanto ao manuseio do instrumento e sua pontuação. Ela não pode ser autoaplicativa, ou seja, obrigatoriamente a MIF deve ser aplicada por meio da observação direta ou indireta do avaliado durante o desempenho de uma atividade.

O manual do comitê organizador da MIF preconiza a importância da capacitação do profissional a sua aplicabilidade e o tempo máximo de 30 minutos de duração da aplicabilidade por paciente avaliado.

Em relação a sua estrutura, a MIF (Tabela 1) está dividida em dois grandes domínios: cognitivo e motor.[42] No total, tem 6 áreas da vida avaliadas por meio de 18 tarefas cotidianas, das quais 13 são de domínio físico baseados no índice de Barthel[43] e 5 itens de cognição. Entre as áreas e tarefas estão o autocuidado (alimentação, higiene pessoal, banho (lavar o corpo), vestir a metade superior e a metade inferior e a utilização do vaso sanitário); controle de esfíncteres (controle de urina ou bexiga e controle de fezes ou do intestino); mobilidade (transferência em leito, cadeira, cadeira de rodas; transferência de vaso sanitário; transferência de banheira e chuveiro); locomoção (marcha (a pé ou em cadeira de rodas) e escadas); comunicação (compreensão e expressão); e cognição social (interação social, resolução de problemas e memória).

Cada tarefa é avaliada quanto ao grau de incapacidade da pessoa para executá-la e a necessidade de auxílio de outra pessoa, podendo a pontuação variar entre 1 (dependência total) e 7 (independência completa) e o escore total entre 18 e 126 (sendo, para a área motora, entre 13 e 91 e cognitiva entre 5 e 36). As pontuações são sensíveis às mudanças e refletem a evolução funcional dos pacientes.[27]

DEFICIÊNCIA INTELECTUAL E MIF

O aumento da proporção de pessoas com DI com idade igual ou superior a 35 anos e as particularidades que essa faixa etária apresenta apontam a necessidade do desenvolver instrumentos sensíveis para monitorar a capacidade funcional dessa população, ou a adaptação dos já existentes.

A capacidade funcional é considerada pela Organização Mundial de Saúde (OMS) como critério para o estado de saúde e qualidade de vida de uma pessoa,[1] devendo, portanto, ganhar atenção de saúde entre os profissionais e serviços especializados que se propõem a atender a essa população.

Tabela 1 Instrumento para Medida de Independência Funcional

NÍVEIS	**Independente** **7 – Independência completa (com segurança e tempo normal)** **6 – Independência modificada (ajuda técnica)**	**SEM ASSISTÊNCIA**		
	Dependência modificada **5 – Supervisão** **4 – Assistência mínima (sujeito ≥ 75%)** **3 – Assistência moderada (sujeito ≥ 50%)** **Dependência completa** **2 – Assistência máxima (sujeito ≥ 25%)** **1 – Assistência total (sujeito ≥ 10%)**	**COM ASSISTÊNCIA**		
Avaliação	**Atividades**	**1ª Av.**	**2ª Av.**	**3ª Av.**
	Autocuidado Data	/ /	/ /	/ /
A	Alimentação			
B	Higiene pessoal: apresentação e aparência			
C	Banho: lavar o corpo			
D	Vestir: metade superior do corpo			
E	Vestir: metade inferior do corpo			
F	Utilização do vaso sanitário			
	Controle dos esfíncteres			
G	Controle de urina: frequência de incontinência			
H	Controle das fezes			
	Mobilidade			
I	Transferências: leito, cadeira, cadeira de rodas			
J	Transferências: vaso sanitário			
K	Transferências: banheiro ou chuveiro			
	Locomoção			
L	Marcha-cadeira de rodas	M	M	M
		CR	CR	CR
M	Escadas			
	Comunicação			
N	Compreensão	A	A	A
		VI	VI	VI

(continua)

Tabela 1 Instrumento para Medida de Independência Funcional *(continuação)*

N Í V E I S	**Independente** **7 - Independência completa (com segurança e tempo normal)** **6 - Independência modificada (ajuda técnica)**		**SEM ASSISTÊNCIA**	
	Dependência modificada **5 - Supervisão** **4 - Assistência mínima (sujeito ≥ 75%)** **3 - Assistência moderada (sujeito ≥ 50%)** **Dependência completa** **2 - Assistência máxima (sujeito ≥ 25%)** **1 - Assistência total (sujeito ≥ 10%)**		**COM ASSISTÊNCIA**	
Avaliação	**Atividades**	**1ª Av.**	**2ª Av.**	**3ª Av.**
O	Expressão	V NV	V NV	V NV
	Conhecimento social			
P	Interação social			
Q	Resolução social			
R	Memória			
Total				

Obs.: Não deixe nenhum item em branco; se não for possível testar, marque 1.
Medida de Independência Funcional (MIF). (*copyright* 1987, Fundação Nacional de Pesquisa – Universidade Estadual de New York).
A: auditiva; C: cadeira de rodas; M: marcha; NV: não verbal; V: verbal; VI: visual.
Fonte: UFPR – Terapia ocupacional aplicada à neurologia; 2003.

O acompanhamento da capacidade funcional permite contribuir para a manutenção da qualidade de vida, auxiliar no diagnóstico funcional e prevenir incapacidades, além, é claro, de contribuir para a diminuição da superlotação dos hospitais públicos e privados e de prevenir gastos públicos.

Acredita-se que a MIF seja um instrumento sensível e eficaz para as pessoas com DI adulta e idosa, por ser capaz de avaliar e classificar o nível de independência funcional nas principais áreas da vida sem a necessidade da entrevista com a pessoa avaliada.

Essa avaliação, a MIF, deve ser aplicada na pessoa com DI por meio da observação direta ou indireta, respectivamente, pelo avaliador, que é um profissional de saúde que o acompanha periodicamente, ou pela resposta coletada do cuidador principal sobre o ente avaliado pelo avaliador, conforme instruções da própria escala.

Os domínios avaliados pela MIF são normalmente os mesmos que se apresentam prejudicados na deficiência intelectual, e essas funções mentais e físicas se correlacionam às grandes síndromes geriátricas. Assim, a MIF se mostra extremamente sensível para identificar o nível de independência funcional da pessoa com DI e rastrear os declínios funcionais decorrentes do envelhecimento, e associados às síndromes geriátricas, a fim de contribuir com o diagnóstico precoce de doenças e evitar possíveis pioras da incapacidade.

Em minha experiência clínica com pessoas com DI adulta e idosa, esse foi o instrumento que se mostrou mais adequado à minha prática e que mais contribui para o monitoramento da funcionalidade dos meus pacientes. A MIF se tornou o principal recurso de qualidade e monitoramento dos ganhos e perdas durante meus programas de reabilitação funcional com pessoas com DI. Seu uso fácil e rápido, e de itens comuns do dia a dia, sem necessidade da construção de um cenário ideal, tornou possível sua implementação.

Em minha prática, em um dos meus estudos, publicado na forma de resumo online pela Universidade de Cambridge.[44] com uso da MIF, descrevo o Perfil Funcional das Pessoas com Deficiência Intelectual no Processo de Envelhecimento do Serviço Especializado do Município de São Paulo/SP, Brasil. Esse estudo envolveu 112 pessoas com DI em processo de envelhecimento e identificou as maiores necessidades de supervisão e auxílio mínimo a moderado na comunicação e cognição social e maior independência no autocuidado, no controle de esfíncteres, na mobilidade e na locomoção, além da correlação desses dados serem fatores de predisposição favoráveis ao envelhecimento e demência de Alzheimer.

Outro resumo, publicado pela *Revista Europeia de Psiquiatria*, apresentou a análise comparativa do perfil funcional de pessoas com DI com o diagnóstico do grau de comprometimento da perda da infância-adolescência, por meio do uso da MIF.[44] Participou desse estudo um total de 124 pessoas com DI adultas e idosas. O nível funcional variou desde a dependência completa até a independência modificada, sendo a comunicação e a cognição social as mais limitantes. A comparação dos resultados entre a MIF e os registros de dados diagnósticos mostrou-se conflitante quanto ao grau de comprometimento leve e moderado. Nesse estudo, a atualização não diagnóstica, a influência da quantidade e da qualidade dos estímulos durante a vida e o processo de envelhecimento podem ter interferido os achados.

Apesar de ser um instrumento aparentemente completo de funcionalidade, ainda percebo algumas insuficiências de itens para sua aplicabilidade na pessoa idosa com DI. Acredito que alguns itens comumente avaliados no idoso poderiam ser acrescentados a ela para um cuidado mais abrangente e especializado da saúde da pessoa que envelhece.

CONCLUSÃO

A MIF é, portanto, uma das possibilidades de instrumento funcional eficaz para a avaliação e monitoramento da independência funcional de pessoas adultas e idosas com DI, porém ainda incompleta para as necessidades específicas dessa população que envelhece, com base nas síndromes geriátricas e nas maiores comorbidades associadas ao processo de envelhecimentos deles. É importante, portanto, ficar atento a essas limitações e associá-la a outros instrumentos, a fim de ampliar seus dados sobre a funcionalidade e os cuidados à pessoa com DI que envelhece.

REFERÊNCIAS

1. Organização Mundial da Saúde (OMS). CIF: Classificação Internacional de Funcionalidade, Incapacidade e Saúde [Centro Colaborador da Organização Mundial da Saúde para a Família de Classificações Internacionais, org.; coordenação da tradução Cassia Maria Buchalla]. São Paulo: Edusp; 2003.
2. Informe Seneca. Envejecimiento y discapacidad intelectual en Catalunya. Federación Catalana Pro Personas con Discapacidad Intelectual: APPS; 2008.
3. Associação Psiquiátrica Americana (APA). Manual de Diagnóstico e Estatística de Distúrbios Mentais: DSM-V. 5th ed. São Paulo: Artmed; 2014.
4. World Health Organization (WHO). Chapter V: mental retardation (F70-F79). The ICD10. Classification of mental and behavioral disorders. Clinical descriptions and diagnostic guidelines. 10th revision, edition 2010.
5. Tassé MJ. Adaptive behavior assessment and the diagnosis of mental retardation in capital cases. Applied Neuropsychology. 2009;16(2):114-23.
6. Schalock RL, Luckasson R, Tassé M J. Intellectual disability: definition, diagnosis, classification, and systems of supports. 12ed. American Association on Intellectual and Development Disabilities; 2021.
7. World Health Organization (WHO). International Classification of Diseases for Mortality and Morbidity Statistics (ICD 11); 2018.
8. Shearer B, Karanian JM. The neuroscience of intelligence: empirical support for the theory of multiple intelligences? Trends in Neuroscience and Education. 2017;6:211-3.
9. Nogueira MJ, et al. Exame das funções mentais: um guia. São Paulo: Lemos; 2005.
10. Tassé MJ, Schalock RL, Balboni J, Bersani HA Jr, Borthwick-Duffy SA, Spreat S, et al. Diagnostic adaptive behavior scale user's manual. American Association on Intellectual and Development Disabilities; 2018.
11. Gonçalves PM. O comportamento adaptativo e os apoios [tese de mestrado]. Universidade de Lisboa; Faculdade de Motricidade Humana; 2014.
12. Hallberg SCM. Adaptação transcultural para o português brasileiro, evidências de validade e estimativa de fidedignidade da Diagnostic Adaptive Behavior Scale (DABS) [tese]. Universidade Federal do Rio Grande do Sul; 2019.

13. Hallberg SCM, Bandeira DR. Para além do QI: avaliação do comportamento adaptativo na deficiência intelectual. Aval Psicol. 2021 Jul/Sep;20(3).
14. Grossman HJ. Classification in mental retardation. American Association on Mental Deficiency; 1983.
15. Tassé MJ, Luckasson R, Schalock RL. The relation between intellectual functioning and adaptive behavior in the diagnosis of intellectual disability. Intellectual And Developmental Disabilities. 2016;54(6):381-90.
16. Taverna L, Bornstein MH, Putnick DL, Axia G. Adaptive behaviors in young children: a unique cultural comparison in Italy. Journal of Cross-Cultural Psychology. 2011;42(3):445-65.
17. Franciulli SE, Ricci NA, Lemos ND, Cordeiro RC, Gazzola JM. A modalidade de assistência centro dia geriátrico: efeitos funcionais em seis meses de acompanhamento multiprofissional. Ciên Saúde Coletiva. 2007 Mar/Apr;12(2):373-80.
18. Oliveira LPBA, Menezes MP. Representações de fragilidade para idosos no contexto da estratégia de saúde da família. Texto Contexto Enferm. 2011 Apr/Jun; 20(2):301-9.
19. Vaz-Serra A. cognição, cognição social e funcionalidade na esquizofrenia. Acta Med Port. 2010;23:1043-58.
20. Kielhofner G. Modelo of human occupation: theory and aplication. Philadelphia: Lippincott Williams & Wilkins; 2008.
21. Alves LC. Condições de saúde e a incapacidade funcional dos idosos no Brasil em 2003 [tese]. Ministério da Saúde; Fundação Oswaldo Cruz; Escola Nacional de Saúde Pública Sérgio Arouca; 2008.
22. Fonseca LM. Evidência de disfunção executiva, desinibição e apatia no declínio cognitivo e demência de Alzheimer em pessoas com síndrome de Down [tese]. São Paulo: Universidade de São Paulo; 2018.
23. Zigman WB, Schupt N, Lubin RA, Silverman WP. Premature regression of adults with Down syndrome. American Journal of Mental Deficiency. 1987;92(2):161-8.
24. Ramos LR, Moscardi A. Biologia do envelhecimento da pessoa com deficiência mental. In: Clemente Filho A, Groth SM (org.). Envelhecimento e deficiência mental: uma emergência silenciosa. São Paulo: Instituto Apae; 2004. p.101-5.
25. Fonseca LM, Gonçalves AS, Stocco L, Carvalho CL, Silva HCS, Silva JG, et al. Implicações sobre deficiência intelectual e longevidade: projeto-piloto de intervenção nos casos de senilidade. Fed Nac das Apaes – Fenapaes. 2013;1(2);3-21.
26. Moraes EN, Marino MCA, Santos RR. Principais síndromes geriátricas. Rev Méd de MG. 2009;20:1.
27. Riberto M, Miyazaki MH, Jucá SSH, Sakamoto H, Pinto PPN, Battistella LR. Validação da versão brasileira da medida de independência funcional. Acta Fisiatr. 2004 Ago;11(2):72-6.
28. Uniform Data System for Medical Rehabilitation. Functional independence measure – FIM. New York: Buffalo; 1984.
29. Riberto M, Miyazaki MH, Sakamoto H, Jorge Filho D, Battistella LR. Reprodutibilidade da versão brasileira da medida de independência funcional. Acta Fisiatr. 2001;8:45-52.
30. Riberto M. Orientação funcional para a utilização da MIF. São Paulo: Universidade de São Paulo, Instituto de Medicina Física e Reabilitação do Hospital das Clínicas; 2005.
31. Berg KO, Maki BE, Williams JI, Holliday PJ, Wood-Dauphinee SL. Clinical and laboratory measures of postural balance in an elderly population. Arch Phys Med Rehabil. 1992;73:1073-80.
32. Barbetta DC, Assis MR. Reprodutibilidade, validade e responsividade da escala de medida de independência funcional (MIF) na lesão medular: revisão da literatura. ActaFisiatrica. 2008;15:3.

33. Granger CV, Hamilton BB, Keith RA, Zielezny M, Sherwin FS. Advances in functional assessment for rehabilitation. In: Topics in geriatric rehabilitation. Rockville: Aspen; 1986.
34. Dodds TA, Martin DP, Stolov WC, Deyo RA. A validation of the functional independence measure and its performance among rehabilitation inpatients. Arch Phys Med Rehabil. 1993;74:531-6.
35. Marshall SC, Heisel B, Grinnell D. Validity of Pulses profile compared with the functional independence measure for measuring disability in a stroke rehabilitation setting. Arch Phys Med Rehabil. 1999;80:760-5.
36. Hsueh IP, Lin JH, Jeng JS, Hsieh CL. Comparison of the psychometric characteristics of the functional independence measure, 5 item Bathel index, and 10 item Barthelindex in patients with stroke. J Neurol Neurosurg Psychiatry. 2002;73:188-90.
37. Ota T, Akaboshi K, Nagata M, Sonoda S, Domen K, Seki M, et al. Functional assessment of patients with spinal cord injury: measured by the motor score and the functional independence measure. Spinal Cord. 1996;34:531-5.
38. Pollack N, Rheault W, Stoecker JL. Reliability and validity of the FIM for persons aged 80 years and above from a multilevel continuing care retirement community.Arch Phys Med Rehabil. 1996;77:1056-61.
39. Menter RR, Whiteneck SW, Chalifue MA, Gerhart K, Solnick SJ, Brooks CA, et al. Impairment, disability, handicap and medical expenses of persons aging with spinal cord injury. Paraplegia. 1991;29:613-9.
40. Callegari MR, Santos KB, Oliveira BV, Amorim ARA, Cymrot R, Blascovi-Assis SM, et al. Sleep assessment in adults with Down syndrome: correlation between functionality and polysomnographic findings. Arq Neuropsiquiatr. 2023 Jun;81(6).
41. Alonso-Sardón M, Iglesias-de-Sena H, Fernández-Martín LC, Mirón-Canelo JA. Do health and social support and personal autonomy have an influence on the health-related quality of life of individuals with intellectual disability? BMC Health Serv Res. 2019 Jan 23;19(1):63.
42. Linacre JM, Heinemann AW, Wright BF, Granger CV, Hamilton BB. The structure and stability of the Functional Independence Measure. Arch Phys Med Rehabil. 1994;75:127-32.
43. Minosso J, Amendola F, Alvarenga MRM, Oliveira MAC. Validação, no Brasil, do Índice de Barthel em idosos atendidos em ambulatórios. São Paulo, Brasil. Estudo desenvolvido no Centro de Saúde Paula Souza da Faculdade de Saúde Pública da Universidade de São Paulo. Acta Paul Enferm. 2010(2):218-23.
44. Matos NT, et al. Análise comparativa do perfil funcional de pessoas com deficiência intelectual com o diagnóstico do grau de comprometimento da perda da infância-adolescência. Resumos do 23º Congresso Europeu de Psiquiatria. Rev Psiq Europeia. 2015;30(1)28-31:1472.

SEÇÃO II

Estratégias e métodos de intervenção

Capítulo **8**

Reabilitação funcional e atividade física

Elaine Cristina Costa Lopes
Daniel Vicentini de Oliveira

Pontos-chave:

- A avaliação inicial deve considerar não apenas as características da deficiência intelectual (DI), mas também o histórico médico, lesões prévias e nível de independência nas atividades diárias.
- Enfatizar testes de força, flexibilidade, amplitude de movimento e coordenação motora para identificar áreas específicas de fraqueza ou rigidez, direcionando intervenções para melhorar a funcionalidade.
- O envelhecimento precoce em pessoas com DI apresenta desafios adicionais, tornando essencial a prática regular de atividade física para melhorar a mobilidade, a força muscular e outros componentes da aptidão física.
- Considerar as necessidades e capacidades individuais ao desenvolver programas de atividade física, definindo objetivos realistas e escolhendo atividades adequadas para garantir segurança, envolvimento e prazer.
- Incorporar atividades de estimulação multissensorial, tecnologias assistivas (realidade virtual), jogos recreativos e adaptar exercícios de forma gradual, com supervisão adequada, para aprimorar a coordenação motora de forma segura e eficaz.

INTRODUÇÃO

O aumento da longevidade das pessoas com deficiência é um fato recente na história e que traz consigo muitos desafios para todas as partes envolvidas. Dados provenientes do Instituto Brasileiro de Geografia e Estatística (IBGE) realizados no censo de 2022 revelam que cerca de 18,6 milhões de brasileiros acima de 2 anos de idade se consideram com alguma deficiência, sendo desse número 47,2% de idosos.[1]

Compreender o processo de envelhecimento da pessoa com deficiência é essencial para fornecer um cuidado adequado e atender a suas necessidades específicas, afinal sabemos que a deficiência intelectual (DI) apresenta repercussões no desenvolvimento físico, cognitivo e emocional, o que pode resultar em maior dependência e, portanto, fragilidade e vulnerabilidade à medida que envelhecem.[2]

Na população com DI, o processo de envelhecimento apresenta características peculiares que resultam em mudanças significativas nos níveis biológico, psicológico e social. Essas mudanças ocorrem de maneira precoce e atípica, afetando as capacidades cognitivas, sensoriais, emocionais e sociais. Essas alterações geram um impacto significativo na autonomia, independência e qualidade de vida da pessoa com DI.[3]

Descrever as alterações biológicas oriundas do processo de senescência é algo complexo, tendo em vista os diversos parâmetros contextuais que tangem o envelhecimento humano. Entretanto, serão descritas de forma breve as principais alterações que permeiam esse processo e impactam de forma mais significativa o envelhecimento da pessoa com DI.

Inicialmente serão abordadas as alterações na massa muscular, cujo impacto no desempenho funcional de indivíduos idosos é significativo. A modificação na composição do tecido muscular é um processo progressivo, acentuado pelo sedentarismo, ingestão inadequada de proteínas, mudanças hormonais, liberação de citocinas pró-inflamatórias devido a processos inflamatórios crônicos e alterações neuromusculares. O comprometimento do tecido muscular associado ao envelhecimento resulta em mudanças na composição corporal, implicando diretamente a redução das capacidades funcionais desses idosos.[2]

Outra alteração relevante está relacionada ao processamento sensorial, especialmente o proprioceptivo, visual e vestibular, e suas funções cruciais para o equilíbrio. As modificações decorrentes do envelhecimento nesses sistemas resultam em comprometimento dos reflexos adaptativos, gerando alterações posturais, diminuição das capacidades globais e instabilidade postural, impactando diretamente na mobilidade dos idosos com DI. No âmbito do sistema cardiorrespiratório, é importante destacar as alterações nas propriedades viscoelásticas do tecido pulmonar e cardíaco, resultando em redução na distensibilidade pulmonar e cardíaca. Ademais, as adaptações musculoesqueléticas, como as alterações posturais associadas às limitações na expansibilidade da caixa torácica, conduzem a uma alteração respiratória que, quando combinada às mudanças cardíacas, pode agravar, gerando implicações no débito cardíaco.[2]

O processo de envelhecimento em pessoas DI se desenvolve de maneira única, fortemente influenciado pelo grau de alterações e comprometimentos ao longo da vida. As limitações impostas pela própria DI, somadas ao processo de envelhecimento, impactam diretamente nas capacidades funcionais desses indivíduos. É crucial reconhecer que os determinantes em saúde também desempenham um papel significativo nessas alterações. Portanto, ao examinar as mudanças anatômicas, fisiológicas, bioquímicas e ambientais durante o processo de senescência na pessoa com DI, conclui-se que essas implicações ocorrem de forma acentuada.[4]

Um estudo pioneiro realizado em 2009 pela então chamada Apae de São Paulo, atualmente conhecida como Instituto Jô Clemente, em parceria com a Universidade Federal de São Paulo, analisou 198 pessoas com DI, com idades entre 35 e 60 anos, e um grupo controle sem DI, composto por irmãos desses indivíduos. O objetivo era identificar marcadores biológicos e relacioná-los a indicadores biopsicossociais que pudessem justificar o envelhecimento prematuro na pessoa com deficiência. Embora tenha evidenciado declínios em características físicas e psiquiátricas, o estudo concluiu que mais pesquisas são necessárias para identificar com precisão esses marcadores biológicos e sua relação com os determinantes em saúde.[4]

Pesquisas subsequentes, conduzidas por Girondi et al.[5] e Bonatelli et al.,[6] reforçam as evidências da aceleração do envelhecimento em pessoas com DI, especialmente quando associado ao uso prolongado e constante de medicamentos. Muitos indivíduos com DI utilizam medicamentos desde a infância, principalmente neurolépticos e anticonvulsivantes, contribuindo para problemas secundários como desmineralização, osteoporose, distúrbios do movimento e diminuição da força muscular. Esses efeitos adversos podem intensificar a dependência desses idosos, destacando a importância de uma abordagem cuidadosa e integrada em seu cuidado de saúde.

Portanto, a interação entre profissionais de saúde e indivíduos com DI representa um desafio multifacetado, exigindo abordagens especializadas que considerem as necessidades únicas de cada pessoa. No contexto da intervenção funcional, a reabilitação e a atividade física emergem como elementos fundamentais para promover a autonomia, a independência, o bem-estar e a qualidade de vida de adultos e idosos com DI.[7]

Dessa forma, este capítulo direciona seu foco à integração de estratégias de reabilitação funcional e atividade física, delineando abordagens efetivas e práticas eficazes. Serão exploradas as nuances dessa interseção crucial, considerando os benefícios físicos, psicológicos e sociais que uma abordagem integrada pode proporcionar a essa população específica.

FORMAS DE AVALIAÇÃO E IDENTIFICAÇÃO DE LIMITAÇÕES MOTORAS E MUSCULOESQUELÉTICAS

A avaliação das limitações motoras e musculoesqueléticas em adultos e idosos com DI desempenha um papel importante na elaboração de estratégias de intervenção personalizadas, visando melhorar a funcionalidade e promover uma qualidade de vida mais elevada. A complexidade dessa tarefa requer uma abordagem holística, considerando não apenas as características da DI, mas também os aspectos físicos que podem impactar diretamente na independência e na participação social desses indivíduos.[8]

A primeira etapa do processo de avaliação envolve uma análise minuciosa do histórico médico e do desenvolvimento motor do indivíduo. Isso inclui a identificação de eventuais lesões prévias, cirurgias ou condições médicas que possam influenciar a função motora. Além disso, é crucial compreender o nível de autonomia nas atividades diárias e identificar quaisquer dificuldades percebidas pelo próprio indivíduo ou por seus cuidadores.[9]

A avaliação musculoesquelética é central para compreender as limitações motoras. Testes de força muscular, flexibilidade, amplitude de movimento e coordenação motora são realizados para identificar áreas específicas de fraqueza ou rigidez. Isso permite direcionar intervenções específicas para melhorar a funcionalidade e prevenir complicações decorrentes de desequilíbrios musculares.

A análise da postura é essencial para compreender como a estrutura corporal impacta a mobilidade e a capacidade funcional. Avaliações posturais detalhadas ajudam a identificar possíveis desvios posturais, como escoliose ou hipercifose, que podem afetar negativamente a qualidade de vida e o bem-estar físico.

A observação da marcha e da mobilidade proporciona informações sobre a coordenação motora e o equilíbrio. Identificar padrões anormais de movimento ou dificuldades na locomoção auxilia na personalização de estratégias terapêuticas para melhorar a independência e reduzir o risco de quedas.

Considerando a interseção da DI com as limitações motoras, é fundamental utilizar instrumentos de avaliação sensíveis às necessidades dessa população.

Adaptações podem ser necessárias para garantir que a avaliação seja compreensível e acessível, possibilitando uma análise precisa do funcionamento motor.[10]

A avaliação eficaz requer uma abordagem interdisciplinar, envolvendo fisioterapeutas, terapeutas ocupacionais, médicos, profissionais da educação física e da saúde mental. A colaboração entre essas disciplinas permite uma compreensão abrangente das limitações motoras e musculoesqueléticas, orientando a formulação de intervenções abrangentes e individualizadas.

ATIVIDADE FÍSICA PARA ADULTOS E IDOSOS COM DEFICIÊNCIA INTELECTUAL

Ao reconhecer e entender as implicações do envelhecimento na população com DI de forma específica, pode-se trabalhar para garantir que esses indivíduos tenham acesso a cuidados e suporte adequados, permitindo-lhes viver com qualidade de vida. Contudo, é fundamental que os cuidadores, profissionais de saúde e a sociedade como um todo estejam conscientes das peculiaridades inerentes ao envelhecimento da pessoa com DI e, portanto, sejam capazes de fornecer o suporte necessário que inclui algumas estratégias. Entre elas se destaca o processo de reabilitação apoiado em práticas de atividades físicas para auxiliar na aquisição e manutenção das capacidades globais do adulto e do idoso com DI.[11,12]

Dessa forma, a prática regular de atividade física traz inúmeros benefícios para a manutenção das capacidades funcionais e a qualidade de vida desses indivíduos. Um dos benefícios é o aumento da mobilidade, o que está diretamente relacionado à prevenção de quedas. Estudos mostram que a prática regular de atividade física pode contribuir para melhorar a mobilidade e, consequentemente, reduzir o risco de quedas. Além disso, a atividade física pode minimizar os declínios da capacidade funcional, que são responsáveis por manter a independência e a melhoria geral da condição de saúde.[11,12]

Outro benefício importante é o aumento da força muscular e a manutenção da composição e peso corporal adequados. A prática regular de atividade física pode contribuir para o fortalecimento dos músculos e a manutenção de uma adequada composição corporal.[3,12] É importante ressaltar que a prática de atividades físicas, com exercícios voltados para recuperar ou manter a capacidade funcional, é essencial para todas as pessoas, independentemente do estágio de vida em que se encontram. Para as pessoas com DI, essas atividades podem ser especialmente benéficas, pois ajudam a promover a independência, a saúde e o bem-estar geral.[12,13]

A prática regular de atividade física desempenha um papel fundamental na promoção da saúde durante o processo de envelhecimento. Ela atua como um fator protetor contra o desenvolvimento de comorbidades e perdas funcionais. É evidente que a prática de atividades que estimulam as capacidades motoras está diretamente ligada à manutenção das habilidades que contribuem para um envelhecimento saudável.[14-16]

Pode-se afirmar que a qualidade de vida dos idosos está intrinsecamente relacionada à manutenção de suas habilidades funcionais, ou seja, à capacidade de realizar suas atividades diárias com destreza e habilidade.[3] É notório que a atividade física desempenha um papel crucial na preservação das funções relacionadas às habilidades físicas e cognitivas. Ao praticar atividades físicas, é possível prevenir o surgimento de comprometimentos que poderiam resultar em declínio e debilidade, levando à dependência nesse público.[3,11]

Assim, fica evidente a importância da atividade física na promoção de um envelhecimento saudável e independente. Ao se engajar regularmente em atividades físicas adequadas, os idosos podem preservar suas capacidades funcionais, retardar o declínio cognitivo e físico e evitar a dependência. Portanto, incentivar e apoiar a prática de atividade física entre os idosos é essencial para promover sua saúde e qualidade de vida.[13,15,16]

ELABORANDO UM PROGRAMA DE EXERCÍCIOS FUNCIONAIS

É importante considerar as necessidades e capacidades específicas dos indivíduos com DI ao elaborar um programa de atividade física. Portanto, realizar uma avaliação inicial é importante para compreender o nível de funcionamento físico e cognitivo de cada pessoa. Isso fornecerá informações valiosas para personalizar as atividades que serão propostas e garantir que seja segura e eficaz.[12,17]

Além disso, definir objetivos claros é fundamental para orientar o programa de atividade física. Os objetivos devem ser realistas e alcançáveis, levando em consideração os benefícios desejados, como melhoria da mobilidade, força muscular, equilíbrio e coordenação.[18]

A escolha das atividades físicas é outro aspecto essencial. É importante priorizar exercícios que sejam apropriados para as capacidades e interesses desses indivíduos, pois isso garantirá que as atividades sejam seguras, envolventes e prazerosas, aumentando sua participação. Exemplos de atividades incluem caminhadas, alongamentos, exercícios com bolas terapêuticas, exercícios de múltipla função que relacionem cognição, coordenação e força muscular. Essas atividades podem ser adaptadas de acordo com os níveis de capacidade física e preferências individuais.[19]

A adaptação e a modificação dos exercícios são fundamentais para atender às necessidades das pessoas com DI. Isso pode envolver o uso de equipamentos especializados, ajuste da intensidade ou duração dos exercícios e fornecimento de instruções claras e repetições para facilitar a compreensão. Adaptar os exercícios garantirá que os indivíduos possam se engajar na atividade física de maneira segura e confortável.[11,17,20]

Outro ponto importante a destacar é a supervisão adequada para garantir a segurança e a eficácia das atividades desenvolvidas. Profissionais qualificados, como fisioterapeutas e profissionais de educação física especializados em atividades para pessoas com DI, devem estar presentes para fornecer orientação, corrigir a postura e abordar quaisquer preocupações que possam surgir durante as sessões e avaliar as condições clínicas e gerais.[19]

O acompanhamento adequado por parte desses profissionais ajuda na adequação de exercícios que realmente contribuam para o desenvolvimento das capacidades globais desses indivíduos. Estimulá-los é fundamental para mantê-los engajados no programa de atividade física. Um exemplo que podemos citar são *feedbacks* positivos, elogios, recompensas e reconhecimento por seus esforços que podem aumentar significativamente a motivação e participação. Além disso, é de suma importância que seus familiares compreendam, incentivem e apoiem essas práticas diariamente.[17,20,21]

A abordagem gradual e estruturada é fundamental ao elaborar um programa de atividade física para essa demanda. Iniciar com atividades de baixa intensidade e aumentar gradualmente a dificuldade e a intensidade ao longo do tempo permite que os idosos se adaptem progressivamente e melhorem suas habilidades físicas. Essa progressão gradual é essencial para minimizar o risco de lesões e garantir um desenvolvimento constante. Ao permitir que os participantes experimentem melhorias contínuas em suas habilidades físicas, eles são incentivados a continuar engajados no programa a longo prazo.[12,21]

Além disso, essa abordagem gradual também leva em consideração as capacidades individuais de cada indivíduo com DI. Cada pessoa é única e pode ter diferentes níveis de habilidade e condicionamento físico. Portanto, adaptar o programa de atividade física de acordo com as necessidades individuais é essencial para garantir uma experiência segura e eficaz.

Ao implementar essa progressão gradual, é importante monitorar de perto o progresso dos participantes e ajustar o programa conforme necessário. Isso pode envolver aumentar a intensidade dos exercícios, introduzir novas atividades ou fornecer desafios adicionais, à medida que os idosos adquirem maior confiança e capacidade física.[12,17,20,21]

É crucial lembrar que cada indivíduo com DI é único, e seu programa de atividade física deve ser adaptado a suas necessidades e preferências específicas. Consultar profissionais especializados em atividade física para pessoas com DI pode fornecer informações valiosas e orientações para criar um programa personalizado e eficaz.

Em suma, a atividade física é um dos principais recursos que podem melhorar significativamente o bem-estar e a qualidade de vida dos indivíduos com DI, capacitando-os a levar uma vida mais saudável e gratificante. Portanto, incentivar e facilitar a prática regular de atividade física para as pessoas com DI é uma abordagem essencial para melhorar sua qualidade de vida e garantir que possam desfrutar de todos os benefícios que a atividade física pode proporcionar.[3,11,12]

ESTRATÉGIAS PARA APRIMORAR COORDENAÇÃO MOTORA E MOBILIDADE

Seguramente, aprimorar a coordenação motora em adultos e idosos com DI exige abordagens específicas e adaptadas às necessidades já previamente identificadas no processo de avaliação desses indivíduos. Dessa forma, apresentaremos algumas estratégias que podem ser úteis nesse processo:

- **Atividades de estimulação multissensorial** colaboram com a organização motora, devido à proximidade das áreas cerebrais estimuladas e à íntima relação que a interpretação sensorial apresenta com as habilidades motoras.[9]
- As **tecnologias assistivas** também podem ser aliadas para a promoção e realização de atividades sensório-motoras, por meio, por exemplo, da realidade virtual/gameterapia para recuperação de motricidade e coordenação. É importante salientar que o uso desses recursos precisa estar de

acordo com os objetivos traçados na avaliação e que o grau de dificuldade deve ser analisado de modo individual.[22,23]

- **Jogos recreativos** são opções viáveis e podem ser realizados de maneira individual ou em grupo. Essa modalidade de atividades contribui para a socialização dos sujeitos, além de estimular habilidades como seguir regras (alguns indivíduos com DI apresentam dificuldades nesse quesito). Outra importante habilidade é a cooperação/parceria. Atividades em grupo tornam-se mais atrativas e lúdicas, sendo possível trabalhar habilidades motoras associadas a habilidades cognitivas.[24]
- Introduzir **atividades lúdicas** que tenham propósito funcional é uma estratégia eficaz. Incorporar movimentos coordenados em atividades do dia a dia, como arrumar a mesa, organizar objetos ou participar de tarefas domésticas, contribui para o desenvolvimento da coordenação motora de maneira prática e significativa.[25]
- Incluir rotineiramente **exercícios de alongamento** é crucial para melhorar a mobilidade. Esses exercícios ajudam a manter a flexibilidade muscular, reduzir a rigidez e promover uma amplitude de movimento saudável. Estratégias de alongamento adaptadas às necessidades individuais podem ser implementadas em sessões regulares, proporcionando benefícios duradouros.[26]

EXERCÍCIOS PARA MELHORAR FORÇA, FLEXIBILIDADE E RESISTÊNCIA

Concentrar-se na melhoria da força, flexibilidade e resistência é essencial para proporcionar uma vida ativa e gratificante ao adulto e ao idoso com DI. Destacam-se a seguir algumas abordagens inclusivas e personalizadas para atingir esses objetivos:

- Incorporar **exercícios de fortalecimento muscular** é fundamental para promover a independência funcional. Atividades que visam aos principais grupos musculares, como agachamentos adaptados, levantamento de peso leve e exercícios de resistência, contribuem para o desenvolvimento da força. A adaptação gradativa desses exercícios de acordo com as capacidades individuais é crucial para garantir segurança e eficácia.[27]
- A flexibilidade desempenha um papel vital na manutenção da amplitude de movimento e na prevenção de lesões. Como visto anteriormente, in-

corporar **rotinas regulares de alongamento**, focadas em diferentes grupos musculares, contribui para a melhoria da flexibilidade. Movimentos suaves e adaptados, como ioga ou alongamentos sentados, podem ser implementados para garantir uma abordagem inclusiva.[26]

- **Exercícios aeróbicos** desempenham um papel crucial na melhoria da resistência cardiovascular. Adaptações como caminhadas leves, dança adaptada ou mesmo exercícios aquáticos são opções que proporcionam benefícios cardiovasculares sem sobrecarregar articulações. Incentivar a participação regular em atividades aeróbicas contribui para a resistência e o condicionamento físico geral.[28]
- Incorporar **equipamentos adaptados** é uma estratégia eficaz para garantir a participação segura e eficaz em exercícios. Por exemplo, a utilização de bandas elásticas, halteres leves ou equipamentos de resistência controlada permite ajustes de intensidade, tornando os exercícios acessíveis e personalizados conforme as necessidades individuais.[29]
- **Trabalhar a coordenação motora e o equilíbrio** é crucial para aprimorar a funcionalidade diária e prevenir quedas. Atividades simples, como caminhar em linha reta, movimentos de braços coordenados e exercícios específicos de equilíbrio, podem ser integradas de forma adaptada. Esses exercícios promovem a consciência corporal e a estabilidade.[28]

CONCLUSÃO

As atividades propostas sempre precisam estar de acordo com as habilidades que cada idoso apresenta em consonância com os objetivos traçados. Ressaltando que, independentemente da atividade proposta, o acompanhamento e o monitoramento durante toda a execução da atividade são importantes para a segurança do sujeito com DI. Conforme mencionado, a atividade precisa partir de um princípio básico, para que o indivíduo possa entender a proposta e realizá-la de maneira segura e adequada, tanto do ponto de vista motor como do cognitivo, e com o domínio e segurança apresentados por ele no decorrer da atividade. A complexidade da proposta deve ser inserida de maneira gradual.

REFERÊNCIAS

1. Instituto Brasileiro de Geografia e Estatística (IBGE). Pesquisa Nacional por Amostra de domicílios contínua. Pessoa com deficiência 2022; Brasília, 2022.
2. Santimaria M, Reis LMCC, Costa,TB, Borim FSA. Alterações físicas, fisiológicas do envelhecimento humano. In: Oliveira DV (org.). Educação física em gerontologia. Curitiba: Appris; 2021. p.41-5.
3. Greguol M. Atividades físicas e esportivas: pessoas com deficiência. Relatório Nacional do Desenvolvimento Humano no Brasil 2017. Disponível em: https://www.undp.org/pt/brazil/publications/relat%C3%B3rio-nacional-de-desenvolvimento-humano-do-brasil-2017. Acesso em: 18 jun. 2025.
4. Guilhoto LMFF, Leondarides MRSC, Castro LR, Sena S, Alves MAS, Almeida C, et al. Deficiência intelectual e aspectos da saúde do adulto no envelhecimento. In: Envelhecimento e deficiência intelectual: uma emergência silenciosa. 2.ed. São Paulo: Instituto Apae; 2013.
5. Girondi JBR, Felizola F, Schier J, Hammerschimadt KSA, Sebold LF, Santos JLG. Idosos com deficiência intelectual: características sociodemográficas, condições clínicas e dependência funcional. Revista de Enfermagem. 2018;26.
6. Bonatelli LCS, Hammerschimidt KSA, Schoeller SD, Girondi JBR, Paula AS, Fugaca NPA. Aging with intellectual disability: perception of professionals at the Association of Parents and Friends of People with Disabilities. Geriatrics Gerontology and Aging. 2022 Apr;16.
7. Hussain R, Wark S, Janicki MP, Parmenter T, Knox M. Multimorbidity in older people with intellectual disability. J Appl Res Intellect Disabil. 2020 Nov;33(6):1.234-244.
8. Hussain R, Wark S, Janicki MP, Parmenter T, Knox M, Tabatabaei-Jafari H. Mental health of older people with mild and moderate intellectual disability in Australia. J Intellect Disabil Res. 2021 Jun;65(6):535-47.
9. Starr JM. Older adults with intellectual disability: the National Institute for Health and Care Excellence (Nice) guidelines. Age Ageing. 2019 Jan 1;48(1):14-5.
10. Hussain R, Wark S, Janicki MP, Parmenter T, Knox M. Multimorbidity in older people with intellectual disability. J Appl Res Intellect Disabil. 2020 Nov;33(6):1.234-44.
11. Cunningham CO, Sullivan R, Caserotti P, Tully MA. Consequences of physical inactivity in older adults: a systematic review of reviews and meta-analyses. Scand J Med Sci Sports. 2020. May;30(5):816-27.
12. Bull FC, Al-Ansari SS, Biddle S, Borodulin K, Buman MP, Cardon G, et al. World Health Organization 2020 guidelines on physical activity and sedentary behaviour. Br J Sports Med. 2020 Dec;54(24):1451-62.
13. Pereira DA, Sousa GS, Silva NA. Educação em saúde no envelhecimento. In: Oliveira DV (org.). Educação física em gerontologia. Curitiba: Editora Appris; 2021.
14. Faustino AM, Lopes EDC, Neves R. Atividade física e pessoas idosas: capacidades funcionais e cognitivas associadas. Revista Científica em Enfermagem. 2021;11(33):53-63.
15. Matsudo SM. Prefácio. In: Oliveira DV (org.). Educação física em gerontologia. Curitiba: Editora Appris; 2021.
16. Langhammer B, Bergland A, Rydwik E. The importance of physical activity exercise among older people. Biomed Res Int. 2018 Dec 5.
17. Phillips C. Lifestyle modulators of neuroplasticity: how physical activity, mental engagement, and diet promote cognitive health during aging. Neural Plast. 2017;2017:3589271.

18. Vancampfort D, Van Damme T, Firth J, Stubbs B, Schuch F, Suetani S, et al. Physical activity correlates in children and adolescents, adults, and older adults with an intellectual disability: a systematic review. Disabil Rehabil. 2022 Aug;44(16):4.189-200.
19. Podgorski CA, Kessler K, Cacia B, Peterson DR, Henderson CM. Physical activity intervention for older adults with intellectual disability: report on a pilot project. Ment Retard. 2004 Aug;42(4):272-83.
20. Gallaway PJ, Miyake H, Buchowski MS, Shimada M, Yoshitake Y, Kim AS, et al. Physical activity: a viable way to reduce the risks of mild cognitive impairment, Alzheimer's Disease, and Vascular Dementia in Older Adults. Brain Sci. 2017 Feb 20;7(2):22.
21. Fielding RA, Guralnik JM, King AC, Pahor M, McDermott MM, Tudor-Locke C, et al.; Life Study Group. Dose of physical activity, physical functioning and disability risk in mobility-limited older adults: results from the Life study randomized trial. PLoS One. 2017 Aug 18;12(8):e0182155.
22. Molinar PPO. Videogameterapia como tratamento fisioterapêutico para melhora da função motora e propriocepção em pacientes com paralisia cerebral ou acidente vascular encefálico: revisão bibliográfica. 2020. Disponível em: https://repositorio.ufu.br/handle/123456789/31576. Acesso em: 18 jun. 2025.
23. Pedroso PCS, Ferreira JM, de SÁ MAF. Análise da efetividade da terapia de exposição à realidade virtual no equilíbrio de portadores de Parkinson: revisão integrativa. Research, Society and Development. 2022;11(3).
24. Castro MR de, Lima LHR, Duarte ER. Jogos recreativos para a terceira idade: uma análise a partir da percepção dos idosos. Rev Bras Ciênc Esporte. 2016 Jul;38(3):283-9. Disponível em: https://doi.org/10.1016/j.rbce.2015.11.004. Acesso em: 18 jun. 2025.
25. Borland RL, Hu N, Tonge B, Einfeld S, Gray KM. Participation in sport and physical activity in adults with intellectual disabilities. J Intellect Disabil Res. 2020 Dec;64(12):908-22.
26. van Schijndel-Speet M, Evenhuis HM, van Wijck R, van Empelen P, Echteld MA. Facilitators and barriers to physical activity as perceived by older adults with intellectual disability. Intellect Dev Disabil. 2014 Jun;52(3):175-86.
27. Borland RL, Hu N, Tonge B, Einfeld S, Gray KM. Participation in sport and physical activity in adults with intellectual disabilities. J Intellect Disabil Res. 2020 Dec;64(12):908-22.
28. Hsu PJ, Chou HS, Pan YH, Ju YY, Tsai CL, Pan CY. Sedentary time, physical activity levels and physical fitness in adults with intellectual disabilities. Int J Environ Res Public Health. 2021 May 10;18(9):5033.
29. Tomaszewski B, Savage MN, Hume K. Examining physical activity and quality of life in adults with autism spectrum disorder and intellectual disability. J Intellect Disabil. 2022 Dec;26(4):1.075-88.

Capítulo **9**

Reabilitação funcional na fisioterapia

Soraia Fernandes das Neves

Pontos-chave:

- Reabilitação funcional na fisioterapia em adultos e pessoas idosas com deficiência intelectual (DI).
- Avaliação funcional direcionada e centrada na necessidade do indivíduo.
- Estratégias de reabilitação em adultos e pessoas idosas com DI.

INTRODUÇÃO

Durante a graduação de fisioterapia, na maioria das vezes os estudantes são capacitados para utilizar estratégias de reabilitação de maneira fragmentada com foco na doença ou na população. As disciplinas são específicas para distúrbios cardíacos, neurológicos, respiratórios nos anos iniciais evoluindo para a aplicabilidade desse conhecimento nas diferentes populações (bebês, crianças, jovens, adultos e pessoas idosas).

Refletindo sobre quantas horas de graduação são destinadas para capacitação e discussão da reabilitação funcional de adultos e pessoas idosas que, por motivos neurológicos, genéticos ou psiquiátricos apresentaram limitações funcionais desde a infância ou juventude, nota-se uma importante lacuna de ensino. Falando especificamente sobre deficiência intelectual (DI), as maiores informações obtidas na graduação advêm dos transtornos iniciais do desenvolvimento. E quanto àqueles que chegam à fase adulta e envelhecem?

A inversão da pirâmide etária já é uma realidade no Brasil inclusive para pessoas com DI. O avanço das tecnologias em saúde, do acesso ao ambiente escolar, de trabalho e social (que aumenta à medida que se supera o preconceito e desconhecimento sobre a DI) permitiu um aumento na expectativa de vida dessa população.

Essa realidade trouxe novas preocupações acerca de temas como moradia, lazer, segurança e principalmente acesso à saúde. Enquanto há 50 anos a única preocupação era envelhecer, hoje deparamos com a necessidade do envelhecimento saudável ou aquele que preserve ao máximo a independência e autonomia da pessoa idosa. Essa não é uma tarefa fácil, dada a diversidade das dimensões que compõem o envelhecimento: biológica, cronológica, psicológica, social, espiritual e funcional, que exigem um olhar e investimento específicos.

Certamente, após formados, os profissionais de saúde (fisioterapeutas) deparar-se-ão com pessoas adultas e idosas com DI e necessitarão conduzir seus atendimentos embasados em conhecimento científico, específico e acima de tudo individualizado.

Ao longo deste capítulo serão discutidos os seguintes pontos:

- Reabilitação funcional na fisioterapia e seu papel na DI.
- Principais desordens neuromusculares e musculoesqueléticas no adulto e pessoa idosa com DI.
- Importância da avaliação global e os instrumentos mais utilizados para classificação de aptidão física, equilíbrio e risco de quedas.
- Estratégias de reabilitação funcional.

REABILITAÇÃO FUNCIONAL NA FISIOTERAPIA E SEU PAPEL NA DEFICIÊNCIA INTELECTUAL

Entendendo que a DI é uma condição caracterizada por limitações em diferentes habilidades[1] e levando em consideração a multiplicidade da etiologia da DI, é esperado encontrar heterogeneidade tanto nas limitações físicas quanto para as funções. Na DI, espera-se que o processo de envelhecimento ocorra de modo precoce, principalmente em algumas etiologias, como no caso da síndrome de Down (SD), trazendo outros desafios para abordagem da fisioterapia.[2]

Ao pensar nas necessidades de uma pessoa com DI, a reabilitação funcional torna-se indispensável. É uma forma de abordagem que utiliza um conjunto de técnicas direcionadas para melhora dos aspectos neuromusculares (força, coordenação motora e equilíbrio) focadas na recuperação de uma função específica (voltar a andar, sentar e levantar de uma cadeira, subir escadas etc.), de forma a tornar essa pessoa mais independente ou promover o máximo de independência. É importante ressaltar que essa independência não significa ausência de auxílio ou suporte para realização de tarefas.

Muitas vezes dentro da reabilitação funcional será necessária a utilização de ferramentas como uso de dispositivo auxiliar de marcha, adaptação de um ambiente e fragmentação de uma atividade. Todos esses ajustes fazem parte da reabilitação funcional e possibilitam a retomada de uma função.

O sucesso da reabilitação funcional na fisioterapia dependerá do conhecimento sobre etiologias da DI, bem como as alterações neuromusculares e musculoesqueléticas esperadas. Esse conhecimento basal é importante, pois norteará a segunda etapa: a estruturação da avaliação funcional e os instrumentos mais utilizados dentro da DI. Uma avaliação criteriosa e direcionada, centrada na necessidade da pessoa, irá, por sua vez, apontar para a melhor intervenção e estratégia de treino para ganho da função perdida.

PRINCIPAIS DESORDENS NEUROMUSCULARES E MUSCULOESQUELÉTICAS NO ADULTO E NA PESSOA IDOSA COM DEFICIÊNCIA INTELECTUAL

Como citado anteriormente, existe uma diversidade no que se refere a etiologia da DI. Para cada uma, esperam-se perfis físicos e funcionais diferentes. O próprio nível de DI (limítrofe, leve, moderada, grave e severa)[1] é fundamental para a estruturação de uma boa anamnese, definição dos objetivos e escolha das condutas fisioterapêuticas mais adequadas.

Pensando nos aspectos físicos e funcionais, espera-se um declínio prematuro das condições de saúde de pessoas com DI, em especial no que está relacionado a problemas do aparelho respiratório, doenças cardiovasculares e musculoesqueléticas.[3] O fator inatividade também é muito prevalente, e, como resultado, temos menor estímulo de suas capacidades físicas como resistência, equilíbrio e força em comparação com seus pares na população em geral. Isso, por sua vez, pode levar a níveis mais baixos de funcionamento físico.[4]

Em 2010, nove artigos foram publicados em uma edição especial (*Journal of Policy and Practice in Intellectual Disabilities*) que confirmam a presença de marcadores de envelhecimento precoce em pessoas com DI. Nesses estudos foram elencados sinais de envelhecimento precoce, como:

- Maior incidência de osteoporose e osteopenia (devido à baixa exposição solar, inatividade física e uso de drogas anticonvulsivantes).
- Maior incidência de diabetes.
- Maior incidência de demência (principalmente na síndrome de Down).
- Maior prevalência de epilepsia.
- Doenças reumatológicas e problemas sensoriais visuais e auditivos do que a população sem DI.[5]

De acordo com a etiologia da DI, são esperados aspectos neuromusculares e musculoesqueléticos específicos.[6] Na síndrome de Down, por exemplo, são esperados:

- Maior grau de flexibilidade de tendões e ligamentos (frouxidão ligamentar).
- Hipotonia muscular.
- Alterações na curvatura da coluna vertebral (retificação da coluna cervical e hiperlordose da coluna lombar).
- Obesidade.
- Hálux valgo.
- Alterações na marcha com base alargada.
- Menor velocidade.
- Menor cadência e menor dorsiflexão do tornozelo durante o toque do calcanhar.[7,8]

Nos casos de encefalopatia crônica não evolutiva são comuns as alterações do tônus muscular, sendo prevalentes:

- Os quadros de espasticidade.
- A presença de encurtamentos e deformidades.
- Epilepsia.
- Alterações do padrão de marcha de acordo com os grupos musculares mais acometidos pela espasticidade.[9]

Nos casos de DI com transtorno do espectro autista (TEA) são observados:

- Alterações da coordenação motora.
- Ataxias e estereotipias.

- Distúrbios sensoriais e distúrbios da marcha (alteração na dissociação das cinturas e balanço dos membros superiores; redução da flexão plantar e redução da velocidade da marcha).[10]

As alterações de marcha são muito comuns independentemente da etiologia da DI. Essas alterações são consequência dos atrasos no desenvolvimento neuropsicomotor e marcos motores (desde a infância), estendendo-se na adolescência e na fase adulta (com baixos níveis de atividade física) e agravando-se com o envelhecimento.[9] Os distúrbios de marcha associados com alterações visuais, comprometimento cognitivo, incontinência urinária, declínio funcional, alterações nutricionais, polifarmácia e condições crônicas podem levar a um problema grave e que merece muita atenção dentro da reabilitação funcional na fisioterapia, que são as quedas.[9]

As alterações de equilíbrio e marcha são um dos fatores de maior relevância para a ocorrência de quedas na população com DI.[11]

Nos casos de encefalopatia crônica ou síndrome de Down, as alterações motoras são importantes e bastante específicas como instabilidades tanto no equilíbrio estático quanto no dinâmico (com maiores oscilações do corpo), lentidão e assimetria da marcha com passos mais curtos e largos (influenciados por alterações posturais, de tônus, propriocepção e sensibilidade).[7-9]

O próprio déficit cognitivo interfere diretamente na ocorrência de quedas.[12] Além desses fatores, observa-se que o risco de fratura pós-queda é maior devido à baixa densidade mineral óssea.[13]

Em pessoas idosas com DI o risco de quedas torna-se 10 vezes maior do que na população idosa em geral. Uma revisão sistemática publicada em 2019 por um grupo de pesquisadores australianos analisou 9 estudos e encontrou uma taxa de quedas que variou de 0,54 a 6,29 quedas por pessoa ao ano (período de acompanhamento de 3 a 33 meses) com uma taxa de lesões graves de 0,33 a 0,68 por pessoa ao ano. A partir dessas observações, a recomendação é a de que as medidas de prevenção de quedas na população com DI iniciam antes dos 40 anos.[14]

Uma pesquisa realizada nos Estados Unidos em 2016 encontrou que 1 em cada 5 adultos jovens (18 a 44 anos) com DI relataram ter uma ou mais quedas nos últimos 12 meses, enquanto 1 em cada 3 adultos de meia-idade (45 a 64 anos) com DI relatou ter uma queda ou mais nos últimos 12 meses. Cerca de 25% das lesões relacionadas com quedas necessitam de atenção médica. A maior prevalência de quedas ocorreu no sexo feminino e aumentou proporcionalmente com o avançar da idade.[15]

IMPORTÂNCIA DA AVALIAÇÃO GLOBAL E OS INSTRUMENTOS MAIS UTILIZADOS PARA CLASSIFICAÇÃO DE APTIDÃO FÍSICA, EQUILÍBRIO E RISCO DE QUEDAS

A realização de uma anamnese criteriosa e detalhada, sem dúvida, é a etapa mais importante para o sucesso da reabilitação funcional na fisioterapia. Ela pode ser direcionada ao conhecer mais sobre a etiologia e alterações de maior prevalência daquela população e ao mesmo tempo avaliará questões específicas daquela pessoa, como: queixa principal, expectativas, déficits, potencialidades e funcionalidade da pessoa com DI.

A aplicação da avaliação em uma pessoa com DI adulta ou idosa precisa ser adaptada com linguagem adequada ao nível de comprometimento cognitivo apresentado pelo paciente. Além disso, deve ser fragmentada e de aplicação natural, tentando aproximar os testes das tarefas e funções do dia a dia (p. ex., pedir que ele calce uma meia para avaliar a flexibilidade da coluna vertebral ou pedir que ele pegue um objeto no chão; avaliar a amplitude do movimento de membros superiores enquanto pede para pegar um objeto em prateleira ou dos membros superiores pedindo para subir degraus de uma escada). Em muitas situações, a linguagem adotada no momento da avaliação será a não verbal (com toques ou realizando algum movimento e pedindo que o paciente repita). É essencial a participação do familiar e/ou cuidador nos momentos iniciais da avaliação e, algumas vezes, durante toda ela para aumentar a confiança do paciente e garantir a realização dos testes necessários. De forma geral, a estruturação de uma anamnese fisioterapêutica deve estar pautada nos seguintes tópicos:

- **Dados de identificação:** nome, data de nascimento, com quem mora, se tem cuidador, endereço, grau de escolaridade, profissão etc.
- **Queixa principal e expectativas com relação ao tratamento:** o que o trouxe para o acompanhamento fisioterapêutico (desconforto, dor, limitação física e funcional) e o que gostaria de melhorar.
- **Dados clínicos:** doenças crônicas, número de medicamentos em uso, acompanhamentos médicos que realiza, ocorrência de quedas nos últimos 12 meses (incluindo motivo e consequências da queda).

- **Avaliação dos sinais vitais, inspeção e palpação:** aferição de pressão arterial, frequência cardíaca e respiratória, avaliação do padrão respiratório e ausculta pulmonar. Inspeção da pele (coloração, hidratação, presença de feridas e edemas) e palpação das estruturas identificando anormalidades e pontos de dor (muitas vezes pode ser necessária a utilização de escalas visuais – com faces – para quantificação da dor).
- **Avaliação de independência para atividades básicas da vida diária e atividades instrumentais:** avaliar em quais atividades apresenta algum tipo de limitação física que dificulta sua execução. Aqui é primordial avaliar o paciente realizando o movimento específico. Embora não sejam instrumentos exclusivos para avaliação física, podem ser utilizados Medida de Independência Funcional (MIF)[16] ou Classificação Internacional de Funcionalidade (CIF),[17] focando os itens relacionados a transferências, locomoção, controle de esfíncteres, inserção no ambiente onde está inserido (acessibilidade, uso de meio de transporte), entre outros itens.
- **Cotidiano:** importante para compreender a dinâmica domiciliar, o nível de participação nas atividades e o nível de atividade física.
- **Atividades de interesse:** o que mais gosta de fazer (isso é fundamental no auxílio à elaboração das atividades na reabilitação – servindo como um gancho motivacional para estimular a adesão na fisioterapia). Perguntar sobre o que gostava de fazer e não faz mais e por fim alguma atividade de interesse que nunca realizou.
- **Avaliação musculoesquelética e neuromuscular:** avaliação de amplitude de movimento, força muscular, tônus muscular, sensibilidade, propriocepção, presença de encurtamentos e alterações posturais.
- **Equilíbrio e marcha:** avaliação do padrão e presença de alterações cinemáticas da marcha; necessidade de prescrição de dispositivos auxiliares de marcha ou adequação (uso inadequado); investigação do risco ambiental (domiciliar ou onde esteja inserido); aplicação de testes de equilíbrio, marcha e risco de quedas.

O Quadro 1 reúne alguns dos **instrumentos de avaliação de aptidão física, equilíbrio, marcha e risco de quedas** mais utilizados na prática clínica e em estudos publicados nos últimos 10 anos. Muitas vezes durante a aplicação são necessários ajustes e adaptações para facilitar a compreensão de comandos e execução adequada dos itens propostos pelas escalas. A escolha do teste adequado deve estar pautada nas demandas do paciente, nas condições ambientais e domínio do terapeuta para aplicação do teste, bem como no nível de compreensão do paciente.

Quadro 1 Instrumentos de avaliação de aptidão física, equilíbrio, marcha e risco de quedas

Escala	Descrição	Aplicação em estudos com DI
Escala de Equilíbrio e Marcha de Tinetti[18]	16 itens (9 para equilíbrio do corpo e 7 para marcha), classificando-os em: velocidade, distância do passo, simetria e equilíbrio em pé, girar e mudanças com olhos fechados. As pontuações variam de 0 a 1 ou de 0 a 2. Quanto menor a pontuação, maior o prejuízo. Pontuação total para marcha 12 e equilíbrio 16. Total de 28 pontos	Pontuações < 25 indicam risco de quedas. Em pessoas idosas com DI leve a moderada encontraram pontuações médias que variaram de 22-23[19] Adultos com DI leve, moderada e grave, com idade entre 29-71 anos e ambos os sexos, a média foi de 21 pontos[20]
Escala de Equilíbrio de BERG (EEB)[21]	Avalia o equilíbrio funcional em 14 itens que variam de sentar sem apoio a postura de *tandem* ou ficar em pé sobre uma perna com pontuações entre 0 e 4 e total de 56. Nesse teste, adaptações com utilização de pistas visuais (dois pés em EVA para as posturas pés unidos, *tandem* e *semitandem*) auxiliam muito na compreensão. Círculos no chão indicando o sentido da rotação também podem ser utilizados. O alcance foi adaptado com encaixe de anel em haste	Pontuações < 45 indicam risco de quedas. Em uma amostra de 508 pessoas idosas com DI, a média foi de 47,2 pontos, sendo 78,5% acima de 45 pontos. Nesse estudo a taxa de desistência foi alta, e um dos motivos foi não conseguir realizar todos os itens da escala, principalmente nos casos de DI profunda e grave ou com mobilidade reduzida[21]
Timed Up and Go Test (TUGT) com ou sem tarefa cognitiva[22]	Avalia mobilidade e equilíbrio. O teste consiste em levantar de uma cadeira, andar por 3 metros, voltar em direção à cadeira e sentar-se, sendo aferido o tempo dispensado para isso. Pode ser acrescida tarefa cognitiva (avaliação de dupla tarefa), como falar nomes de animais ou realizar cálculos enquanto caminha	Até 10 segundos – desempenho normal; entre 11-20 segundos, baixo risco de quedas; > 20 segundos, alto risco de quedas. Em jovens com DI leve foi encontrada média de 9 segundos.[23] Para > 50 anos a média foi de 10 segundos[19]
Bateria de testes de aptidão física para pessoas com DI (composta por 8 testes)[24]	Teste de caixa e bloco – movimentação de cubos coloridos dentro de uma caixa de madeira; tempo de resposta – pressionar botão mediante estímulo sonoro ou visual; equilíbrio (EEB e velocidade da marcha); resistência muscular (sentar e levantar da cadeira em 30 segundos); força muscular (preensão manual); resistência cardiorrespiratória (teste de caminhada de 10 metros) e flexibilidade (teste de sentar e alcançar modificado – utilizando duas cadeiras, ponto de referência do calcanhar e subtração de 6 cm aos resultados obtidos)	Em uma amostra com 1.050 pessoas idosas com DI de diferentes níveis foi observado que todos os testes apresentaram viabilidade moderada a boa em todos os subgrupos (idade, sexo, nível de DI), exceto para os participantes com DI profunda (todos os testes), DI grave (tempo de resposta e EEB) e cadeirantes (todos os testes que envolviam membros inferiores)[21]

DI: deficiência intelectual.

ESTRATÉGIAS DE REABILITAÇÃO FUNCIONAL PARA ADULTOS E PESSOAS IDOSAS COM DEFICIÊNCIA INTELECTUAL

Uma anamnese completa permite definir o plano terapêutico com objetivos de curto, médio e longo prazo. Na área da saúde e reabilitação tem-se o plano terapêutico singular (PTS),[25] uma ferramenta multidisciplinar na qual os profissionais podem compartilhar seus objetivos e ações. Dentro do PTS, o conhecimento dos equipamentos de saúde, lazer e assistência social é necessário.

O fisioterapeuta poderá, já na atenção básica dentro da Unidade Básica de Saúde (UBS), avaliar, orientar e estimular a realização de exercícios que visem à melhora de uma função física, bem como a inserção em grupos de promoção e prevenção em saúde promovidos pela Equipe Multiprofissional da Atenção Básica. Para os casos com maior comprometimento (físico ou intelectual) que necessitem de oxigênio, que façam uso de sondas ou estejam em processo de desospitalização, o encaminhamento para Equipe Multiprofissional de Assistência Domiciliar (EMAD) é necessário. Ainda contamos com Centro Especializado em Reabilitação (CER), que atende múltiplas deficiências, prescreve e dispensa órteses, próteses e dispositivos auxiliares de marcha. Dentro do CER contamos com o programa Acompanhante da Pessoa com Deficiência (APD), essencial quando pensamos na inserção da pessoa com DI nos espaços, resgate de independência e autonomia.

Pensando especificamente na população idosa ainda contamos com: PAI (Programa Acompanhante do Idoso), URSI (Unidade de Referência à Saúde do Idoso); AME Idoso (Ambulatório Médico de Especialidades do Idoso) e CRI (Centro de Referência do Idoso).

O fisioterapeuta tem, portanto, um papel primordial no empoderamento da pessoa com DI e de sua família, promovendo o acesso e a inserção nesses equipamentos. Além de encaminhar, é importante que auxilie na inserção, monitore o acompanhamento e, muitas vezes, oriente e converse com os demais profissionais da rede, sinalizando as adaptações e necessidades específicas da pessoa com DI.

A escolha da estratégia de reabilitação funcional (técnicas e protocolos utilizados) assemelha-se às utilizadas na população em geral. A seguir serão descritos alguns estudos publicados recentemente:

- **Programa de prevenção de quedas em formato híbrido:** um estudo conduzido na Nova Zelândia aplicou um modelo de intervenção que consistiu em: oficina de treinamento para equipe e famílias reforçando a importância do apoio durante a execução dos exercícios ofertados; 3 visitas domiciliares com fisioterapeuta, que prescreveu de 2 a 3 exercícios com foco no fortalecimento de membros inferiores e equilíbrio – os exercícios foram filmados para uso posterior. Foi entregue um calendário no qual se registrava a realização ou não dos exercícios (tornando a prática algo do dia a dia, como escovar os dentes, por exemplo). Além disso, o fisioterapeuta estimulava a prática de alguma atividade física de interesse (caminhada, natação) de maneira regular. Feito isso, era mantido um telemonitoramento semanal para garantir que os exercícios fossem realizados. Após 6 meses de acompanhamento houve uma melhora de 2 pontos nos escores de equilíbrio dos participantes.[20]

- **Treinamento cardiorrespiratório:** uma recente revisão sistemática com metanálise realizada com pessoas entre 18 e 65 anos avaliou os efeitos das intervenções com exercícios aeróbicos (EA) na aptidão cardiorrespiratória. Dos 16 ensaios incluídos, 9 utilizaram o EA isolado, enquanto 11 utilizaram o EA combinado com resistência, equilíbrio e/ou flexibilidade. Em ambos, os ganhos cardiorrespiratórios foram significativos, porém observou-se ligeira vantagem nos exercícios combinados. As intervenções variaram entre 6 e 32 semanas, com frequência de 2 a 5 vezes por semana. O tipo mais comum de EA foi caminhada e corrida, e outros tipos incluíram: natação, dança ou exercícios rítmicos, cicloergômetro e jogos em realidade virtual.[3]
- **Treinamento resistido:** outra recente revisão sistemática com metanálise realizada com pessoas entre 25 e 58 anos avaliou os efeitos de intervenções de treinamento resistido (TR) na força muscular. Dos 11 artigos revisados, 6 avaliaram os efeitos do TR isolado, enquanto 5 avaliaram os efeitos da combinação de TR com treinamento aeróbio ou treinamento de equilíbrio. A dose de treinamento variou de 9 a 64 semanas, com frequência de 2 a 4 sessões semanais. A duração média de cada sessão foi de 30 a 70 minutos. Todos os estudos incluíram exercícios para membros superiores e membros inferiores, e apenas 3 exercícios para musculatura abdominal. Os exercícios foram realizados com diversos equipamentos (desde pesos livres e faixas até equipamentos de musculação). Os resultados revelaram que ambos os conjuntos de estudos produziram ganhos estatisticamente significativos na força muscular, com as intervenções de TR não combinadas sendo mais eficazes (em comparação com as intervenções combinadas).[4]

- **Treino de equilíbrio:** resultados preliminares de um estudo com 34 homens com DI leve examinaram os efeitos de exercícios funcionais nos escores do Bestest (teste de sistemas de avaliação do equilíbrio). Os participantes foram divididos em 3 grupos: treinamento em superfície instável; treinamento em superfície estável; e controle. A intervenção foi realizada durante 8 semanas, 3 dias da semana e 1 hora por dia. Os participantes foram avaliados ao término da intervenção e 1 mês depois. Os programas foram elaborados de acordo com as 6 subseções básicas do Bestest, incluindo restrições biomecânicas, limites de estabilidade/verticalidade, ajustes posturais antecipatórios, respostas posturais, orientação sensorial e estabilidade da marcha. Houve um aumento significativo das pontuações pós-intervenção e no *follow-up* no grupo de treinamento em superfície instável. O grupo treinamento em superfície estável apresentou melhoras significativas da pontuação apenas no pós-teste.[26]

CONCLUSÃO

A reabilitação funcional na fisioterapia requer que o conhecimento técnico-científico esteja associado com a prática profissional. A escuta sobre queixa principal, expectativas e a avaliação dentro das funções possibilita o sucesso da reabilitação. Muitos avanços foram obtidos ao longo dos últimos anos, porém são necessários mais estudos e investimentos que validem instrumentos e protocolos cada vez mais confiáveis e sensíveis principalmente para a população adulta e idosa com DI no Brasil.

REFERÊNCIAS

1. American Association on Intellectual and Developmental Disabilities. Defining criteria for intellectual disability; 2023. Disponível em: https://www.aaidd.org/intellectual-disability/definition. Acesso em: 18 jun. 2025.
2. Stanton LR, Coetzee RH. Down's syndrome and dementia. Advances in psychiatric treatment. 2004;10:50-8. Disponível em: https://www.cambridge.org/core/journals/advances-in-psychiatrictreatment/article/downs-syndrome-and-dementia/D196C809014749FDDFAC6ADAF-97DA938. Acesso em: 18 jun. 2025.
3. Obrusnikova I, Firkin CJ, Farquhar WB. A systematic review and meta-analysis of the effects of aerobic exercise interventions on cardiorespiratory fitness in adults with intellectual disa-

bility. Disabil Health J. 2022;15(1):101185. Disponível em: https://pubmed.ncbi.nlm.nih.gov/34452861/. Acesso em: 18 jun. 2025.

4. Obrusnikova I, Firkin CJ, Cavalier AR, Suminski RR. Effects of resistance training interventions on muscular strength in adults with intellectual disability: a systematic review and meta-analysis. Disabil Rehabil. 2022;44(17):4549-62. Disponível em: https://pubmed.ncbi.nlm.nih.gov/33870804/. Acesso em: 18 jun. 2025.
5. Haveman M, Heller T, Lee L, Maaskant M, Shooshtari S, Strydom A. Major health risks in aging persons with intellectual disabilities: an overview of recent studies. Journal of Policy and Practice in Intellectual Disabilities. 2010;7(1):59-69. Disponívelem:https://www.researchgate.net/publication/227683613_Major_Health_Risks_in_Aging_Persons_With_Intellectual_Disabilities_An_Overview_of_Recent_Studies. Acesso em: 18 jun. 2025.
6. Carvalho RL, Almeida GL. Assessment of postural adjustments in persons with intellectual disability during balance on the see saw. Journal of Intellectual Disability Research. 2009;53:389-95. Disponível em: https://pubmed.ncbi.nlm.nih.gov/19143905/. Acesso em: 18 jun. 2025.
7. Galli M, Rigoldi C, Brunner R, Virji-Babul N, Giorgio A. Joint stiffness and gait pattern evaluation in children with Down syndrome. Gait and Posture. 2008;28:502-6. Disponível em: https://pubmed.ncbi.nlm.nih.gov/18455922/. Acesso em: 18 jun. 2025.
8. Gontijo AP, Mancini MC, Silva PLP, Chagas PSC, Sampaio RF, Luz RE, et al. Changes in lower limb co-contraction and stiffness by toddlers with Down syndrome and toddlers with typical development during the acquisition of independent gait. Human Movement Science. 2008;27:610-21. Disponível em: https://pubmed.ncbi.nlm.nih.gov/18649965/. Acesso em: 18 jun. 2025.
9. Enkelaar L, Smulders E, Lantman-de Walk HVS, Geurts ACH, Weerdesteyn, V. A review of balance and gait capacities in relation to falls in persons with intellectual disability. Research in Developmental Disabilities. 2012;33:291-306. Disponível em: https://pubmed.ncbi.nlm.nih.gov/22018534/. Acesso em: 18 jun. 2025.
10. Lim YH, Partridge K, Girdler S, Morris SL. Standing postural control in individuals with autism spectrum disorder: systematic review and meta-analysis. J Autism Dev Disord. 2017;47(7):2238-53. Disponível em: https://pubmed.ncbi.nlm.nih.gov/28508177/. Acesso em: 18 jun. 2025.
11. Cahill S, Stancliffe RJ, Clemson L, Durvasula S. Reconstructing the fall: individual, behavioural and contextual factors associated with falls in individuals with intellectual disability. Journal of Intellectual Disability Research. 2014;58:321-32. Disponível em: https://pubmed.ncbi.nlm.nih.gov/23373456/. Acesso em: 18 jun. 2025.
12. Srikanth R, Cassidy G, Joiner C, Teeluckdharry S. Osteoporosis in people with intellectual disabilities: a review and a brief study of risk factors for osteoporosis in a community sample of people with intellectual disabilities. Journal of Intellectual Disability Research. 2011;55:53-62. Disponível em: https://pubmed.ncbi.nlm.nih.gov/21129056/. Acesso em: 18 jun. 2025.
13. Close JC, Lord,SR, Menz HB, Sherrington C. What is the role of falls? Best Practice ad Research in Clinical Rheumatology. 2005;19:913-5. Disponível em: https://pubmed.ncbi.nlm.nih.gov/16301187/. Acesso em: 18 jun. 2025.
14. Ho P, Bulsara M, Downs J, Patman S, Bulsara C, Hill AM. Incidence and prevalence of falls in adults with intellectual disability living in the community: a systematic review. JBI Database System Rev Implement Rep. 2019;17(3):390-413. Disponível em: https://pubmed.ncbi.nlm.nih.gov/30870331/. Acesso em: 18 jun. 2025.
15. Hsieh K, Rimmer JH, Minor J, Grosso, C. Policy to practice: falls in adults with intellectual disabilities. Association of University Center on Disabilities (AUCD); 2016. Disponível em: https://www.aucd.org/docs/publications/2016_0801_falls_brief_print-hi.pdf. Acesso em: 18 jun. 2025.

16. Riberto M, Miyazaki HM, Jucá SSH, Pinto PPN, Batristella LR. Validação da versão brasileira da Medida de Independência Funcional. Acta Fisiatr. 2004;11(2):72-6. Disponível em: https://www.revistas.usp.br/actafisiatrica/article/view/102481. Acesso em: 18 jun. 2025.
17. Organização Mundial da Saúde (OMS). CIF: Classificação Internacional de Funcionalidade, Incapacidade e Saúde. São Paulo: Edusp; 2020.
18. Shumway-Cook A, Baldwin M, Polissar NL, Gruber W. Predicting the probability for falls in community-dwelling older adults. Physical Therapy. 1997;77:812-9. Disponível em: https://pubmed.ncbi.nlm.nih.gov/9256869/. Acesso em: 18 jun. 2025.
19. Martínez Aldao D, Martínez Lemos RI, Penedo Vázquez S, Ayán Pérez CL. Efecto de un programa de ejercicio físico sobre el riesgo de caídas, equilibrio y velocidad de la marcha en personas mayores con discapacidad intelectual. Rehabilitacion (Madr). 2020;;54(1):19-24. Disponível em: https://www.elsevier.es/es-revista-rehabilitacion-120-articulo-efecto-un-programa-ejercicio-fisico-S0048712019300684. Acesso em: 18 jun. 2025.
20. Hale LA, Mirfin-Veitch BF, Treharne GJ. Prevention of falls for adults with intellectual disability (Profaid): a feasibility study. Disabil Rehabil. 2016;38(1):36-44. Disponível em: https://pubmed.ncbi.nlm.nih.gov/25714511/. Acesso em: 18 jun. 2025.
21. Oppewal A, Hilgenkamp TI, van Wijck R, Evenhuis HM. Feasibility and outcomes of the Berg Balance Scale in older adults with intellectual disabilities. Res Dev Disabil. 2013;34(9):2743-52. Disponível em: https://pubmed.ncbi.nlm.nih.gov/23777701/. Acesso em: 18 jun. 2025.
22. Podsiadlo R, Richardson S. The timed "Up & Go": a test of basic functional mobility for frail elderly persons. J Am Geriatr Soc. 1991;39(2):142-8. Disponível em: https://pubmed.ncbi.nlm.nih.gov/1991946/. Acesso em: 18 jun. 2025.
23. Lee K, Lee M, Song C. Balance training improves postural balance, gait, and functional strength in adolescents with intellectual disabilities: single-blinded, randomized clinical trial. Disabil Health J. 2016;9(3):416-22. Disponível em: https://pubmed.ncbi.nlm.nih.gov/26975417/. Acesso em: 18 jun. 2025.
24. Hilgenkamp TI, van Wijck R, Evenhuis HM. Feasibility of eight physical fitness tests in 1,050 older adults with intellectual disability: results of the healthy ageing with intellectual disabilities study. Intellect Dev Disabil. 2013;51(1):33-47. Disponível em: https://pubmed.ncbi.nlm.nih.gov/23360407/. Acesso em: 18 jun. 2025.
25. Carvalho LGP, Moreira MDS, Rézio LA, Teixeira NZF. A construção de um Projeto Terapêutico Singular com usuário e família: potencialidades e limitações. O Mundo da Saúde. 2012;36(3):521-25. Disponível em: https://bvsms.saude.gov.br/bvs/artigos/mundo_saude/construcao_projeto_terapeutico_singular_usuario.pdf. Acesso em: 18 jun. 2025.
26. Bahiraei S, Daneshmandi H. The effect and durability of functional exercises on Balance Evaluation Systems Test (Bestest) scores in people with intellectual disabilities: a preliminary report. J Intellect Disabil Res. 2022;66(11):880-92. Disponível em: https://pubmed.ncbi.nlm.nih.gov/36068191/. Acesso em: 18 jun. 2025.

Capítulo **10**

Reabilitação funcional na fonoaudiologia

Cláudia Lopes Carvalho

Pontos-chave:

- Reabilitação funcional na fonoaudiologia.
- Fundamentos da fonoaudiologia.
- Objetivos e estratégia de intervenção funcional na fonoaudiologia.
- Envolvimento familiar no processo de reabilitação fonoaudiológica.
- Desafios e oportunidades na reabilitação funcional em fonoaudiologia.

INTRODUÇÃO

No vasto campo da fonoaudiologia, a reabilitação funcional desempenha um papel essencial na promoção da saúde e na melhoria da qualidade de vida de indivíduos de todas as idades. Este capítulo explorará em profundidade os elementos fundamentais que compõem a reabilitação funcional na fonoaudiologia. Iniciaremos definindo o que é a reabilitação funcional e como ela se aplica à fonoaudiologia, destacando sua importância na estimulação, treino e reabilitação da função comunicativa em adultos e idosos com deficiência intelectual.

Para compreender a base sólida da reabilitação funcional, serão examinados os princípios e conceitos essenciais da fonoaudiologia, que servem como alicerce para nossa abordagem interventiva. Ainda neste capítulo, será abordada a importância da avaliação fonoaudiológica. Sabe-se que essa etapa é o ponto de partida crucial para a intervenção fonoaudiológica. Serão analisadas as diversas ferramentas e métodos disponíveis para avaliar as funções comunicativas e suas disfunções.

Ainda serão discutidos os objetivos terapêuticos da reabilitação funcional e elencadas as principais estratégias de intervenção funcional, mostrando indicações práticas e terapias eficazes aplicáveis a essa população.

A participação e o envolvimento familiar no processo de reabilitação fonoaudiológica serão também apresentados neste capítulo, evidenciando a importância da rede de apoio e mostrando que a participação e o suporte da família desempenham um papel vital na recuperação da funcionalidade na vida dessas pessoas.

Casos clínicos serão compartilhados, visando à melhor compreensão sobre as estratégias e métodos que podem ser replicados na prática clínica.

Por fim, serão abordados os desafios contemporâneos que os profissionais fonoaudiólogos enfrentam e as oportunidades que surgem na área da reabilitação funcional na fonoaudiologia para adultos e idosos com deficiência intelectual (DI).

Este capítulo servirá como um guia abrangente para estudantes, profissionais da saúde e todos aqueles que desejam compreender e aprimorar suas habilidades na reabilitação funcional na fonoaudiologia. Ao longo das próximas seções, cada um desses pontos será abordado, explorando as práticas baseadas em evidências que moldam nosso campo e promovem o bem-estar desse público atendido.

FUNDAMENTOS DA REABILITAÇÃO FUNCIONAL NA FONOAUDIOLOGIA

A intervenção fonoaudiológica desempenha um papel fundamental na melhoria da qualidade de vida de muitos pacientes, especialmente quando se trata de adultos e idosos com diferentes desafios de comunicação, como das pessoas com DI.

A seguir são apresentados os principais fundamentos da prática fonoaudiológica em adultos e idosos com DI:

- Promoção da inteligibilidade da fala: a comunicação eficaz é essencial para a interação social e o bem-estar emocional. Na reabilitação funcional, será explorada a melhoria da articulação, da prosódia e a correção de distúrbios fonológicos, garantindo que o paciente possa expressar suas ideias de maneira clara e compreensível.[1,2] Por exemplo, práticas de terapia da fala específicas podem ser aplicadas para abordar problemas de pronúncia, como a troca de sons, proporcionando exemplos práticos para melhor compreensão.

- Promoção da segurança alimentar (presbifagia e disfagia): para indivíduos que enfrentam desafios na deglutição, a fonoaudiologia desempenha um papel vital na prevenção de aspirações e garantia de segurança durante a alimentação.[3,4] A avaliação da deglutição e a prescrição de técnicas apropriadas, como a modificação da consistência dos alimentos ou exercícios terapêuticos, são fundamentais para evitar complicações.
- A importância da avaliação auditiva: a audição é um componente crucial da comunicação. A avaliação auditiva é essencial para identificar perdas auditivas que podem afetar a comunicação.[5] Exemplos práticos incluem a realização de exames auditivos detalhados, como audiometria, e a adaptação de aparelhos auditivos para melhorar a audição do paciente.
- Promoção da autonomia e independência comunicativa: o objetivo final da reabilitação funcional em fonoaudiologia é permitir que os pacientes alcancem maior autonomia e independência em suas atividades diárias.[6] Isso pode envolver o treinamento de estratégias de comunicação alternativa, como o uso de símbolos ou aplicativos de comunicação, para auxiliar aqueles com dificuldades de fala significativas.
- Intervenção em comunicação e linguagem ao longo da vida: a base teórica para atuação em reabilitação funcional na clínica da linguagem em fonoaudiologia vem do termo "*situated language use*", que se refere ao uso da linguagem em um contexto específico ou em situação concreta. Esse conceito reconhece que a linguagem não é apenas um conjunto abstrato de palavras e regras gramaticais, mas também está intrinsecamente ligada ao ambiente em que é usada, segundo Doedens e Meteyard.[7]

Quando se fala em "uso da linguagem situada", geralmente se está enfatizando que a compreensão e a interpretação da linguagem dependem das circunstâncias, do contexto social, cultural e físico em que a comunicação ocorre. Isso significa que as palavras e expressões podem ter significados diferentes em diferentes situações. Por exemplo, o mesmo conjunto de palavras pode ser interpretado de maneira distinta em uma conversa informal entre amigos e em uma reunião de negócios. O contexto, as intenções e as relações entre os interlocutores desempenham um papel importante na interpretação da linguagem em uso.

Em sua área de atuação, a compreensão do "uso da linguagem situada" é fundamental, pois o modo como você se comunica com adultos e idosos com DI pode variar de acordo com o ambiente e a situação específica.

Para Doedens e Meteyard,[7] os princípios da fonoaudiologia relevantes para reabilitação funcional definem o uso da linguagem em três componentes:

1. Interativo.
2. Comunicação multimodal.
3. O contexto comunicativo.

A comunicação interativa se refere a uma forma de comunicação em que duas ou mais pessoas interagem ativamente para compartilhar informações, ideias, sentimentos ou objetivos.[8] É uma troca de mensagens entre indivíduos que envolve *feedback* mútuo e adaptação às respostas uns dos outros. Para pessoas com DI, a comunicação interativa pode ser uma ferramenta valiosa para expressar suas necessidades e desejos, bem como para se envolver socialmente.[9]

A comunicação multimodal envolve o uso de diferentes recursos de comunicação para transmitir mensagens,[10] e isso inclui não apenas a fala e a linguagem, mas também gestos, expressões faciais, comunicação por sinais, uso de imagens, comunicação escrita, entre outros.[11] Para adultos com DI, a comunicação multimodal pode ser particularmente importante, já que pode ajudar a compensar limitações na linguagem verbal, permitindo-lhes se expressar de maneira mais clara e abrangente.

O contexto comunicativo se refere ao ambiente, à situação e às circunstâncias em que a comunicação ocorre. Isso inclui o local, as pessoas envolvidas, o propósito da comunicação e até mesmo fatores como a cultura e as expectativas sociais.[12] Para adultos com DI, entender o contexto comunicativo é essencial, pois isso afeta o modo como eles se comunicam e interpretam as mensagens. Por exemplo, a maneira como alguém se comunica em casa pode ser diferente da maneira como se comunica em uma clínica de reabilitação ou em um ambiente de trabalho.

No contexto da comunicação funcional para adultos com DI, é fundamental considerar a interatividade, a multimodalidade e o contexto para criar estratégias eficazes de comunicação que atendam às necessidades individuais de cada pessoa e promovam uma comunicação significativa e funcional. Isso pode incluir o uso de sistemas de comunicação alternativa, como quadros de comunicação, linguagem de sinais, imagens e gestos, adaptados ao contexto comunicativo e à capacidade de cada indivíduo.

Quando nos referimos à reabilitação funcional na fonoaudiologia em pessoas com DI, é imprescindível ficar atento à relação existente entre linguagem, comunicação e funções cognitivas.

A linguagem desempenha um papel crucial na comunicação, e a comunicação, por sua vez, está intrinsecamente ligada às funções cognitivas.[13] Em pessoas com deficiência intelectual, essa relação pode ser desafiadora, mas, com intervenções adequadas, melhorias significativas podem ser alcançadas por meio da atuação fonoaudiológica.

Sabe-se que a DI pode afetar a aquisição e o desenvolvimento da linguagem. Muitas vezes essas pessoas enfrentam dificuldades na expressão de pensamentos e sentimentos.[14] É aqui que entram os especialistas em fonoaudiologia, cognição, linguagem e DI, que desempenham um papel fundamental na promoção da comunicação eficaz.

As funções cognitivas, como memória, atenção, raciocínio e resolução de problemas, são necessárias para a compreensão e uso da linguagem. Pessoas com DI podem ter comprometimentos nesses aspectos cognitivos, o que pode afetar o modo como recebem, processam e emitem informações.[15]

Um exemplo prático seria o uso de estratégias de treino cognitivo para melhorar a memória e a atenção em pessoas com DI. Isso pode facilitar a compreensão e a expressão da linguagem.

Como profissional especializado em fonoaudiologia, sua atuação é crucial. O fonoaudiólogo pode e deve realizar avaliações cognitivas linguísticas visando à identificação dos déficits e das habilidades comunicativas e linguística enfrentadas por cada indivíduo e, com base nisso, desenvolver planos de intervenção personalizados. Isso pode envolver a utilização de técnicas de reabilitação neuropsicológica para melhorar as habilidades cognitivas e estratégias de comunicação.

OBJETIVOS E ESTRATÉGIAS DE INTERVENÇÃO EM REABILITAÇÃO FUNCIONAL NA FONOAUDIOLOGIA

A reabilitação funcional na fonoaudiologia desempenha um papel fundamental na melhoria da qualidade de vida de adultos e idosos que enfrentam desafios devido à DI. Os objetivos dessa abordagem são variados e buscam melhorar o processamento cognitivo linguístico, promover segurança alimentar, melhorar a inteligibilidade da fala, avaliar e monitorar a saúde auditiva, fomentando a autonomia e a independência comunicativa durante a realização das atividades diárias. Serão apresentados a seguir os principais objetivos da reabilitação funcional, ilustrados com casos reais.

Objetivo 1: aprimorar o processamento cognitivo linguístico

Para melhorar o processamento cognitivo linguístico em adultos e idosos com DI, o fonoaudiólogo pode desenvolver atividades específicas para estimulação, treino e reabilitação cognitiva linguística. Para que essa etapa seja realizada com assertividade, é necessária a avaliação do perfil cognitivo e linguístico, obtida por meio da utilização de instrumentos de avaliação objetiva. Mesmo diante da escassez de instrumentos padronizados e adaptados para essa população no Brasil, é possível a utilização de alguns subtestes de baterias de avaliação para adultos, considerando a avaliação clínica da linguagem como soberana nessa etapa. Alguns instrumentos de avaliação cognitiva linguísticas serão mencionados nos próximos capítulos deste livro.

Algumas habilidades específicas devem ser incluídas nos objetivos de intervenção cognitiva linguística: treino de compreensão da linguagem oral e escrita. É preciso lembrar da importância da adaptação do vocabulário durante a explicação das atividades e monitorar a complexidade das tarefas propostas de acordo com as necessidades de cada pessoa, levando em consideração os dados obtidos na avaliação objetiva.

Outro objetivo importante dentro da proposta de estimulação cognitiva linguística para esse público é o treino da memória verbal. Pode-se implementar técnicas para melhorar a memória que auxiliem na retenção e recuperação de informações linguísticas. Nesse mesmo objetivo não se pode esquecer de incluir atividades que contribuem com a melhora do processamento da atenção e da memória operacional.

As funções executivas devem ser estimuladas, principalmente por meio de atividades de vida diária. O planejamento comunicativo dessas pessoas requer maior atenção por parte do fonoaudiólogo, principalmente daqueles que estão incluídos no mercado de trabalho.

A seguir é descrito um caso clínico, contendo o contexto atual, diagnóstico, objetivos da intervenção, plano de tratamento e os resultados esperados:

Nome do cliente: Pedro

Idade: 27 anos

Contexto: Pedro é um jovem profissional com deficiência intelectual que trabalha em uma empresa de TI por meio do programa de trabalho apoiado. Ele é altamente competente em suas tarefas técnicas, mas tem enfrentado desafios em sua interação social no ambiente de trabalho. Pedro relata que sente dificuldade para se expressar claramente, compreender as nuances da comunicação, interpretar o humor dos colegas e manter conversas informais.

Diagnóstico: após uma avaliação inicial realizada por uma fonoaudióloga especializada em reabilitação cognitiva linguística, foi identificado que Pedro apresenta dificuldades no processamento cognitivo linguístico, o que afeta sua habilidade para interagir socialmente de forma eficaz. Sua compreensão de contextos sociais e o uso adequado de linguagem precisa ser aprimorada.

Objetivos da intervenção: 1) Melhorar a compreensão contextual: Pedro precisa desenvolver a habilidade de entender o contexto das conversas no ambiente de trabalho, identificando quando é apropriado falar, como conduzir conversas em reuniões e como adaptar seu discurso de acordo com a situação. 2) Aprimorar a comunicação não verbal: trabalhar na interpretação de linguagem corporal e expressões faciais para que Pedro possa ler melhor as emoções e intenções de seus colegas e, assim, responder de maneira adequada. 3) Expandir o vocabulário e a fluência: desenvolver um vocabulário mais amplo e melhorar a fluência de Pedro, permitindo que ele se expresse de forma mais eficaz e precisa em conversas do dia a dia. 4) Desenvolver habilidades de conversação informal: ensinar Pedro a manter conversas informais com colegas, incluindo tópicos de interesse comum, como esportes, filmes e eventos atuais, para criar laços e se sentir mais integrado à equipe.

Plano de tratamento: Pedro participa de sessões de treino cognitivo linguístico 2 vezes por semana, cada uma com duração de 60 minutos. As sessões incluirão atividades de simulação de situações de trabalho, jogos de interpretação de linguagem corporal, leitura e discussão de artigos relacionados a tópicos de interesse e exercícios de vocabulário. Ele também receberá tarefas de casa para praticar as habilidades aprendidas nas sessões. A progressão de Pedro será avaliada regularmente, e o plano de tratamento será ajustado conforme necessário.

Resultados esperados: espera-se que, após a intervenção em treino cognitivo linguístico, Pedro melhore sua interação social no ambiente de trabalho. Ele deve se tornar mais confiante em suas habilidades de comunicação, demonstrando uma compreensão mais profunda das nuances da linguagem e melhorando sua capacidade de interpretar as emoções e intenções de seus colegas. Pedro deverá ser capaz de participar ativamente de conversas informais e formais, contribuindo de maneira mais eficaz para o ambiente de trabalho.

Esse caso clínico destaca a importância do treino cognitivo linguístico na reabilitação de jovens profissionais que enfrentam desafios na interação social, ajudando-os a atingir seu potencial no mercado de trabalho.

Objetivo 2: melhorar a inteligibilidade da fala

Nome da paciente: Ana

Idade: 30 anos

Contexto: Ana é uma jovem que frequenta uma instituição para adultos com deficiência intelectual. Ela é socialmente ativa e tem um círculo de amigos na instituição com os quais gosta de interagir. No entanto, nos últimos meses, Ana tem enfrentado desafios em sua comunicação, pois sua fala tornou-se menos precisa e compreensível.

Diagnóstico: após uma avaliação fonoaudiológica, foi identificado que Ana está enfrentando dificuldades de articulação e clareza na fala. Essas dificuldades podem ser devidas a problemas motores, musculares ou neurológicos que estão afetando sua capacidade de produzir sons de fala de maneira precisa.

Objetivos da intervenção: 1) Melhorar a articulação dos sons: o principal objetivo é ajudar Ana a articular os sons da fala de maneira mais clara e precisa. 2) Aumentar a compreensibilidade: a intervenção visa aumentar a compreensibilidade da fala de Ana, tornando-a mais fácil de entender por seus amigos na instituição. 3) Manter a motivação para comunicar: é importante manter a motivação de Ana para se comunicar e interagir com seus amigos, mesmo diante das dificuldades.

Plano de tratamento: Ana participa de sessões de terapia fonoaudiológica 2 vezes por semana, com duração de 45 minutos cada. As sessões incluirão exercícios de articulação, prática de sons específicos, jogos interativos que incentivam a comunicação e a interação com seus amigos. A fonoaudióloga também trabalhará em estratégias para que Ana mantenha sua motivação e autoestima durante o processo de intervenção.

Resultados esperados: espera-se que, após a intervenção fonoaudiológica, Ana melhore significativamente sua articulação e clareza na fala, tornando-a mais compreensível para seus amigos na instituição. A melhoria da interação comunicativa de Ana ajudará a fortalecer seus laços sociais e a promover um ambiente mais inclusivo e participativo na instituição.

Este caso clínico destaca a importância da intervenção fonoaudiológica na promoção da comunicação eficaz e na manutenção da qualidade de vida de adultos com DI, mesmo quando enfrentam desafios na fala. A abordagem terapêutica personalizada é fundamental para alcançar resultados positivos.

Objetivo 3: diminuir o impacto das alterações de mastigação e deglutição

Nome da paciente: Dona Maria

Idade: 78 anos

Contexto: Dona Maria é uma idosa com deficiência intelectual que gosta de sair para jantar com amigos e familiares em restaurantes. No entanto, nos últimos meses, ela tem enfrentado dificuldade para mastigar os alimentos e engoli-los, o que a deixou preocupada com sua segurança alimentar e a impediu de desfrutar desses momentos sociais.

Diagnóstico: após uma avaliação fonoaudiológica, foi identificado que Dona Maria apresenta disfagia, uma condição que afeta sua capacidade de mastigar e engolir alimentos de forma segura. A disfagia pode ser devida a fraqueza muscular na boca e na garganta, tornando a deglutição mais difícil e arriscada.

Objetivos da intervenção: 1) Aprimorar a mastigação: o objetivo é melhorar a capacidade de Dona Maria de mastigar alimentos de maneira eficaz, o que é crucial para uma deglutição segura. 2) Aumentar a segurança alimentar: a intervenção visa minimizar o risco de aspiração ou engasgamento durante as refeições, garantindo que Dona Maria possa comer de forma segura em ambientes fora de casa, como restaurantes. 3) Manter a qualidade de vida: é importante que Dona Maria possa continuar desfrutando de suas atividades sociais, como jantar fora com amigos e familiares.

Plano de tratamento: Dona Maria participa de sessões de terapia fonoaudiológica 1 vez por semana, com duração de 60 minutos cada. As sessões incluíram exercícios específicos para fortalecer os músculos da boca e da garganta, técnicas de mastigação e deglutição segura, e prática com diferentes consistências de alimentos. A terapeuta fonoaudióloga trabalhará com Dona Maria em situações simuladas de jantar em restaurantes para que ela possa praticar as habilidades aprendidas em ambientes da vida real.

Resultados esperados: espera-se que, após a intervenção fonoaudiológica, Dona Maria melhore sua capacidade de mastigar e engolir alimentos de maneira segura. Ela deve ser capaz de desfrutar de refeições em restaurantes com confiança, mantendo sua qualidade de vida e sua participação nas atividades sociais.

Este caso clínico destaca a importância da intervenção fonoaudiológica na manutenção da segurança alimentar e na promoção da qualidade de vida de idosos que enfrentam dificuldades na deglutição. A terapia personalizada é fundamental para garantir que Dona Maria possa continuar desfrutando de momentos sociais significativos com amigos e familiares.

Objetivo 4: promover a saúde auditiva ao longo da vida

Nome do paciente: João

Idade: 28 anos

Contexto: João é um homem jovem que frequenta uma instituição para adultos com deficiência intelectual. Recentemente, seus amigos e profissionais da instituição notaram que ele tem tido dificuldade para entender as conversas e instruções. Isso tem afetado sua participação ativa nas atividades diárias e sua qualidade de vida.

Suspeita de perda auditiva: devido às dificuldades de João na compreensão da fala e em resposta a esses sinais, há suspeitas de que ele possa estar com mudanças no perfil auditivo.

Objetivos da intervenção: 1) Realizar avaliação auditiva: o primeiro objetivo é realizar uma avaliação fonoaudiológica abrangente para determinar a extensão da perda auditiva, se houver. 2) Melhorar a compreensão da fala: se for confirmada a perda auditiva, a intervenção visa melhorar a capacidade de João de compreender a fala, mesmo com a presença da perda auditiva. 3) Educar sobre a saúde auditiva: além da intervenção, é importante educar João e seus cuidadores sobre a importância da manutenção da saúde auditiva em casa e na instituição.

Plano de tratamento: João será submetido a uma avaliação auditiva completa para determinar a extensão de sua perda auditiva. Se a perda auditiva for confirmada, ele receberá aconselhamento sobre o uso de dispositivos auditivos apropriados. O fonoaudiólogo trabalhará com João com técnicas de leitura labial, estratégias de comunicação e compreensão da fala em ambientes ruidosos.

Educação sobre saúde auditiva: João e seus cuidadores serão informados sobre a importância da manutenção da saúde auditiva, incluindo a proteção contra ruídos excessivos e a importância de exames auditivos regulares.

Resultados esperados: espera-se que, após a intervenção fonoaudiológica, e se necessário, o uso de dispositivos auditivos, João melhore significativamente sua capacidade de compreender a fala e participe mais ativamente das atividades em sua instituição. Além disso, a educação sobre saúde auditiva visa prevenir futuros problemas auditivos e promover uma melhor qualidade de vida para João.

Este caso clínico destaca a importância da avaliação auditiva e da intervenção fonoaudiológica na promoção da saúde auditiva e na melhoria da comunicação para adultos jovens com DI que enfrentam desafios na compreensão da fala. A terapia personalizada e a educação sobre saúde auditiva desempenham um papel fundamental na consecução desses objetivos.

Objetivo 5: promoção da independência e autonomia comunicativa

Nome da paciente: Sofia

Idade: 25 anos

Contexto: Sofia é uma jovem com síndrome de Down e autismo que vive com sua família. Ela tem um forte desejo de se comunicar e expressar suas necessidades e desejos, mas enfrenta dificuldades devido às características do autismo, como desafios na interação social, comunicação não verbal e estereotipias.

Desafio de comunicação: além das dificuldades inerentes ao autismo, Sofia enfrenta um desafio adicional: sua família tende a interromper suas tentativas de comunicação, frequentemente antecipando suas necessidades e falando por ela.

Objetivos da intervenção: 1) Promover a independência na comunicação: o principal objetivo é ajudar Sofia a desenvolver suas habilidades de comunicação, permitindo que ela se expresse de maneira mais independente. 2) Diminuir a participação direta da família durante suas interações comunicativas: intervenção fonoaudiológica incluirá orientações à família de Sofia para reduzir a interrupção de sua comunicação e permitir que ela participe de conversas de maneira mais direta.

Plano de tratamento: Sofia participa de sessões de terapia fonoaudiológica 1 vez por semana, com duração de 60 minutos cada. As sessões incluirão atividades que visam melhorar a comunicação verbal e não verbal de Sofia, bem como a compreensão de pistas sociais. O fonoaudiólogo também trabalhará com a família de Sofia, fornecendo orientações sobre como apoiar sua comunicação sem antecipar suas necessidades.

Educação da família: a família de Sofia receberá informações sobre a importância de permitir que ela se comunique de maneira independente. Eles aprenderão estratégias para incentivar a comunicação de Sofia, como fazer perguntas abertas e dar tempo para que ela responda.

Resultados esperados: espera-se que, após a intervenção fonoaudiológica e a orientação da família, Sofia melhore sua capacidade de se comunicar de maneira mais independente, expressando suas necessidades e desejos de maneira mais eficaz. A família desempenha um papel de apoio na comunicação de Sofia, permitindo que ela participe mais ativamente das conversas.

Este caso clínico destaca a importância da intervenção fonoaudiológica na promoção da independência comunicativa de indivíduos com autismo e síndrome de Down. Além disso, enfatiza a necessidade de envolver a família no processo, educando-os sobre como apoiar a comunicação de forma mais eficaz, permitindo que a paciente se expresse de maneira mais independente.

Os casos clínicos apresentados neste capítulo oferecem *insights* valiosos sobre a aplicação prática da fonoaudiologia na vida de adultos e idosos com DI, bem como indivíduos com síndrome de Down, autismo e outros desafios de comunicação. Cada caso destaca a importância da abordagem personalizada, da paciência e do compromisso para promover melhorias significativas na comunicação e na qualidade de vida.

A fonoaudiologia desempenha um papel fundamental na promoção da independência, autonomia e inclusão social desses pacientes. Por meio de estratégias terapêuticas, aprimoramento da fala, compreensão da linguagem e educação sobre saúde auditiva, os profissionais fonoaudiólogos capacitam os pacientes a superar obstáculos e alcançar seus potenciais.

Além disso, é essencial destacar o papel da família e cuidadores nesse processo. A orientação e o apoio da família são cruciais para garantir o sucesso da intervenção fonoaudiológica, ao permitir que o paciente se expresse de modo mais independente e participe ativamente da sociedade.

À medida que avançamos no campo da fonoaudiologia, há várias perspectivas promissoras que merecem atenção:

- Pesquisa contínua: a pesquisa científica continua a ser fundamental para aprimorar as técnicas e abordagens fonoaudiológicas. Investigações adicionais podem levar a descobertas que melhoram ainda mais a qualidade de vida dos pacientes.

- Desenvolvimento de recursos tecnológicos: a tecnologia desempenha um papel crescente na fonoaudiologia, com aplicativos e dispositivos que podem apoiar a comunicação. O desenvolvimento contínuo desses recursos pode ampliar as opções disponíveis para pacientes e terapeutas.
- Sensibilização e educação pública: a sensibilização sobre questões de comunicação e inclusão é essencial. Educar a sociedade sobre as necessidades e desafios enfrentados por adultos e idosos com DI, autismo e outras condições é uma tarefa contínua.
- Colaboração interdisciplinar: a colaboração entre fonoaudiólogos, terapeutas ocupacionais, psicólogos e outros profissionais da saúde é fundamental para fornecer cuidados abrangentes e holísticos para os pacientes.

Certos de que avançaremos nesta área, a fonoaudiologia continuará desempenhando um papel vital na promoção da comunicação, independência e qualidade de vida para aqueles que enfrentam desafios de comunicação. Com uma abordagem centrada no paciente e na família, aliada a avanços na pesquisa e tecnologia, podemos oferecer um futuro mais inclusivo e promissor para todos os que dependem desses serviços.

ENVOLVIMENTO FAMILIAR NO PROCESSO DE REABILITAÇÃO FUNCIONAL

A reabilitação fonoaudiológica desempenha um papel crucial na melhoria da qualidade de vida de adultos e idosos com DI. Contudo, para alcançar o sucesso nesse processo, é fundamental reconhecer que a reabilitação não é um esforço solitário, mas sim um esforço coletivo, que envolve não apenas o profissional de saúde, mas também a participação ativa da família.

O envolvimento da família é importante para:

- Apoio emocional: muitas vezes, o processo de reabilitação pode ser desafiador e emocionalmente exigente. A presença e o apoio da família ajudam o paciente a lidar melhor com as frustrações e a manter uma atitude positiva.

- Participação direta e indireta: a regularidade e a repetição das atividades em casa são fundamentais na reabilitação fonoaudiológica. Os familiares podem auxiliar na implementação de exercícios e práticas recomendados pelo especialista, garantindo que sejam seguidos de maneira regular em casa.
- Estímulo à comunicação: a comunicação eficaz começa em casa. Os membros da família podem criar um ambiente que encoraje a prática da fala, a audição ativa e a compreensão mútua, fortalecendo as habilidades do paciente.
- Aprendizado compartilhado: ao participar ativamente da reabilitação, a família adquire conhecimento e compreensão das necessidades e desafios do paciente, tornando-se parceiros mais informados e capacitados.

E como podemos favorecer o envolvimento familiar:

- Participação nas sessões: acompanhar o paciente nas sessões de fonoaudiologia permite que a família compreenda o tratamento e as estratégias recomendadas.
- Prática regular em casa: criar um cronograma de práticas diárias em casa, conforme orientado pelo fonoaudiólogo, ajuda a manter a consistência no tratamento.
- Comunicação franca e direta: estimular o diálogo e a escuta ativa em casa, incentivando o paciente a se expressar e compartilhar suas necessidades e conquistas.
- Educação ao longo da vida: estar aberto a aprender sobre as condições do paciente e as estratégias de reabilitação. O conhecimento é uma ferramenta poderosa.
- Celebração de conquistas: reconhecer e celebrar os avanços do paciente, por menores que sejam, para manter a motivação e o ânimo.

Em síntese, o envolvimento da família na reabilitação fonoaudiológica é um ato de amor e dedicação que pode fazer toda a diferença na jornada de recuperação do paciente. Ao trabalhar em conjunto com os profissionais de saúde, os familiares desempenham um papel fundamental na promoção do bem-estar e na melhoria da qualidade de vida de seus entes queridos.

DESAFIOS E OPORTUNIDADES NA REABILITAÇÃO FUNCIONAL EM FONOAUDIOLOGIA

A reabilitação funcional para adultos e idosos com DI é uma jornada complexa. Os desafios incluem a diversidade das necessidades individuais, a comunicação limitada, a motivação e a cooperação das famílias.

Para superar esses obstáculos, é crucial adotar abordagens personalizadas, explorar métodos de comunicação alternativa, definir metas realistas, educar as famílias e promover a colaboração entre profissionais. A eficácia da reabilitação depende da compreensão e aplicação dessas estratégias.

Intervir na reabilitação funcional de adultos e idosos com DI é uma missão importante e desafiadora. Por isso é importante que o fonoaudiólogo tenha conhecimento dos principais desafios e os obstáculos que enfrentamos ao longo desse processo.

Para obter uma intervenção de sucesso, é preciso ter estratégias práticas para superá-los. Alguns desafios surgem ao longo dessa jornada, sendo estes os principais:

- Diversidade das necessidades: cada indivíduo com deficiência intelectual é único, com necessidades variadas. Lidar com essa diversidade pode ser um desafio, pois exige personalização e flexibilidade na abordagem.
- Comunicação limitada: muitos pacientes têm dificuldades de comunicação, o que torna a compreensão de suas necessidades e desejos um desafio. Isso pode afetar a eficácia da terapia.
- A falta de motivação e de persistência: manter a motivação e a persistência do paciente ao longo do processo de reabilitação pode ser difícil, especialmente quando o progresso é gradual.
- Falta de envolvimento familiar: envolvimento e apoio das famílias são cruciais, mas nem sempre garantidos. Alguns familiares podem ter dificuldade para compreender o processo de reabilitação.

Assim como enfrentamos desafios, somos capazes de superá-los por meio do uso adequado de algumas estratégias:

- Avaliação individualizada: iniciar com uma avaliação completa para entender as necessidades específicas de cada paciente. Isso ajudará a adaptar o plano de reabilitação.

- Uso de comunicação alternativa: explorar métodos de comunicação alternativa, como a comunicação aumentativa e alternativa (CAA), para melhorar a interação com pacientes com dificuldades de fala.
- Estabelecer metas realistas: definir metas alcançáveis e celebrar cada pequena conquista. Isso mantém a motivação do paciente e sua família.
- Educar as famílias: oferecer orientação e educação às famílias sobre o processo de reabilitação, para que possam apoiar eficazmente o paciente.
- Colaboração multidisciplinar: trabalhar em equipe com outros profissionais, como fisioterapeutas, terapeutas ocupacionais e psicólogos, para fornecer uma abordagem holística.

Ao enfrentar esses desafios e implementar estratégias adequadas, os profissionais de reabilitação funcional podem desempenhar um papel vital na melhoria da qualidade de vida de adultos e idosos com DI. Essa jornada requer dedicação, paciência e a aplicação de técnicas personalizadas para atingir resultados significativos.

CONCLUSÃO

A reabilitação funcional na fonoaudiologia é um campo crucial para ajudar pessoas com diferentes desafios de comunicação e linguagem a recuperar ou melhorar suas habilidades. Essa abordagem visa não apenas tratar sintomas, mas também melhorar a qualidade de vida dos pacientes.

Os fundamentos da fonoaudiologia são a base sólida sobre a qual a reabilitação funcional é construída. Compreender a anatomia e a fisiologia do sistema de comunicação humano é essencial para desenvolver estratégias eficazes de reabilitação.

Portanto, definir objetivos claros para a reabilitação funcional é fundamental. Isso inclui avaliar as necessidades específicas de cada paciente e criar um plano de intervenção adaptado a essas necessidades. A escolha de estratégias terapêuticas apropriadas desempenha um papel vital no processo de reabilitação.

A participação da família é um fator crítico no sucesso da reabilitação funcional. Quando os familiares estão envolvidos, o suporte ao paciente é ampliado, tornando o processo mais eficaz e sustentável. A educação e o apoio à família são aspectos essenciais desse envolvimento.

Reconhecer os desafios, como limitações de recursos e variações individuais, é crucial. No entanto, esses desafios também podem ser vistos como oportunidades para inovação e crescimento. Superar obstáculos leva ao aprimoramento contínuo da prática de reabilitação funcional na fonoaudiologia.

Concluindo este capítulo, destaco a importância de uma abordagem holística e personalizada na reabilitação funcional em fonoaudiologia. Isso envolve o entendimento dos fundamentos da fonoaudiologia, o estabelecimento de metas claras e estratégias de intervenção, o envolvimento da família e a superação de desafios.

REFERÊNCIAS

1. Hawthorne K, Loveall SJ. The effects of syntactic, semantic, and pragmatic prominence on pronoun interpretation in adults with intellectual and developmental disabilities. J Speech Lang Hear Res. 2023 Sep 13;66(9):3606-21.
2. Icht M, Carl M. Positive effects of the Beatalk technique on speech characteristics of young adults with intellectual disability. Int J Dev Disabil. 2022 Apr 21;69(6):957-61.
3. Perez CM, Wagner AP, Ball SL, White SR, Clare ICH, Holland AJ, et al. Prognostic models for identifying adults with intellectual disabilities and mealtime support needs who are at greatest risk of respiratory infection and emergency hospitalisation. J Intellect Disabil Res. 2017 Aug;61(8):737-54.
4. Alex A, Lindh MG, Palmcrantz S. Assessing eating and swallowing in adults born with intellectual and motor disabilities: face and content validity of a Swedish translation of the Dysphagia Assessment Package. J Intellect Disabil Res. 2023 Nov;67(11):1174-89.
5. Ribas A, Kozlowski L, Almeida G, Marques JM, Silvestre RAA, Mottecy CM. Qualidade de vida: comparando resultados com e sem presbiacusia. Rev Bras Geriatri Gerontol. 2014;17(2):353-62.
6. Brady NC, Bruce S, Goldman A, Erickson K, Mineo B, Ogletree BT, et al. Communication services and supports for individuals with severe disabilities: guidance for assessment and intervention. Am J Intellect Dev Disabil. 2016 Mar;121(2):121-38.
7. Doedens WJ, Meteyard L. What is functional communication? A Theoretical framework for real-world communication applied to aphasia rehabilitation. Neuropsychol Rev. 2022 Dec;32(4):937-73.
8. Light J. Toward a definition of communicative competence for individuals using augmentative and alternative communication systems. Augmentative and Alternative Communication. 1989;5:2:137-44.
9. Beukelman DR, Mirenda P, Beukelman DR. Augmentative & alternative communication: supporting children and adults with complex communication needs. Baltimore: Paul H. Brookes Pub.; 2013.
10. Sebe N. Multimodal interfaces: challenges and perspectives; 2009: p.23-30.
11. Jewitt C, Kress G, Ogborn J, Tsatsarelis C. Exploring learning through visual, actional and linguistic communication: the multimodal environment of a science classroom. Education Review. 2001;53(1):5-18.

12. Lima-Hernandes MC. The ethnography of communication: an introduction. Domínios de Linguagem. 2011;1:10.14393.
13. Rosenberg S, Abbeduto L. Language and communication in mental retardation; 2013.
14. Roberts JE, Price J, Malkin C. Language and communication development in Down syndrome. Ment Retard Dev Disabil Res Rev. 2007;13(1):26-35.
15. Grieco J, Pulsifer M, Seligsohn K, Skotko B, Schwartz A. Down syndrome: cognitive and behavioral functioning across the lifespan. Am J Med Genet C Semin Med Genet. 2015 Jun;169(2):135-49.

Capítulo **11**

Reabilitação funcional na terapia ocupacional para adultos e idosos com deficiência intelectual

Carolina Lopes Rodrigues Vanetti

Pontos-chave:

- **A reabilitação funcional na terapia ocupacional (TO):** visa reabilitar pessoas para uma participação ativa em sua rotina diária, superando desafios e otimizando suas capacidades funcionais.
- **O papel da terapia ocupacional no atendimento desse grupo populacional:** desempenha um papel fundamental na promoção da funcionalidade e qualidade de vida de adultos e idosos com deficiência intelectual (DI).
- **Modelo de intervenção da TO em reabilitação funcional para adultos e idosos com DI:** desafios e possibilidades.
- **Prática baseada em evidências:** pesquisas mais abrangentes nessa área podem contribuir significativamente para o desenvolvimento de práticas de cuidado mais informadas e centradas nessa população.

INTRODUÇÃO

A reabilitação funcional na terapia ocupacional (TO) trata apenas de recuperar habilidades físicas ou cognitivas, mas sim de capacitar pessoas para uma participação ativa em sua rotina diária. Trata-se de superar obstáculos, maximizar capacidades e encontrar maneiras criativas de promover a independência e a funcionalidade de adultos e idosos com deficiência intelectual (DI) de maneira independente e significativa.[1]

Ao longo deste capítulo, será discutido o propósito da reabilitação funcional na terapia ocupacional, evidenciando o papel do terapeuta ocupacional não apenas na atuação com a restauração de funções perdidas, mas também na promoção da independência na vida dessas pessoas nas atividades da vida diária. Será apresentada a maneira como os terapeutas ocupacionais trabalham em colaboração com essas pessoas tanto no momento do planejamento de objetivos e metas quanto no desenvolvimento das estratégias práticas para alcançá-las em seu dia a dia.[2]

O papel da TO na promoção da funcionalidade é inquestionável. Portanto, será visto que a TO pode se tornar um mediador importante para o desenvolvimento das habilidades adaptativas e o aprimoramento dessas habilidades ao longo da vida.[2] Serão abordados modelos de intervenções específicas e estratégias terapêuticas que visam melhorar o desempenho ocupacional e a participação social desses indivíduos.

Ainda neste capítulo será analisada a importância da pesquisa científica nessa área, salientando a necessidade de pesquisas mais abrangentes para impulsionar as práticas de cuidado voltadas para a população com DI. A evidência científica auxilia nas intervenções terapêuticas, garantindo abordagens mais eficazes e centradas na pessoa com DI.

REABILITAÇÃO FUNCIONAL NA TERAPIA OCUPACIONAL PARA ADULTOS E IDOSOS COM DEFICIÊNCIA INTELECTUAL

A reabilitação funcional na terapia ocupacional (TO) destina-se a promover a independência e a participação ativa na vida diária de adultos e idosos com DI, visando superar desafios e otimizar suas capacidades funcionais.[3] Nesse contexto, os terapeutas ocupacionais empregam uma variedade de estratégias e intervenções adaptativas para atender às necessidades específicas dessa população.

AVALIAÇÃO FUNCIONAL E DEFINIÇÃO DE METAS

O processo de reabilitação funcional na TO começa com uma avaliação abrangente das habilidades e limitações do indivíduo, levando em consideração fatores físicos, cognitivos, emocionais e ambientais. Com base nessa avaliação, são definidas metas terapêuticas personalizadas, que são orientadas para as atividades da vida diária (AVD) e as atividades instrumentais da vida diária (AIVD).[3]

Por exemplo, um adulto com DI pode apresentar dificuldades na realização de tarefas simples, como vestir-se ou preparar refeições. Nesse caso, o terapeuta ocupacional trabalhará em conjunto com o cliente e sua família para identificar estratégias adaptativas e desenvolver habilidades que facilitem a independência nessas atividades.

Existem várias avaliações funcionais amplamente utilizadas pelos terapeutas ocupacionais para avaliar as habilidades ocupacionais e identificar áreas de necessidade para intervenção. Aqui estão alguns exemplos:

- ***Direct Assessment of Functional Status* - DAFS-R:**[4] o objetivo principal do DAFS-R é fornecer uma avaliação direta e abrangente das habilidades funcionais dos indivíduos em áreas importantes da vida diária.
- ***Routine Task Inventory* - RTI:**[5] foi projetado para fornecer uma avaliação detalhada das habilidades do indivíduo em realizar atividades cotidianas e rotineiras.
- **Escalas de Atividades Instrumentais - Lawton e Brody:**[6] essa escala avalia a capacidade do indivíduo de realizar tarefas mais complexas necessárias para viver de forma independente na comunidade, como fazer compras, preparar refeições, gerenciar medicamentos, usar o telefone e cuidar das finanças.
- **Índice de Barthel:**[7] essa avaliação é frequentemente usada para medir a independência funcional em AVD.
- ***Functional Activities Questionnaire* - FQA:**[8] é uma ferramenta de avaliação usada por terapeutas ocupacionais e outros profissionais de saúde para medir a capacidade funcional de uma pessoa em realizar atividades cotidianas.
- **Medida de Independência Funcional - MIF:**[9] é uma escala amplamente usada para avaliar a independência funcional em atividades básicas e instrumentais da vida diária.

Embora haja uma variedade de avaliações funcionais utilizadas em TO para avaliar habilidades e necessidades em diversas populações, encontrar avaliações específicas para pessoas com DI pode ser um desafio.

No entanto, os terapeutas ocupacionais são treinados para realizar avaliações abrangentes e adaptativas, utilizando uma variedade de ferramentas e métodos para avaliar as habilidades funcionais de indivíduos com deficiência intelectual. Isso pode incluir observação direta, entrevistas com cuidadores ou familiares, análise de registros médicos e outras abordagens para obter uma compreensão completa das necessidades e capacidades da pessoa.[1] Além disso, é importante reconhecer que a falta de avaliações específicas não significa que as pessoas com DI não possam se beneficiar da TO.

TREINAMENTO DE HABILIDADES FUNCIONAIS

Uma vez estabelecidas as metas terapêuticas, o terapeuta ocupacional emprega técnicas de treinamento de habilidades funcionais para ajudar o cliente a adquirir ou aprimorar as habilidades necessárias para realizar AVD e AIVD, promovendo assim sua independência e qualidade de vida.[10] Isso pode envolver o uso de exercícios motores, treinamento de memória, estratégias de resolução de problemas e técnicas de organização do ambiente.

Os terapeutas ocupacionais utilizam uma abordagem centrada na pessoa para identificar as metas e objetivos individuais de cada cliente e desenvolver um plano de intervenção personalizado. Isso pode incluir a avaliação das habilidades funcionais do cliente, a identificação de áreas de dificuldade e a implementação de estratégias de treinamento específicas para abordar essas necessidades.[11] Durante o treinamento de habilidades funcionais, os terapeutas ocupacionais podem utilizar uma variedade de técnicas e recursos, como modelagem, reforço positivo, adaptações ambientais e o uso de tecnologia assistiva, para promover o sucesso do cliente e maximizar sua independência.[12]

Além disso, os terapeutas ocupacionais frequentemente trabalham em colaboração com outros profissionais de saúde, familiares e cuidadores para garantir uma abordagem abrangente e integrada ao treinamento de habilidades funcionais.

Por exemplo, uma pessoa idosa com DI que apresenta dificuldades de mobilidade pode se beneficiar de exercícios de fortalecimento muscular e treinamento de equilíbrio para melhorar sua capacidade de caminhar e realizar atividades físicas.[10] Além disso, o terapeuta ocupacional pode sugerir adaptações no ambiente doméstico, como a instalação de corrimãos ou o uso de dispositivos de auxílio à locomoção, para facilitar o acesso e a segurança.

PROMOÇÃO DA PARTICIPAÇÃO SOCIAL E QUALIDADE DE VIDA

A reabilitação funcional na TO concentra-se na promoção da participação social e na melhoria da qualidade de vida dos indivíduos. Isso envolve o desenvolvimento de habilidades de comunicação, interação social e envolvimento em atividades significativas e prazerosas. Os terapeutas ocupacionais trabalham de forma holística, avaliando as necessidades e interesses dos clientes, treinando habilidades sociais, adaptando o ambiente, promovendo a autonomia e integrando-os à comunidade.[13,14]

Por exemplo, um grupo de adultos com DI pode participar de sessões de TO focadas em atividades de arte e expressão criativa, que não só promovem o desenvolvimento de habilidades motoras e cognitivas, mas também incentivam a interação social e a autoexpressão.

MONITORAMENTO E REAVALIAÇÃO

Ao longo do processo de reabilitação funcional, o terapeuta ocupacional monitora o progresso do cliente e realiza reavaliações periódicas para ajustar as estratégias de intervenção conforme necessário. Isso garante que as metas terapêuticas permaneçam relevantes e alcançáveis, e que o cliente continue a progredir em direção a sua independência e bem-estar. O monitoramento envolve observação direta, coleta de dados e *feedback* do cliente, enquanto a reavaliação analisa o progresso em relação às metas estabelecidas e identifica áreas de melhoria.[13,14]

Em resumo, a reabilitação funcional na TO oferece uma abordagem holística e centrada no cliente para promover a funcionalidade e a qualidade de vida de adultos e idosos com DI. Por meio de avaliação individualizada, treinamento de habilidades funcionais, promoção da participação social e monitoramento contínuo, os terapeutas ocupacionais capacitam seus clientes a alcançar seu máximo potencial e a viver de forma autônoma e satisfatória.

TERAPIA OCUPACIONAL NA PROMOÇÃO DA FUNCIONALIDADE E QUALIDADE DE VIDA EM ADULTOS E IDOSOS COM DEFICIÊNCIA INTELECTUAL

A TO desempenha um papel crucial na promoção da funcionalidade e qualidade de vida de adultos e idosos com DI. Por meio de intervenções terapêuticas centradas nas ocupações significativas e adaptadas às necessidades individuais, os terapeutas ocupacionais podem facilitar o desenvolvimento de habilidades, maximizar a independência e promover o bem-estar global desses indivíduos.[15,16]

A Organização Mundial da Saúde (OMS) define qualidade de vida como "a percepção do indivíduo de sua posição na vida, no contexto da cultura e sistemas de valores nos quais ele vive e em relação aos seus objetivos, expectativas, padrões e preocupações". Quando aplicado ao contexto da DI, esse conceito requer uma abordagem holística, considerando não apenas a saúde física, mas também os aspectos emocionais, sociais e ambientais que impactam a vida do indivíduo.

Para alcançar esses objetivos, a TO emprega uma variedade de estratégias e técnicas adaptadas às necessidades específicas de cada cliente. Algumas das atividades e intervenções comumente implementadas incluem:

- **Treino de AVD:** os terapeutas ocupacionais trabalham no desenvolvimento de habilidades necessárias para realizar tarefas básicas do dia a dia, como higiene pessoal, alimentação e vestuário. Por exemplo, podem utilizar técnicas de modelagem comportamental para ensinar um adulto com DI a escovar os dentes de forma independente.[11,17]
- **Treino de AIVD:** o treinamento concentra-se em práticas relacionadas à manutenção da casa e gestão das atividades domésticas. Isso pode incluir a limpeza de ambientes, organização de espaços, preparação de refeições, lavanderia e outras tarefas do lar.
- **Treino de mobilidade:** exercícios específicos são empregados para fortalecer os músculos, melhorar o equilíbrio e a coordenação, facilitando assim a locomoção independente. Isso pode incluir atividades como caminhar em diferentes superfícies, praticar técnicas de transferência para levantar-se de uma cadeira ou cama, subir e descer escadas de maneira segura e aprender a usar dispositivos de assistência como andadores ou bengalas.
- **Promoção da participação social:** por meio de atividades em grupo e estratégias de integração comunitária, os terapeutas ocupacionais ajudam os adultos e idosos com DI a desenvolver habilidades sociais, fortalecer relacionamentos interpessoais e se envolver em atividades recreativas. Um exemplo seria organizar um clube de leitura adaptado, onde os participantes podem compartilhar interesses e interagir de forma significativa.
- **Treino de habilidades cognitivas:** exercícios são realizados para estimular e melhorar a função cognitiva, incluindo memória, atenção, resolução de problemas e habilidades de raciocínio. Utilizando jogos, quebra-cabe-

ças e atividades de resolução de problemas, os terapeutas ocupacionais trabalham no desenvolvimento e manutenção das habilidades cognitivas, como memória, atenção e raciocínio. Por exemplo, podem implementar jogos de tabuleiro adaptados que desafiem a memória e promovam o pensamento estratégico.

- **Treino do uso de tecnologia assistiva:** os indivíduos são orientados sobre o uso de dispositivos ou equipamentos adaptativos que podem facilitar suas atividades diárias. Isso pode incluir aprender a usar aparelhos auditivos, óculos de aumento, teclados adaptados ou aplicativos de assistência para melhorar a comunicação, a mobilidade ou outras habilidades funcionais.
- **Adaptação ambiental:** os terapeutas ocupacionais avaliam o ambiente físico e social do cliente e fazem adaptações para facilitar o acesso e a participação em atividades significativas. Isso pode incluir a modificação de utensílios de cozinha para facilitar o manuseio ou a criação de rotinas estruturadas para promover a independência no ambiente doméstico.
- **Promoção da autonomia e autodeterminação:** os terapeutas ocupacionais trabalham em parceria com os clientes e suas famílias para identificar metas pessoais e promover a autonomia e autodeterminação. Isso pode envolver o desenvolvimento de planos de ação individualizados, nos quais o cliente é capacitado a fazer escolhas e tomar decisões que afetam sua vida diária.[1]

A participação da família é essencial no processo de reabilitação funcional de pessoas com DI. A família pode contribuir para a definição de metas realistas, fornecer informações importantes sobre o contexto do cliente e integrar atividades de treinamento de habilidades funcionais na rotina diária. Além disso, sua presença nas sessões de terapia, comunicação aberta com os terapeutas ocupacionais e autocuidado é fundamental para o sucesso do plano de intervenção.[2] A colaboração entre terapeutas, clientes e famílias fortalece os laços familiares, promove um ambiente de apoio e aumenta as chances de sucesso na promoção da independência e qualidade de vida do cliente.

Ao implementar essas atividades e intervenções, os terapeutas ocupacionais podem ajudar os adultos e idosos com DI a alcançar maior nível de funcionalidade e qualidade de vida. Ao promover a participação ativa em ocupações significativas e adaptadas, esses profissionais contribuem para o bem-estar geral e a inclusão social desses indivíduos, alinhando-se aos princípios fundamentais da TO e às diretrizes de qualidade de vida preconizadas pela OMS.[18]

MODELO DE INTERVENÇÃO DA TERAPIA OCUPACIONAL EM REABILITAÇÃO FUNCIONAL PARA ADULTOS E IDOSOS COM DEFICIÊNCIA INTELECTUAL: DESAFIOS E POSSIBILIDADES

A TO desempenha um papel essencial na reabilitação funcional de adultos e idosos com DI, visando promover a independência e a participação ativa nas AVD. Nesse contexto, diversos modelos de intervenção têm sido desenvolvidos para orientar a prática dos terapeutas ocupacionais, abordando os desafios específicos enfrentados por essa população e explorando as possibilidades de maximizar seu potencial.[19]

Um dos principais modelos de intervenção utilizados atualmente é o Modelo de Ocupação Humana (MOHO), que se baseia na compreensão da relação entre ocupação, habilidades pessoais e ambiente. Segundo esse modelo, as atividades ocupacionais são fundamentais para a identidade e o bem-estar do indivíduo, influenciando diretamente seu desempenho ocupacional.[20]

Os terapeutas ocupacionais aplicam o MOHO ao avaliar as habilidades e interesses dos clientes com DI, desenvolvendo planos de intervenção centrados nas atividades que são significativas para eles. Por exemplo, ao trabalhar com um idoso com DI, o terapeuta ocupacional pode utilizar técnicas de modelagem comportamental para ensinar habilidades de autocuidado, como vestir-se de forma independente.[16,21]

Outro modelo de intervenção amplamente utilizado é o Modelo de Integração Sensorial (MIS),[22] que se concentra na compreensão e na regulação das informações sensoriais para promover o engajamento em atividades ocupacionais. Para adultos e idosos com DI, que frequentemente apresentam dificuldades sensoriais, o MIS pode ser uma abordagem eficaz para facilitar a participação em diversas áreas da vida. Por exemplo, o terapeuta ocupacional pode criar um ambiente sensorialmente enriquecido para estimular a exploração e o desenvolvimento de habilidades motoras em um programa de reabilitação funcional.

Além disso, o Modelo de Reabilitação Baseada em Comunidade (RBC)[23] enfatiza a importância da participação social e da inclusão comunitária na promoção da funcionalidade e qualidade de vida. Os terapeutas ocupacionais aplicam o RBC ao colaborar com organizações locais e redes de apoio para criar oportunidades de engajamento significativo para adultos e idosos com DI. Por exemplo, podem desenvolver programas de voluntariado adaptados que permitam aos clientes contribuir ativamente para a comunidade, promovendo um senso de pertencimento e autoestima. Os modelos de intervenção em TO fornecem orientações valiosas para a prática clínica, mas os terapeutas enfrentam desafios significativos.[24]

Adaptar as intervenções às necessidades individuais de cada cliente, colaborar com outros profissionais de saúde e garantir acesso equitativo aos serviços de reabilitação funcional são questões complexas. A diversidade de necessidades dos clientes demanda uma abordagem personalizada, levando em consideração seus diferentes níveis de funcionamento, habilidades e preferências. As barreiras de comunicação representam um obstáculo para a avaliação precisa das necessidades e implementação de intervenções eficazes.

Além disso, o acesso limitado a recursos, como serviços de saúde e programas de apoio, pode comprometer a qualidade do suporte oferecido. Por fim, a persistente estigmatização e discriminação enfrentadas por pessoas com DI impactam negativamente sua autoestima, confiança e oportunidades de participação na comunidade. No entanto, ao mesmo tempo, esses modelos oferecem uma base sólida para a promoção da autonomia e inclusão desses indivíduos, explorando seu potencial único e capacitando-os a alcançar maior qualidade de vida.

A IMPORTÂNCIA DAS EVIDÊNCIAS CIENTÍFICAS EM TERAPIA OCUPACIONAL NA ÁREA DE DEFICIÊNCIA INTELECTUAL

A pesquisa em TO na área de DI desempenha um papel crucial na compreensão das necessidades, desafios e potenciais dessa população, fornecendo uma base sólida para o desenvolvimento de práticas de cuidado mais informadas e centradas no cliente.[25] Ao explorar uma variedade de temas, os estudos recentes têm contribuído significativamente para a melhoria da qualidade de vida e inclusão social de adultos e idosos com DI.

Algumas linhas de pesquisas têm sido abordadas por diferentes pesquisadores na área de TO, entre elas:

Efetividade de intervenções terapêuticas: uma área importante de pesquisa é a avaliação da eficácia de diferentes intervenções terapêuticas na promoção da funcionalidade e bem-estar de pessoas com DI. Estudos têm investigado a eficácia de intervenções como treinamento de habilidades sociais, TO baseada em atividades e adaptações ambientais. Por exemplo, pesquisa recente tem demonstrado os benefícios do treinamento de habilidades sociais para melhorar a interação social e a autonomia em adultos com DI, destacando a importância de abordagens terapêuticas específicas e baseadas em evidências.[26]

Inovações tecnológicas: com o avanço da tecnologia, pesquisas têm explorado o potencial de aplicativos móveis, dispositivos inteligentes e realidade virtual na promoção do desenvolvimento de habilidades e inclusão de pessoas com DI.[27] Estudos têm investigado o uso de aplicativos para treinamento de habilidades cognitivas, dispositivos de assistência para AVD e programas de reabilitação baseados em realidade virtual.[28] Essas inovações oferecem novas oportunidades para personalizar o cuidado e aumentar a independência desses indivíduos.

Impacto do ambiente social e comunitário: a pesquisa também tem se concentrado no papel do ambiente social e comunitário na vida de adultos e idosos com DI. Estudos têm examinado o impacto de fatores como suporte familiar, inclusão escolar e participação em atividades comunitárias na qualidade de vida e bem-estar desses indivíduos.[29] Por exemplo, pesquisas destacam a importância de programas de inclusão social e oportunidades de emprego apoiado na promoção da independência e integração comunitária de adultos com DI.

No cenário atual, enfatizamos a importância da realização de pesquisas científicas em TO na área de DI. Os resultados das pesquisas realizadas desempenham um papel vital na promoção do bem-estar e inclusão de adultos e idosos com essa condição. Ao longo dos anos, pesquisadores têm explorado uma variedade de temas, cada um contribuindo de maneira única para o desenvolvimento de práticas de cuidado mais informadas e centradas no cliente.

Em suma, a realização de pesquisas cientificas em TO na área de DI tem contribuído significativamente para a compreensão das necessidades, desafios e potenciais dessa população. Ao abordar temas como efetividade de intervenções terapêuticas, inovações tecnológicas e impacto do ambiente social, os pesquisadores têm fornecido uma base sólida para o desenvolvimento de práticas de cuidado mais eficazes e centradas no cliente. Esses esforços contínuos são essenciais para promover a inclusão e a qualidade de vida de adultos e idosos com DI, garantindo que recebam o apoio necessário para alcançar seu máximo potencial.

REFLEXÃO SOBRE A INTERVENÇÃO BASEADA EM EVIDÊNCIAS EM TERAPIA OCUPACIONAL

A intervenção baseada em evidências é essencial para garantir a eficácia e segurança das práticas de cuidado em TO na área de DI. No entanto, embora a pesquisa tenha avançado significativamente, ainda há desafios a serem superados. Um desafio comum é a falta de estudos controlados e randomizados em TO, o que pode dificultar a obtenção de evidências robustas sobre a eficácia de determinadas intervenções. Além disso, a heterogeneidade da população com DI requer uma abordagem individualizada e flexível na aplicação das evidências na prática clínica.

Portanto, é crucial que os terapeutas ocupacionais continuem a se engajar em atividades de pesquisa, colaborando com pesquisadores, profissionais de saúde e membros da comunidade para expandir o conhecimento e melhorar as práticas de cuidado para adultos e idosos com DI. Ao adotar uma abordagem baseada em evidências, os terapeutas ocupacionais podem garantir que suas intervenções sejam eficazes, seguras e centradas nas necessidades individuais de cada cliente, promovendo assim maior qualidade de vida e inclusão para essa população vulnerável.

CONCLUSÃO

A reabilitação funcional na TO vai além da simples recuperação de habilidades físicas ou cognitivas; trata-se de capacitar as pessoas para uma participação ativa em suas rotinas diárias. Ao longo deste capítulo explorou-se o propósito da reabilitação funcional na TO, destacando não apenas o papel da terapia na restauração de funções perdidas, mas também na promoção da independência nas atividades da vida diária para adultos e idosos com DI.

Os terapeutas ocupacionais desempenham um papel essencial nesse processo, trabalhando em colaboração com seus clientes para estabelecer metas terapêuticas personalizadas e desenvolver estratégias práticas para alcançá-las. Por meio do treinamento de habilidades funcionais, adaptações ambientais e promoção da participação social, eles capacitam seus clientes a viver de forma autônoma e satisfatória.

Nesse contexto, modelos de intervenção como o Modelo de Ocupação Humana (MOHO), o Modelo de Integração Sensorial (MIS) e o Modelo de Reabilitação Baseada em Comunidade (RBC) têm sido fundamentais para orientar a prática clínica e abordar os desafios específicos enfrentados por adultos e idosos com DI. Esses modelos oferecem diretrizes valiosas para promover a autonomia e a inclusão desses indivíduos, mas também apresentam desafios, como a adaptação das intervenções às necessidades individuais e a garantia de acesso equitativo aos serviços de reabilitação.

Além disso, a pesquisa científica desempenha um papel crucial na promoção de práticas de cuidado mais informadas e centradas no cliente. Estudos sobre a efetividade de intervenções terapêuticas, inovações tecnológicas e impacto do ambiente social têm contribuído significativamente para a melhoria da qualidade de vida e a inclusão social de adultos e idosos com DI. No entanto, ainda há desafios a serem superados, como a falta de estudos controlados e randomizados em TO e a necessidade de uma abordagem individualizada na aplicação das evidências na prática clínica.

Em suma, a reabilitação funcional na TO desempenha um papel crucial na promoção da funcionalidade e qualidade de vida de adultos e idosos com DI. Ao adotar uma abordagem holística e baseada em evidências, os terapeutas ocupacionais podem garantir que suas intervenções sejam eficazes, seguras e centradas nas necessidades individuais de cada cliente, promovendo assim maior qualidade de vida e inclusão para essa população vulnerável.

REFERÊNCIAS

1. Mahoney WJ, Blaskowitz MG, Johnson KR. Occupational therapy-related assessments for adults with intellectual disability: a scoping review. Am J Occup Ther. 2021 May 1;75(3):7503180100.
2. Blaskowitz MG, Johnson KR, Bergfelt T, Mahoney WJ. Evidence to inform occupational therapy intervention with adults with intellectual disability: a scoping review. Am J Occup Ther. 2021 May 1;75(3):7503180010.
3. King E, Brangan J, McCarron M, McCallion P, Bavussantakath FR, O'Donovan MA. Predictors of productivity and leisure for people aging with intellectual disability. Can J Occup Ther. 2022 Jun;89(2):135-46.
4. McDougall GJ, Becker H, Vaughan PW, Acee TW, Delville CL. The revised direct assessment of functional status for independent older adults. Gerontologist. 2010 Jun;50(3):363-70.
5. Mello PCH, Matos NT, Rocca CA, Serafim AP, Katz N, Alves TCTF. Adaptação transcultural do instrumento de avaliação de desempenho em tarefas rotineiras Routine Task Inventory – Extended (RTI-E) para uso com idosos com demência no Brasil. Rev Bras Geriatr Gerontol. 2021;24(5):e220028.
6. Marchiori GF, Tavares DMDS. Changes in frailty conditions and phenotype components in elderly after hospitalization. Rev Lat Am Enfermagem. 2017 Jul 10;25:e2905.
7. Cid-Ruzafa J, Damián-Moreno J. Valoración de la discapacidad física: el indice de Barthel [Disability evaluation: Barthel's index]. Rev Esp Salud Publica. 1997 Mar-Apr;71(2):127-37.
8. Hall JR, Vo HT, Johnson LA, Barber RC, O'Bryant SE. The link between cognitive measures and ADLs and IADL functioning in mild Alzheimer's: what has gender got to do with it? Int J Alzheimers Dis. 2011;2011:276734.
9. Barbetta DC, Assis MR. Reprodutibilidade, validade e responsividade da escala de Medida de Independência Funcional (MIF) na lesão medular: revisão da literatura. Acta Fisiatr. 2008 Set; 15(3):176-81.

10. Carmeli E, Orbach I, Zinger-Vaknin T, Morad M, Merrick J. Physical training and well-being in older adults with mild intellectual disability: a residential care study. J Appl Res Intellect Disabil. 2008;21(5):457-65.
11. Kielhofner G. A model of human occupation: theory and application. 3.ed. Baltimore: Williams & Wilkins; 2002.
12. Oliveira SR. Terapia ocupacional na Educação Básica no Brasil: um retrato panorâmico e algumas de suas vozes. Cad Bras Ter Ocup. 2022;32(spe1):e3798.
13. Vygotsky LS. A formação social da mente. São Paulo: Martins Fontes; 1995.
14. Ibiapina SR, Lima LF. A participação social como um caminho possível para a justiça social e ocupacional. Cad Bras Ter Ocup. 2022;30(spe):e3081.
15. Lee SW, Kielhofner G. Volition. In: Taylor RR (ed.). Kielhofner's model of human occupation: theory and application. Philadelphia: Wolters Kluwer Health; 2017. p. 38-56.
16. Cruz DMC, Rodrigues DS, Carrijo DCM, Costa JD, Fachin-Martins E, Pfeifer LI. Adaptação transcultural, validade de face e confiabilidade do Instrumento de Identificação da Participação Ocupacional do Modelo de Ocupação Humana para o português do Brasil. Cad Bras Ter Ocup. 2019;27(4):691-702.
17. Kielhofner G. Model of human occupation: theory and application. 4.ed. Philadelphia: Lippincott, Williams and Wilkins; 2008.
18. Watchman K, Janicki MP, Splaine M, Larsen FK, Gomiero T, Lucchino R. International Summit Consensus Statement: Intellectual Disability Inclusion in National Dementia Plans. Am J Alzheimers Dis Other Demen. 2017 Jun;32(4):230-7.
19. De las Heras CG, Fan CW, Kielhofner G. Dimensions of doing. In: Taylor RR (ed.). Kielhofner's model of human occupation. 5.ed. Philadelphia: Wolters Kluwer; 2017. p. 107-22.
20. De las Heras CG, Cahill SM, Raber C, Moody A, Kielhofner G. Observational assessments. In: Taylor RR (ed.). Kielhofner's model of human occupation. 5.ed. Philadelphia: Wolters Kluwer; 2017. p. 225-47.
21. Lee SW, Taylor R, Kielhofner G, Fisher G. Theory use in practice: a national survey of therapists who use the model of human occupation. Am J Occup Ther. 2008;62:106-17.
22. Leong HM, Carter M, Stephenson J. Systematic review of sensory integration therapy for individuals with disabilities: single case design studies. Res Dev Disabil. 2015 Dec;47:334-51.
23. Rao P, Raghavan R, Kumar S, Sunder P. Community-based rehabilitation: CBR is a participatory strategy in community development. Bangalore: WHO, ICMR; 2003.
24. Li Y, Kielhofner G. Psychometric properties of the volitional questionnaire. Isr J Occup Ther. 2004;13(3):E85-E98.
25. Mahoney WJ, Roberts E, Bryze K, Parker Kent JA. Occupational engagement and adults with intellectual disabilities. Am J Occup Ther. 2015;70(1).
26. Arbesman M, Bazyk S, Nochajski SM. Systematic review of occupational therapy and mental health promotion, prevention, and intervention for children and youth. Am J Occup Ther. 2013 Nov-Dec;67(6):e120-30.
27. Alanazi A. Smartphone apps for transportation by people with intellectual disabilities: are they really helpful in improving their mobility? Disabil Rehabil Assist Technol. 2022 Jan;17(1):1-7.
28. Agarwal Y. Accessibility information in New Delhi for "EasenAccess" Android-based app for persons with disability: an observational study. Disabil Rehabil Assist Technol. 2019 Oct;14(7):645-62.
29. Kienzler H, Mitwalli S, Cicek M. The experience of people with psychosocial disabilities of living independently and being included in the community in war-affected settings: a review of the literature. Int J Law Psychiatry. 2022 Mar-Apr;81:101764.

Capítulo **12**

Reabilitação neuropsicológica funcional do adulto e idoso com deficiência intelectual

Isabela dos Reis Sant'Ana Basílio

Pontos-chave:

- Exploração da interseção entre o envelhecimento e a deficiência intelectual (DI), destacando os desafios específicos enfrentados por adultos e idosos com essa condição à medida que envelhecem.
- Introdução à neuropsicologia e à importância da avaliação neuropsicológica na identificação de padrões cognitivos e funcionais em adultos e idosos com DI.
- Comparação entre os modelos de reabilitação cognitiva e neuropsicológica funcional, com ênfase na abordagem holística da última, que considera não apenas aspectos cognitivos, mas também emocionais, comportamentais e contextuais na reabilitação.
- Discussão sobre a aplicação da reabilitação neuropsicológica funcional no contexto da DI, enfatizando estratégias adaptadas e individualizadas para promover o desenvolvimento e a independência cognitiva dos adultos e idosos com essa condição.

INTRODUÇÃO

Sabe-se que de acordo com dados estatísticos das últimas décadas está acontecendo uma mudança no perfil etário da população mundial como um todo.[1] A síndrome de Down (SD) é a principal causa de **deficiência intelectual (DI)** na humanidade; no Brasil nasce uma criança com SD a cada 600 a 800 nascimentos.[2] Achados da literatura demonstram que esses indivíduos têm ultrapassado os 60 anos, dado que corrobora a hipótese de que há um **aumento na expectativa de vida dessa população.**[3] Pessoas com SD podem passar pelo processo de **envelhecimento** de maneira **precoce**, sendo possível identificar sinais deste a partir dos 30 anos.[4]

Neste capítulo pretende-se elucidar como a **reabilitação neuropsicológica funcional (holística)** pode impactar positivamente nessa população, contribuir para a desaceleração do **declínio cognitivo** e/ou a criação de estratégias compensatórias para manutenção da funcionalidade, gerando assim aumento da **qualidade de vida** desses indivíduos, bem como de seus cuidadores.

ENVELHECIMENTO E DEFICIÊNCIA INTELECTUAL

Para abordar esse assunto de maneira adequada, será definido o que se entende por DI, "transtorno com início no período do desenvolvimento que inclui déficits funcionais, tanto intelectuais quanto adaptativos, nos domínios conceitual, social e prático".[5] Devem-se encontrar limitações no funcionamento cognitivo, de modo que precisem de apoio integral ou parcial, interferindo na autonomia e independência desses sujeitos.[6]

É possível que o aumento da expectativa de vida dessa população favoreça o desenvolvimento de **doenças relacionadas ao envelhecimento**, com ênfase na demência do tipo Alzheimer (DA).[4] Pesquisas identificaram maior risco de esse processo ocorrer no final da quarta ou quinta década de idade, entretanto observa que os estágios iniciais desse processo podem ser de difícil identificação, por possíveis sintomas atípicos que podem impactar no diagnóstico.[7]

Biomarcadores podem sugerir o processo de envelhecimento precoce nas pessoas com SD, e pesquisadores apresentam como hipótese causal a superexpressão do gene que codifica a proteína precursora de amiloide (APP). Esta pode levar à deposição de placas beta-amiloides no cérebro, relacionadas às características da DA, destacando-se o fato de esse gene localizar-se no cromossomo 21 (principal causador da SD).[3]

NEUROPSICOLOGIA E AVALIAÇÃO NEUROPSICOLÓGICA

É importante enunciar o que é a neuropsicologia para garantir a compreensão do tema exposto. Pode-se considerá-la uma disciplina científica que envolve o estudo das relações existentes entre o cérebro (modelos neurais, fornecidos pela biologia) e as manifestações do comportamento (modelos cognitivos, fornecidos pela psicologia e pela linguística).

"Atua no diagnóstico, no acompanhamento, no tratamento e na pesquisa da cognição, das emoções, da personalidade e do comportamento sob o enfoque da relação entre esses aspectos e o funcionamento cerebral [...] Utiliza instrumentos especificamente padronizados para avaliação das **funções neuropsicológicas**. Estabelece parâmetros para emissão de laudos com fins clínicos, jurídicos ou de perícia. [...] trabalha com indivíduos portadores ou não de transtornos e sequelas que envolvem o cérebro e a cognição [...] Além do diagnóstico, a Neuropsicologia e sua área interligada de Reabilitação Neuropsicológica visam realizar as intervenções necessárias junto ao paciente, para que possam melhorar, compensar, contornar ou adaptar-se às dificuldades [...]."[8]

Quando uma das **funções cognitivas** se encontra deficiente, pode existir comprometimento de outras funções, podendo gerar a necessidade de reabilitação neuropsicológica (RN).[9] Para que seja possível avançar na temática, é importante citar de maneira simplificada algumas das principais funções cognitivas (percepção, linguagem, atenção, memória, praxias e funções executivas):

Percepção: é o processo cognitivo complexo que permite interpretar os dados do ambiente exterior, selecionar e organizar os diferentes tipos de informações – que são obtidas por meio dos órgãos sensoriais (visual, auditiva, tátil, olfativa e gustativa).[9]

Linguagem: capacidade de expressar sentimentos e pensamentos por meio de símbolos falados ou escritos.[9] É uma função cognitiva extremamente importante, que se inter-relaciona com as outras funções cerebrais, desde sua aquisição e desenvolvimento até as modificações que ocorrem ao longo da vida. Base da comunicação humana e, portanto, do comportamento e das relações sociais.

Atenção: processo psicológico que possibilita ao ser humano direcionar a consciência.[9] Conceitos importantes nesse aspecto são a tenacidade (capacidade de focar e manter a atenção em um estímulo específico de forma intencional) e a vigilância (capacidade de alternar a atenção de um objeto para outro, possibilita mudança de foco).

Memória: "é a capacidade de registrar, manter e evocar as experiências e os fatos já ocorridos". Processo relacionado com o nível de consciência, a atenção (supracitada) e o interesse afetivo do sujeito em relação a determinado tema.[10]

Praxias: "movimento intencional, organizado, tendo em vista a obtenção de um fim ou de um resultado determinado. [...] movimento voluntário, consciente e organizado, envolvendo planejamento cortical e um sistema de autorregulação frontal. [...] exemplos: gestos, manuseio de instrumentos e objetos".[9]

Funções executivas: são um subconjunto das funções cognitivas que tem como foco as habilidades de autorregulação. "Permitem focalizar, direcionar, regular, gerenciar e integrar funções cognitivas, emoções e comportamento."[9]

Existe uma relação estreita entre cognição e funcionalidade, que permite aos seres humanos organizarem seus conhecimentos (raciocínio, pensamento e capacidade de resolver problemas) para realizar as atividades diárias do cotidiano. "Exemplificando, um indivíduo, ao executar uma atividade que faz parte de seu cotidiano, como trocar de roupa, necessita de diversas funções cognitivas e motoras preservadas como atenção, memória, planejamento abstrato e motor, entre outras funções, para que a atividade aconteça de forma satisfatória. Caso alguma dessas funções esteja comprometida, o indivíduo pode apresentar dificuldades de desempenho e na sua capacidade de executar as tarefas de forma independente e autônoma."[11]

Avaliação neuropsicológica

Feitas determinadas definições, o processo de avaliação neuropsicológica consiste em uma ferramenta clínica que objetiva investigar e compreender o funcionamento cognitivo e emocional de uma pessoa.

Um dos principais objetivos da avaliação é identificar e diagnosticar possíveis **alterações no funcionamento cerebral** que podem ser evidenciadas por meio de alterações cognitivas, emocionais e\ou comportamentais. Para o modelo bioneuropsicológico, a cognição é um processo, e qualquer alteração, seja de âmbito molecular, celular, anatômico, fisiológico ou psicológico, pode gerar impacto de alterações comportamentais e dificuldades sociais. Vale destacar que no processo de avaliação é importante identificar se existe alguma alteração e se está em apenas uma estrutura das citadas anteriormente, ou se impactou outras áreas e/ou existem comorbidades, com o objetivo de fazer a proposta de intervenção e reabilitação mais adequada para aquele paciente.

Deve-se selecionar uma bateria de instrumentos (testes, escalas, questionários) que estejam devidamente aprovados pelo Conselho Federal de Psicologia (CFP), escolhidos de acordo com aquilo que se pretende investigar, dentro dos domínios das habilidades e competências cognitivas, tais como as citadas anteriormente e levando em consideração os critérios específicos destes. Cabe destacar que, no caso de pacientes com DI, é preciso selecionar os instrumentos validados e adaptados para essa população, para que não sejam considerados dados inválidos e, com isso, haja impacto no diagnóstico, bem como no plano de intervenção e reabilitação que será proposto.

A importância da **avaliação neuropsicológica** detalhada e estruturada não se limita à apresentação de diagnóstico, à delimitação da gravidade e à determinação da evolução esperada, mas inclui direcionar o processo de reabilitação. Ou seja, os resultados encontrados na avaliação neuropsicológica servem de base para serem definidas, planejadas e executadas as estratégias que compõem o plano de reabilitação neuropsicológica (NP). Cabe citar alguns pontos a serem considerados na preparação da avaliação e para a escolha dos instrumentos, como:

- Nível de escolaridade.
- Gravidade de sintomas observáveis (neurológicos, psiquiátricos, motores).
- Possíveis interferências de sintomas de humor (como depressão e ansiedade), que podem impactar no desempenho do paciente como um todo.
- Medicamentos em uso, dosagem e seus efeitos adversos.
- Características comportamentais do paciente e validade e confiabilidade dos instrumentos para aquela população.

Conectando-se com o tema que será aprofundado de maneira mais direta, o processo de avaliação neuropsicológica pode ser um elemento importante para fechar o diagnóstico de demência precoce e proporcionar intervenções de reabilitação cognitiva e/ou neuropsicológica funcional que gerem ganhos para o paciente.

MODELOS DE REABILITAÇÃO: COGNITIVA *VERSUS* NEUROPSICOLÓGICA FUNCIONAL (HOLÍSTICA)

A reabilitação cognitiva ocupa-se especificamente do tratamento das funções cognitivas, algumas já citadas (atenção, memória, percepção etc.), e tem como objetivo promover a melhora do desempenho em tarefas que demandam tais funções cerebrais, por meio dos treinos cognitivos, por exemplo, práticas repetitivas de tarefas estruturadas. Dado que o objetivo do capítulo é o enfoque funcional, essa temática não será explorada.

A **reabilitação neuropsicológica funcional**, também conhecida como holística, reconhece que cognição, emoção e comportamento estão interligados de maneira dinâmica e que, para obter avanço nos programas, é preciso atuar de forma integrada. É um caminho de tratamento mais humanizado, sugerindo intervenções que vão além de visar à melhora cognitiva, por exemplo, questões ecológicas (ou seja, presentes no dia a dia do paciente) em que podem ser propostos protocolos que objetivem restaurar o nível de autonomia ou, quando não for possível, reestabelecer certo grau de funcionalidade ao mesmo.[12]

Entende-se por funcionalidade a capacidade do indivíduo para executar as atividades que compõem seu cotidiano.[11] Cabe ressaltar que nem sempre é possível restaurar a função cognitiva prejudicada, podendo-se criar estratégias de compensação para minimizar os problemas do cotidiano.

Um bom programa de reabilitação neuropsicológica deve ser elaborado individualmente, ou seja, construído para aquele determinado paciente, considerando suas condições e a proposta de intervenção, organizado adequadamente de acordo com a situação de aprendizagem e *performance* do paciente. Destaca-se que é importante realizar uma revisão do programa ao longo do tratamento, pois o curso clínico pode sofrer modificações tanto geradas pelo avanço da recuperação quanto pelos processos de maturação cerebral e os fenômenos de plasticidade neuronal.[11]

REABILITAÇÃO NEUROPSICOLÓGICA FUNCIONAL E DEFICIÊNCIA INTELECTUAL

Os objetivos da reabilitação neuropsicológica para pessoas com DI seguem o mesmo racional que outros processos de RN, com foco em capacitar os pacientes e cuidadores para reduzir os impactos desse declínio cognitivo, ajudar na manutenção da **autonomia e funcionalidade** desses indivíduos no cotidiano, melhorias na qualidade de vida e, quando possível, desaceleração do declínio.[13]

Uma ferramenta que, segundo a literatura, vem sendo utilizada para essa população é a **Classificação Internacional de Funcionalidade, Incapacidade e Saúde (CIF)**, modelo desenvolvido pela Organização Mundial da Saúde (OMS), que considera a funcionalidade um componente central da saúde e leva em conta os fatores contextuais (pessoais e ambientais) que podem facilitar ou dificultar a funcionalidade. A funcionalidade pode ser compreendida como a interação entre estruturas e funções do corpo, a realização de atividades e a participação social, sendo estas consideradas aspectos positivos da saúde. Quando alterados, esses componentes indicam incapacidade[14] (ver Figura 1).

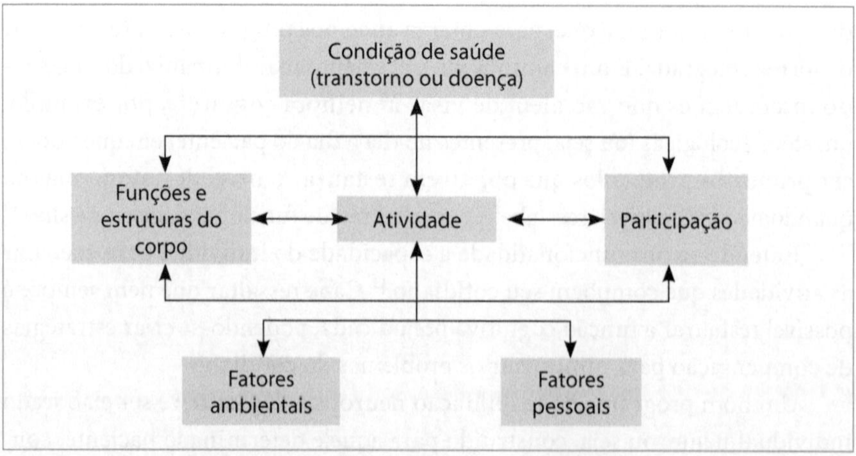

Figura 1 Estrutura da CIF.
CIF: Classificação Internacional de Funcionalidade, Incapacidade e Saúde.
Fonte: Novelli e Canon.[11]

a. **Funções e estruturas do corpo:** avalia as funções mentais, sensoriais e físicas, bem como as estruturas corporais.
b. **Atividades e participação:** examina as habilidades e limitações nas atividades diárias e na participação social.
c. **Fatores contextuais:** considera os fatores pessoais, como idade, gênero, educação, e ambientais, como apoio familiar e acessibilidade.[11]

As avaliações funcionais costumam descrever de maneira ordenada as atividades típicas do cotidiano de um indivíduo que pressupõem uma variedade de habilidades, já descritas anteriormente. A partir dessa avaliação é possível planejar intervenções direcionadas para o ganho e/ou aumento de funcionalidade do indivíduo com DI, programas que proporcionem oportunidades para desacelerar o declínio cognitivo e/ou a criação de estratégias compensatórias para manutenção da funcionalidade.

É possível, por exemplo, estruturar um plano individual de reabilitação funcional que objetive as **atividades básicas de vida diária (ABVD)**, que são por definição as que relacionam o indivíduo consigo mesmo, incluindo tarefas como higiene pessoal e autocuidado, alimentação, vestuário, entre outras, e/ou as **atividades instrumentais da vida diária (AIVD)**, que englobam atividades que relacionam o indivíduo com o meio, como gerenciamento financeiro, mobilidade pela comunidade, cuidado de terceiros etc. Um exemplo hipotético para fins didáticos:

- Paciente adulto (45 anos) com DI, diagnosticado em processo de demência precoce (pós-avaliação neuropsicológica devidamente efetuada).
- Anteriormente conseguia realizar a tarefa de fazer o próprio almoço, tinha autonomia para ir até o mercado e gerenciava o próprio dinheiro.
- Ele ou a família começam a perceber dificuldade nessas tarefas e buscam um processo de reabilitação funcional (direcionados pelos profissionais que realizaram a avaliação).

O neuropsicólogo pode utilizar modelos de observação ecológica do desempenho do indivíduo, para observação real das atividades, estratégia que minimiza as interferências que podem ocorrer devido ao prejuízo de seu julgamento e interpretação de seus cuidadores e/ou familiares.[15] Montar uma estratégia específica para ganho e manutenção dessas funcionalidades, em que o treino de habilidades cognitivas, a aprendizagem de uso de estratégias compensatórias, a organização e o planejamento de rotinas seja voltado para essas tarefas práticas. Pode propor o programa do ponto de vista da funcionalidade da seguinte forma:

- Iniciar com uma proposta em que o paciente deve estruturar uma lista de passo a passo para conseguir realizar aquela atividade, direcionada para a tarefa mais simples de início, como os passos da receita em si, quais utensílios precisa separar, ingredientes a serem utilizados etc.
- Concluída a etapa de preparação da lista, de maneira assistida, pode-se iniciar efetivamente os passos planejados, organizar os itens e preparar a receita.
- Deve-se fazer o registro das microtarefas nas quais apresentou maior ou menor dificuldade dentro da proposta para que sejam treinadas e para mensurar a evolução na medida em que avançam no processo ao longo das sessões.
- Atingido o objetivo, pode-se avançar para atividades de maior complexidade, por exemplo, englobar desde o macro: fazer a lista de mercado dos itens da receita, realizar o cálculo aproximado de qual valor será necessário investir, buscar o caminho que será feito até o mercado etc.

Nesse exemplo, a lista é a estratégia compensatória, para servir de auxílio nos déficits apresentados (possivelmente de memória, atenção ou outros mapeados no diagnóstico). A intervenção precisa ser planejada e apresentar metas para serem alcançadas. Geralmente se utiliza a metodologia SMART, originalmente proposta para metas organizacionais[16] (Quadro 1), que em sua aplicação na área da Saúde tem sido amplamente utilizada para estruturar objetivos clínico-reabilitacionais, permitindo monitorar ganhos funcionais do paciente.[17] O recomendado é que se comece com uma atividade mais simples e, à medida que o paciente alcance os objetivos, se avance na complexidade das tarefas propostas.

Quadro 1 Critério SMART

S – Específico (*Specific*)	**M – Mensurável** (*Measurable*)	**A – Alcançável** (*Achievable*)	**R – Relevante** (*Relevant*)	**T – Temporal** (*Time-bound*)
O objetivo deve ser claro e inequívoco, detalhando o que será alcançado, por quem e para quem	Quantificável, com métricas que permitam acompanhar o progresso e o sucesso	Realista e possível de ser alcançado dentro dos recursos e do tempo disponíveis	Significativo e alinhado aos objetivos maiores do estudo e às necessidades da área de pesquisa	Deve ter um prazo definido para sua conclusão, criando um senso de urgência

Deve ser feita uma reavaliação após tempo determinado pelos profissionais responsáveis, levando em consideração as recomendações de protocolos para aquela determinada questão, a fim de mapear a evolução do paciente e identificar se o processo de intervenção proposto está apresentando efeito (regredindo o processo demencial, ou desacelerando os danos por ele causados).

CONCLUSÃO

A reabilitação neuropsicológica funcional (holística) tem-se mostrado uma ferramenta promissora para o aumento da qualidade de vida dos adultos e idosos com deficiência intelectual (DI) e, inclusive, para seus familiares e cuidadores. Pode contribuir para a desaceleração do declínio cognitivo e/ou a criação de estratégias compensatórias para manutenção da funcionalidade e redução do impacto do declínio no cotidiano.

É relevante observar que existe uma considerável dificuldade na identificação de instrumentos de medida para avaliar adequadamente algumas funções em pessoas com DI, e há necessidade de serem feitos mais estudos voltados para essa população e validação científica de instrumentos no Brasil.

Existem profissionais dedicados a desenvolver essa temática com pesquisas e validações em andamento, e entende-se que o desenvolvimento contínuo dessas ferramentas é crucial para aprimorar a prática em avaliação e intervenção neuropsicológica com a população específica de adultos e idosos com DI no Brasil, uma vez que vem demonstrando ser um caminho promissor para a reabilitação desses pacientes.

REFERÊNCIAS

1. Oliveira AF. Deficiência intelectual e envelhecimento: um desafio contemporâneo. Apae. 2013 Mar 6(1). Disponível em: https://apaeciencia.org.br/index.php/revista/article/view/4. Acesso em: 23 jun. 2025.
2. Ministério da Saúde. Secretaria de Atenção à Saúde. Departamento de Ações Programáticas Estratégicas. Diretrizes de Atenção à Pessoa com Síndrome de Down. Brasília, 2013. Disponível em: https://www.gov.br/saude/pt-br/assuntos/saude-de-a-a-z/s/saude-da-pessoa-com-deficiencia/publicacoes/diretrizes-de-atencao-a-pessoa-com-sindrome-de-down.pdf/view. Acesso em: 23 jun. 2025.
3. Lopes BS, Vianna LG, Moraes CF, Carvalho G de A, Alves VP. A síndrome de Down e o processo de envelhecer: revisão sistemática. Kairós-Gerontologia. 2014 Dez 30;17(4):141-55. Disponível em: https://revistas.pucsp.br/index.php/kairos/article/view/23661. Acesso em: 23 jun. 2025.
4. Carvalho CL, Silva JG, Castro LR, Pinto MP. Equipe multidisciplinar e qualidade de vida de pessoas com deficiência intelectual: um esforço orquestrado entre a fonoaudiologia e as artes. In: Guilhoto LMF (ed.). Envelhecimento e deficiência intelectual: uma emergência silenciosa. 2.ed. rev. ampl. São Paulo: Instituto APAE de São Paulo; 2013.
5. Associação Psiquiátrica Americana (APA). Manual Diagnóstico e Estatístico de Transtornos Mentais – DSM-5. 5.ed. Porto Alegre: Artmed; 2014.
6. Aguiar AA. Avaliação neuropsicológica na deficiência intelectual: subsídios para um envelhecimento saudável. Anais V CIEH. Campina Grande: Realize Editora, 2017. Disponível em: https://editorarealize.com.br/artigo/visualizar/34219. Acesso em: Acesso em: 23 jun. 2025.
7. Abrisqueta-Gomez J. Neuropsicologia do envelhecimento cognitivo normal e patológico e sua relação com a deficiência intelectual. In: Guilhoto LMF (ed.). Envelhecimento e deficiência intelectual: uma emergência silenciosa. 2.ed. rev. e ampl. São Paulo: Instituto Apae de São Paulo; 2013. p. 151-69.
8. Conselho Federal de Psicologia (CFP). Código de Ética Profissional dos Psicólogos. Art. 3º da Resolução n. 02/2004. Disponível em: https://site.cfp.org.br/wp-content/uploads/2006/01/resolucao2004_2.pdf. Acesso em: 23 jun. 2025.
9. Corrêa RC. Uma proposta de reabilitação neuropsicológica através do programa de enriquecimento instrumental (PEI). Ciências & Cognição. 2009;14(2):47-58. Disponível em: http://

pepsic.bvsalud.org/scielo.php?script=sci_arttext&pid=S1806=58212009000200005-&lng=pt&tlng-pt. Acesso em: 23 jun. 2025.
10. Dalgalarrondo P. Psicopatologia e semiologia dos transtornos mentais. 2.ed. Porto Alegre: Artmed; 2008.
11. Novelli MM, Canon MB. Avaliação da funcionalidade nos programas de reabilitação cognitiva. In: Reabilitação neuropsicológica: abordagem interdisciplinar e modelos conceituais na prática clínica. Porto Alegre: Artmed; 2012. p.95-105.
12. Abrisqueta-Gomes J (org.). Reabilitação neuropsicológica: abordagem interdisciplinar e modelos conceituais na prática clínica. Porto Alegre: Artmed; 2012.
13. Oliveira AD. O envelhecimento da pessoa com deficiência intelectual (DI) e a reabilitação neuropsicológica. Federação Nacional das Apaes – Fenapaes Brasília. 2018, jul./dez.;10(2):52-61.
14. Bressan LA, Speciali JG, Vale EA. The daily life of patients with dementia. Dementia & Neuropsycologia. 2007;3:288-95.
15. Bressan LA, Speciali JG, Vale EA. The daily life of patients with dementia. Dementia & Neuropsycologia. 2007;3:288-95.
16. Doran GT. There's a S.M.A.R.T. way to write management's goals and objectives. Management Review. 1981;70(11):35-6.
17. Bradley EH, Bogardus ST Jr, Tinetti ME, Inouye SK. Goal-setting in clinical medicine. Soc Sci Med. 1999;49(2):267-78.

Capítulo **13**

Uso de jogos pela fonoaudiologia na reabilitação funcional

Fabio Ota
Cláudia Lopes Carvalho
Wellington da Cruz

Pontos-chave:

- Indicação e aplicabilidade dos jogos na fonoaudiologia.
- Perspectivas científicas sobre o uso de jogos na prática clínica fonoaudiológica.
- A complexidade da indicação terapêutica dos jogos na prática clínica fonoaudiológica.
- Estimulação do processamento cognitivo linguístico por meio do uso dos jogos clássicos.
- Adaptações necessárias dos jogos clássicos para adultos e idosos com deficiência intelectual.
- Estimulação do processamento cognitivo linguístico por meio dos jogos digitais.
- Seleção e recomendação dos principais jogos indicados para estimulação da comunicação e da linguagem para adultos e idosos com deficiência intelectual (DI).

INTRODUÇÃO

O uso de jogos como recurso terapêutico para o processo de reabilitação e intervenção fonoaudiológica pode ser frequentemente subestimado, muitas vezes interpretado como uma pausa agradável ou uma atividade de preenchimento das lacunas terapêuticas. Contudo, a percepção dos jogos como simples entretenimento desconsidera sua riqueza e utilidade como ferramenta terapêutica legítima, incorporando-se de forma eficaz no raciocínio clínico.[1]

Neste capítulo, exploraremos como o uso de jogos pode ser uma ferramenta importante no processo de reabilitação e intervenção fonoaudiológica na deficiência intelectual (DI) para adultos e idosos, destacando a importância de uma compreensão crítica sobre essa abordagem.

INDICAÇÃO E APLICABILIDADE DO USO DE JOGOS NA FONOAUDIOLOGIA

A utilização de jogos na prática clínica fonoaudiológica é uma estratégia dinâmica e eficaz para promover a reabilitação funcional em adultos e idosos com DI. Essa abordagem lúdica não apenas torna o processo terapêutico mais envolvente, mas também estimula diversas áreas cognitivas e motoras.[2]

Jogos podem ser indicados para trabalhar diferentes aspectos da comunicação, como a articulação, fluência, linguagem receptiva e expressiva. Por meio de desafios interativos, os pacientes podem aprimorar suas habilidades linguísticas de maneira natural, proporcionando uma experiência terapêutica mais positiva e motivadora.[3]

A estimulação da fala em adultos e idosos com DI é um parâmetro fundamental no processo de reabilitação, visando promover a expressão oral e a comunicação eficaz. Indivíduos nessa faixa etária frequentemente enfrentam desafios no desenvolvimento da linguagem, tornando a intervenção terapêutica crucial para a melhoria da qualidade de vida.[2]

Portanto, a utilização de jogos é uma estratégia que pode ser realizada de maneira criativa, envolvente e eficaz nesse contexto. Os jogos para estimulação da fala devem oferecer um ambiente lúdico que não apenas cative a atenção dos participantes, mas também proporcione oportunidades para uso da fala de maneira funcional.

Em adultos e idosos com DI, essa abordagem é especialmente benéfica, pois muitas vezes enfrentam dificuldades de motivação e engajamento em atividades tradicionais de terapia.

Ao incorporar jogos à estimulação da fala, os terapeutas podem criar desafios adaptados às capacidades individuais, promovendo a articulação clara, o desenvolvimento do vocabulário e a melhoria da fluência verbal. A interatividade dos jogos não apenas facilita a expressão oral, mas também estimula outras habilidades cognitivas e motoras, contribuindo para uma abordagem holística na reabilitação.[4]

A variedade de jogos disponíveis permite uma personalização da terapia de acordo com as necessidades específicas de cada paciente. Desde jogos de memória com palavras até aplicativos interativos, a diversidade de abordagens oferece uma gama de opções para atender às diferentes faixas etárias e níveis de habilidade.

A estimulação da fala em adultos e idosos com DI por meio de jogos representa uma estratégia inovadora e eficaz. Além de proporcionar um ambiente terapêutico mais agradável, essa abordagem contribui significativamente para o desenvolvimento da comunicação e linguagem, promovendo uma melhoria substancial na qualidade de vida desses indivíduos.[5]

A indicação do uso de jogos para estimulação da fala e da articulação das palavras deve ser customizada considerando o nível de funcionamento cognitivo linguístico do cliente, bem como as habilidades motoras necessárias para executar as ações existentes em cada material.

Outra indicação do uso de jogos para adultos e idosos é a utilização de jogos na estimulação da organização e do planejamento do discurso oral. Jogos proporcionam um ambiente dinâmico no qual os participantes são desafiados a organizar suas ideias de maneira coerente e a planejar respostas rápidas. Ao envolver-se em atividades como jogos de história encadeada ou charadas, os jogadores praticam a articulação de pensamentos de maneira estruturada, promovendo uma expressão oral mais clara e organizada.[6]

A natureza interativa dos jogos estimula a improvisação e o pensamento rápido, essenciais para o desenvolvimento da habilidade de planejar e articular o discurso de maneira eficaz. Além disso, jogos como o da "conversa com palavras-chave" e "Story Cubes" oferecem oportunidades práticas para integrar palavras e conceitos de maneira coesa, desenvolvendo a capacidade de conectar ideias de forma fluida.[7]

Portanto, ao incorporar jogos à prática terapêutica, os profissionais promovem um ambiente estimulante e personalizado, no qual os participantes podem aprimorar suas habilidades de organização e planejamento do discurso oral de maneira agradável e eficaz. Essa abordagem não apenas fortalece competências linguísticas, mas também contribui para uma comunicação mais clara e confiante.

Segundo a American Speech Language Hearing Association (ASHA),[8] a comunicação social é uma habilidade vital que permeia todas as fases da vida, desempenhando um papel crucial na construção e manutenção de relacionamentos significativos. Em todos os ciclos da vida, a capacidade de interagir de modo eficaz com os outros é fundamental para o desenvolvimento pessoal e social.

Ao longo da vida, a comunicação social evolui, adaptando-se às necessidades específicas de cada estágio. Na infância, é essencial para a formação de laços afetivos e o desenvolvimento da linguagem. Na adolescência, contribui para a construção de identidade e conexões interpessoais mais complexas. Na vida adulta, a comunicação social é central para o sucesso profissional, nos relacionamentos amorosos e círculos sociais diversos. No envelhecimento, mantêm conexões sociais que são vitais para o bem-estar emocional.[9]

Atualmente, existe uma ampla variedade de jogos disponíveis, desde jogos de mímica até jogos de cartas com perguntas, oferecendo oportunidades específicas para trabalhar diferentes aspectos da comunicação social em diversas faixas etárias. Ao incorporar essas atividades na prática terapêutica, profissionais podem criar ambientes estimulantes e personalizados, capacitando os participantes a desenvolver e aprimorar suas habilidades de comunicação social de maneira agradável e eficaz.[10]

A seleção desses tipos de jogos como estratégia de intervenção não apenas fortalece as interações sociais, mas também contribui para uma vida mais plena e conectada.

PERSPECTIVAS CIENTÍFICAS SOBRE O USO DE JOGOS NA PRÁTICA CLÍNICA FONOAUDIOLÓGICA

Embora ainda seja um tema pouco explorado, evidências indicam que o uso de jogos e programas pode proporcionar uma série de benefícios em diversas áreas da vida, especialmente para adultos e idosos com DI, sendo estes os principais benefícios:

- Melhoria das funções cognitivas: a prática do uso de jogos contribui para estimular habilidades cognitivas, como atenção e memória operacional. Isso pode ser uma ferramenta útil na reabilitação de pessoas idosas com DI, mesmo quando já apresentam declínio cognitivo. Estudos indicam que essas atividades podem ajudar a manter ou melhorar a função cognitiva.[11,12]
- Acessibilidade e adequação: os jogos clássicos são uma opção acessível e familiar para os idosos, pois muitos fizeram parte de suas vidas. A capacidade de ajustar o nível de dificuldade torna esses jogos adequados para uma ampla gama de funções cognitivas, mesmo para aqueles com demência.[13] Na DI, os jogos clássicos também podem ser valiosos, proporcionando uma abordagem familiar e agradável para melhorar habilidades cognitivas e sociais.[14]

- Redução de depressão: o uso de jogos pode contribuir para a redução da depressão, pois favorece a interação social e o envolvimento em atividades lúdicas, impactando positivamente na saúde mental.[15]
- Potencial para redução do risco de demência: o envolvimento em jogos recruta diversas habilidades cognitivas, como memória, planejamento, tomada de decisões e raciocínio estratégico, além da interação social. A prática regular dessas habilidades pode manter o cérebro ativo, sendo benéfica para a saúde cognitiva em longo prazo, tanto em idosos quanto em pessoas com DI.[16,17] Melhoria da qualidade de vida: a utilização de jogos de tabuleiro como terapia complementar tem-se mostrado eficaz na melhoria da qualidade de vida de indivíduos com DI e idosos. O envolvimento cognitivo contínuo mesmo após as sessões formais de jogo sugere um impacto duradouro e motivação dos participantes no processo terapêutico.[15,18]

Em síntese, as evidências científicas encontradas na literatura indicam que a incorporação de jogos à prática clínica fonoaudiológica oferece uma gama significativa de benefícios para adultos e idosos, especialmente aqueles com DI. O enfoque nessas áreas específicas destaca benefícios cruciais que transcendem as práticas tradicionais de reabilitação cognitiva funcional.

A melhoria das funções cognitivas, evidenciada pelo estímulo à atenção e à memória operacional, posiciona os jogos como ferramentas úteis mesmo para aqueles que já apresentam declínio cognitivo. A acessibilidade e a adequação dos jogos clássicos, adaptados para diferentes níveis de dificuldade, demonstram ser estratégias eficazes para engajar idosos, inclusive os que enfrentam demência, e pessoas com DI.[19]

A contribuição dos jogos na redução da depressão, por meio da promoção da interação social e do envolvimento em atividades lúdicas, destaca a importância da abordagem holística na saúde mental. Além disso, o potencial para a redução do risco de demência, ao recrutar diversas habilidades cognitivas e manter o cérebro ativo, destaca os jogos como ferramenta preventiva relevante em longo prazo.[20]

A melhoria da qualidade de vida, evidenciada pela eficácia dos jogos de tabuleiro como terapia complementar, revela um impacto duradouro e uma motivação contínua dos participantes no processo terapêutico. Portanto, as perspectivas apontam para um futuro promissor na prática clínica fonoaudiológica, incentivando a inovação e a integração de estratégias baseadas em evidências para aperfeiçoar o cuidado a indivíduos com DI e idosos.

A COMPLEXIDADE DA INDICAÇÃO TERAPÊUTICA DOS JOGOS NA PRÁTICA CLÍNICA FONOAUDIOLÓGICA

Quando pensamos em jogos, muitas vezes os associamos à diversão e descontração, supondo que não requerem nenhum esforço cognitivo e se limitam simplesmente ao prazer. No entanto, é extremamente importante desmistificar essa visão simplista e reconhecer o verdadeiro valor dos jogos como componente legítimo no raciocínio clínico.

As pessoas frequentemente não percebem que até mesmo em jogos aparentemente simples, como baralho, dominó e xadrez, várias habilidades cognitivas e linguísticas estão envolvidas, indo além da sorte e exigindo um desempenho cognitivo refinado do indivíduo.

Estudos científicos, embora ainda limitados, apontam para o uso de jogos como um recurso valioso na estimulação do desenvolvimento da linguagem e cognição em crianças, bem como uma estratégia facilitadora na promoção da reserva cognitiva em adultos saudáveis.[1]

O uso dos jogos de tabuleiro tem-se mostrado benéfico na redução do risco de demência, e também no tratamento do declínio cognitivo como no comprometimento cognitivo leve e na doença de Alzheimer.[11,13]

Ao escolher um jogo para uso na reabilitação, é crucial que os objetivos terapêuticos estejam claramente definidos. O terapeuta deve selecionar o jogo com base nas habilidades específicas que precisam ser estimuladas. Além disso, é essencial conhecer o jogo profundamente e entender como ele é jogado, a fim de identificar as habilidades que podem ser desenvolvidas por meio dele e, se necessário, adaptar o jogo de acordo com as necessidades individuais de cada paciente.[1]

Por exemplo, se o objetivo é estimular a habilidade de atenção em um paciente, o terapeuta deve identificar jogos que enfatizem essa função. Os jogos clássicos, conhecidos e amplamente acessíveis, podem ser ideais para estimular habilidades cognitivas, especialmente entre a população adulta e idosa com DI.[21,22]

ESTIMULAÇÃO DO PROCESSAMENTO COGNITIVO LINGUÍSTICO POR MEIO DO USO DOS JOGOS CLÁSSICOS

No cenário da reabilitação fonoaudiológica, a busca por estratégias eficazes para estimular o processamento cognitivo linguístico em adultos e idosos com DI é de suma importância. Nesse contexto, os jogos clássicos surgem como ferramentas valiosas, proporcionando não apenas entretenimento, mas também um terreno fértil para o desenvolvimento e aprimoramento das capacidades cognitivas e linguísticas.

Adultos e idosos com DI frequentemente enfrentam desafios no que diz respeito à cognição e à linguagem, áreas fundamentais para uma vida plena e participativa. A abordagem terapêutica que incorpora jogos clássicos, como xadrez, baralho e dominó, revelam-se não apenas como atividade recreativa, mas como estratégia eficaz na promoção do processamento cognitivo e linguístico.[23,24]

Ao explorar esses jogos, abre-se um leque de oportunidades para estimular diferentes habilidades, tais como atenção, planejamento, controle inibitório, previsão, orientação visuoespacial e habilidades linguísticas. Essa diversidade de estímulos oferecidos pelos jogos clássicos proporciona um ambiente enriquecedor, permitindo uma abordagem personalizada e adaptada às necessidades específicas de cada indivíduo com DI.

Dessa forma, a estimulação do processamento cognitivo linguístico por meio do uso dos jogos clássicos emerge como ferramenta inclusiva, promovendo não apenas o desenvolvimento cognitivo, mas também a interação social e o bem-estar emocional.

Nesse contexto, exploraremos como a incorporação desses jogos pode ser um passo significativo na jornada de reabilitação neuropsicológica, buscando proporcionar uma vida mais plena e estimulante para adultos e idosos com DI.

No cotidiano, jogos clássicos como xadrez, baralho e dominó são facilmente acessíveis à população em geral, representando recursos simples que, de certa forma, já estão afetivamente registrados na memória das pessoas.

O xadrez, em particular, é reconhecido globalmente como um jogo que vai além do entretenimento, sendo frequentemente mencionado em pesquisas como ferramenta eficaz na prevenção da doença de Alzheimer.[17] Além disso, é comumente associado a pessoas inteligentes.

Ao escolher o xadrez como opção terapêutica, abre-se a possibilidade de estimular uma variedade de habilidades cognitivas e linguísticas. Isso inclui o desenvolvimento da atenção, ao observar os movimentos e estratégias do oponente; o aprimoramento do planejamento, ao decidir quais peças mover e para onde; a prática do controle inibitório, ao pensar antes de agir e considerar as consequências futuras; a habilidade de previsão, ao analisar as possíveis jogadas do oponente; a orientação visuoespacial, ao manipular peças no tabuleiro;

e o estímulo às habilidades linguísticas, ao nomear peças e jogadas, assim como interagir com o oponente.[25]

Essa abordagem terapêutica, baseada no uso de jogos clássicos como o xadrez, destaca-se pela eficácia na promoção do processamento cognitivo linguístico, proporcionando benefícios não apenas no entretenimento, mas também na manutenção e aprimoramento das habilidades mentais. Esse é um caminho envolvente e acessível para o desenvolvimento cognitivo e a promoção da saúde cerebral.

ADAPTAÇÕES NECESSÁRIAS DOS JOGOS CLÁSSICOS PARA ADULTOS E IDOSOS COM DEFICIÊNCIA INTELECTUAL

A adaptação de jogos para pessoas com DI é crucial, levando em consideração o perfil cognitivo e linguístico desses indivíduos. Primeiramente, é importante reconhecer a diversidade dentro desse grupo, pois as habilidades cognitivas variam amplamente de uma pessoa para outra. Adaptar jogos permite atender às necessidades específicas de cada participante, promovendo inclusão e garantindo que todos possam desfrutar da atividade.

Do ponto de vista cognitivo, as adaptações podem envolver simplificação nas regras do jogo, uso de estratégias visuais e auditivas, bem como a criação de versões mais táteis. Isso é essencial para garantir que a complexidade do jogo seja adequada ao nível de compreensão e processamento cognitivo de cada indivíduo, proporcionando uma experiência mais significativa e acessível.

No que diz respeito ao aspecto linguístico, a adaptação considera a variedade de habilidades de comunicação presentes em pessoas com DI. Ao modificar jogos para incluir elementos visuais claros, instruções simplificadas e até mesmo recursos táteis, garante-se que a linguagem utilizada seja compreendida de maneira eficaz. Isso é fundamental para promover a participação ativa, estimular a cognição e reforçar a autoestima.

Não podemos deixar de adaptar esses recursos, pois a falta de adaptação pode resultar em exclusão e frustração para as pessoas com DI. Além disso, ao adaptar jogos, não estamos apenas proporcionando momentos de lazer, mas também integrando essas atividades ao processo terapêutico, contribuindo para o desenvolvimento global dos participantes.

A adaptação de jogos é uma prática indispensável para garantir que todos, independentemente de suas habilidades cognitivas e linguísticas, tenham a oportunidade de se envolver, aprender e desfrutar de maneira plena. Essa abordagem alinha-se com princípios de inclusão e respeito à diversidade, promovendo uma sociedade mais equitativa e acessível.

Com o objetivo de facilitar o processo de reabilitação fonoaudiológica, tendo o xadrez como recurso terapêutico, algumas adaptações podem ser realizadas pelo terapeuta.

Por exemplo, para estimular a memória operacional, orientação espacial e planejamento, é possível propor uma adaptação focada somente em movimentos individuais das peças, com níveis crescentes de dificuldade de acordo com o desempenho do paciente.

Para tanto, selecione alguns peões e uma ou mais peças de xadrez. O terapeuta organiza o tabuleiro com os peões e o paciente deve realizar os movimentos com a peça escolhida para capturar (p. ex., o cavalo só captura em L e o bispo só na diagonal). As jogadas podem ir aumentando a dificuldade de acordo com o desempenho do paciente, adicionando mais peças no tabuleiro.

Outro recurso facilitador para memorização dos movimentos que cada peça faz é deixar um gabarito de lado, para que possa ser consultado a qualquer momento.

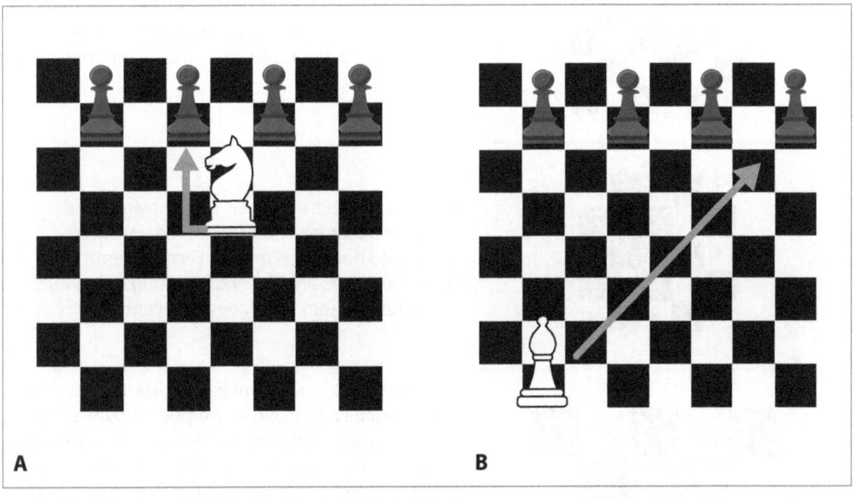

Figura 1 Representação dos movimentos isolados das peças no xadrez. Na imagem A, exemplo do movimento do cavalo para capturar o peão. Na imagem B, o bispo se desloca na diagonal com o mesmo objetivo. As cenas ilustram atividades terapêuticas para estimular funções cognitivas específicas.

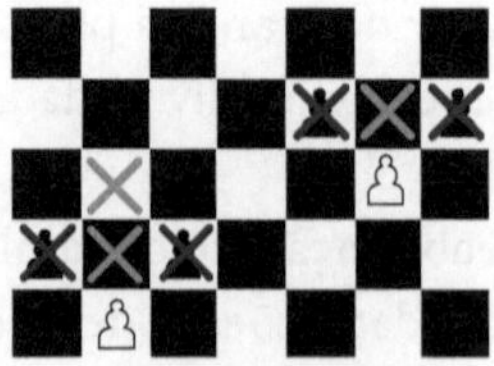	Os peões movem-se para a frente, uma casa por vez, exceto no primeiro movimento, quando podem avançar duas casas; eles capturam diagonalmente, não podem mover-se para trás, e, se uma peça bloquear sua frente, não podem avançar.
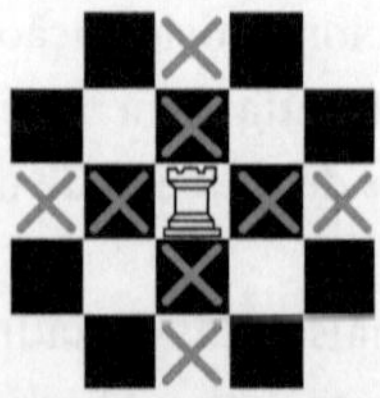	A torre no xadrez move-se em linha reta, horizontal ou vertical, sem limite de casas, desde que não haja obstruções no caminho. Ela não pode pular outras peças, e para capturar basta mover-se para a casa ocupada pela peça adversária.
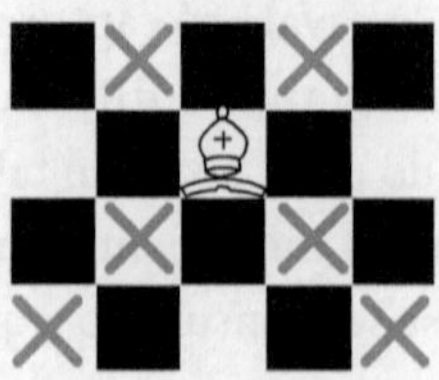	O bispo no xadrez move-se diagonalmente ao longo do tabuleiro, sem limite de casas, desde que não haja obstruções em seu caminho. Cada bispo permanece sempre nas casas de sua cor inicial (branca ou preta) ao longo do jogo. Ele não pode mover-se em linhas retas, saltar sobre outras peças ou capturar peças adversárias de outras formas além do movimento diagonal.
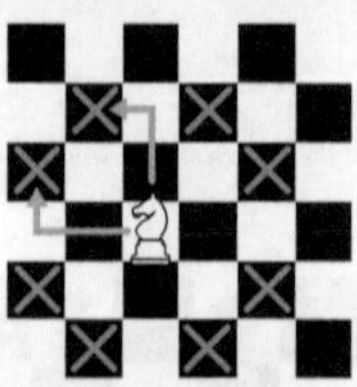	O cavalo no xadrez tem um movimento único e distinto, deslocando-se em forma de "L". Ele se move duas casas em uma direção (horizontal ou vertical) e, em seguida, uma casa perpendicularmente a essa direção.
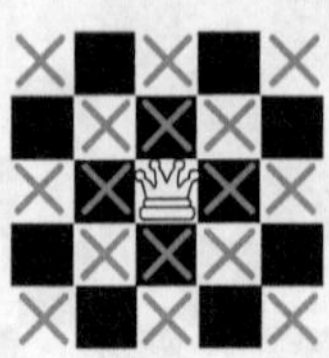	A rainha é a peça com mais com movimentos versáteis no xadrez. Pode mover-se em linha reta, tanto horizontal quanto verticalmente, ou diagonalmente, atravessando o tabuleiro quantas casas desejar, sem limitações de alcance.
	O rei no xadrez é a peça mais importante e precisa ser protegida a todo custo. Ele pode mover-se para qualquer casa adjacente, seja horizontal, vertical ou diagonal, desde que não se coloque em xeque, ou seja, em uma posição na qual possa ser capturado pelo adversário no próximo movimento. O rei também pode realizar um movimento especial chamado "roque" em conjunto com uma das torres, desde que ambas as peças não tenham se movido anteriormente.

Outra tarefa simples, mas que recruta memória operacional do paciente, seria categorizar as peças de acordo com cada movimento. Por exemplo, o cavalo é o único que pode andar em L; já o movimento para os lados, frente e atrás pode ser realizado pela torre, rei e rainha.

O baralho, dependendo do jogo escolhido, também oferece oportunidades para estimular habilidades como raciocínio lógico-temporal (em jogos que requerem sequenciamento de cartas), atenção (ao escolher e descartar cartas), planejamento (ao organizar o baralho em diferentes naipes ou números), controle inibitório (ao tomar decisões estratégicas) e velocidade de processamento (em jogos de ação rápida).

Adaptações para facilitar o aprendizado e a reabilitação

O baralho também pode ser adaptado para atender às necessidades terapêuticas. Por exemplo, categorizar cartas por cores, números ou naipes pode estimular a atenção, a orientação espacial e a categorização.

Para aprimorar habilidades de planejamento e a resolução de problemas, podem ser realizados cálculos matemáticos com cartas, nos quais o terapeuta pode pedir que o paciente realize diferentes cálculos utilizando as cartas, tendo diferentes variáveis; ora paciente deve colocar as cartas para solucionar a conta, ou já entregar o resultado e o paciente manipular as cartas com as quais possivelmente dará aquela resposta.

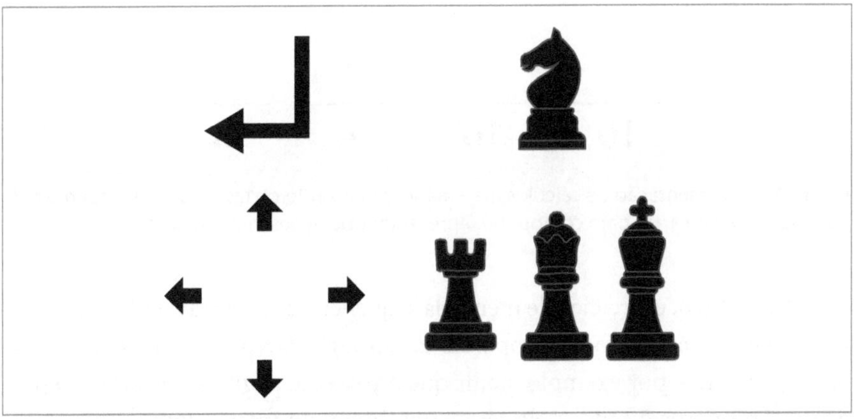

Figura 2 Exemplo de categorização por tipo de movimento no xadrez: o cavalo realiza movimento em "L", enquanto torre, rei e rainha compartilham movimentos para a frente, para trás e para os lados.

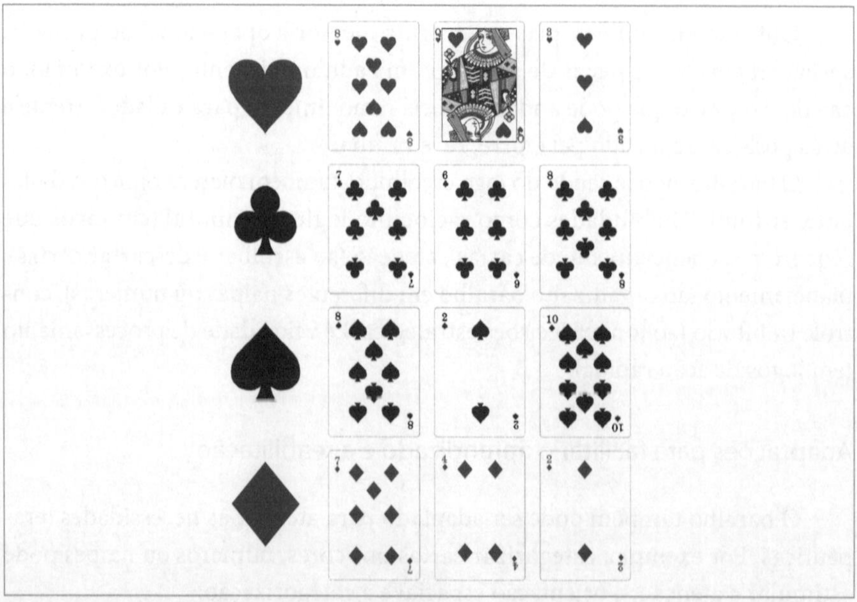

Figura 3 Exemplo da disposição das cartas de baralho organizadas em colunas conforme os quatro naipes (copas, paus, espadas e ouros).

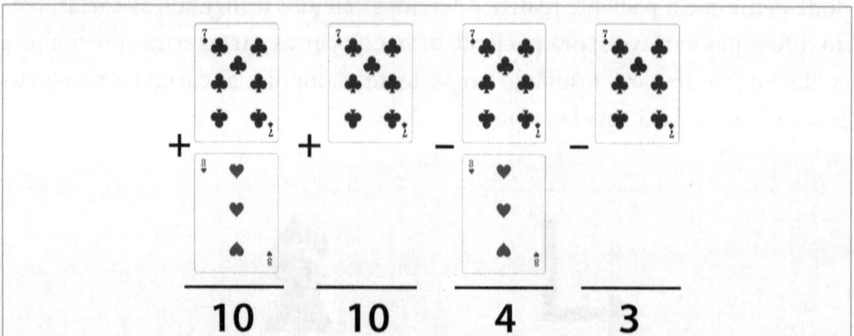

Figura 4 Representação de cálculos matemáticos utilizando cartas de baralho, por meio da manipulação das cartas para compor ou representar operações matemáticas.

Além disso, exercícios de memória sequencial com cartas podem aprimorar a memória operacional, proporcionando variações progressivas para desafiar o paciente – por exemplo, pedir que o paciente pegue as cartas ou reproduza os números ditados pelo terapeuta (podendo iniciar com sequência de dois e ir aumentando). Outra variável é o paciente reproduzir os números ditados em ordem inversa. Exemplo: 4, 5, 6 e ele repetir 6, 5, 6.

Outra opção mais complexa é o terapeuta ditar números e naipes e o paciente ter que reproduzir ou pegar as cartas conforme o mando. Exemplo: 4 de copas, 5 de paus, 6 de espadas.

O dominó, outra escolha viável, jogando em sua forma original, oferece oportunidades para estimular diversas habilidades como: orientação visuoespacial, atenção, memória operacional, planejamento e previsão.

Adaptações do dominó para fins terapêuticos

Para reabilitação, o dominó também pode ser adaptado. Os pacientes podem categorizar peças por números ou cores (quando estiver utilizando peças coloridas), podendo ter como variação também organizar só as peças ímpares voltadas para cima e peças pares para baixo ou também separar peças cujas somas dão número par ou ímpar.

Podem ser desafiados a selecionar peças cuja soma corresponda a um exercício matemático dado.

Essas adaptações ajudam a personalizar o jogo para atender às necessidades de desenvolvimento de cada paciente, adequando-se à faixa etária e aos objetivos preestabelecidos.

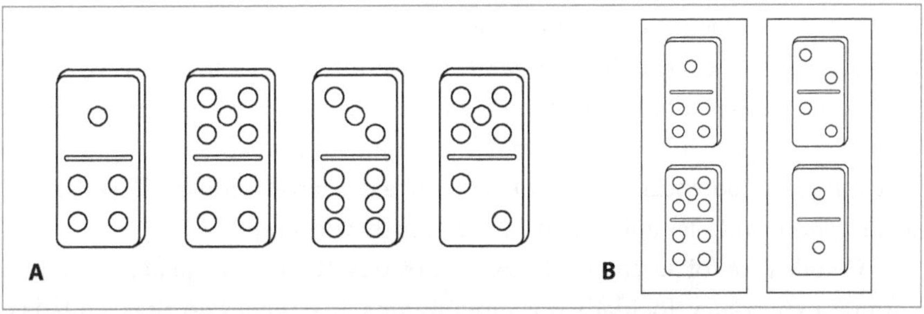

Figura 5 Exemplo de organização das peças em pares conforme critérios predefinidos (quantidade, paridade ou soma).

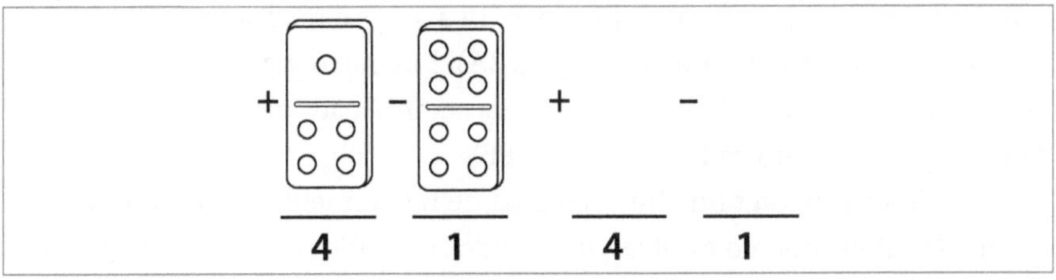

Figura 6 Representação de cálculos matemáticos utilizando dominó.

ESTIMULAÇÃO DO PROCESSAMENTO COGNITIVO LINGUÍSTICO POR MEIO DOS JOGOS DIGITAIS

Um estudo realizado em São Paulo pela empresa Isgame validou os benefícios dos jogos digitais (*videogames*) para memória, concentração, raciocínio lógico e consequente melhora na qualidade de vida das pessoas idosas. O estudo foi realizado com apoio da Fundação de Amparo à Pesquisa do Estado de São Paulo (Fapesp) no Programa Inovativo para Pequenas Empresas (Pipe), fases 1 e 2.[26]

Na fase 1 os idosos foram separados em três grupos. O primeiro aprendeu a jogar *videogame*, o segundo aprendeu a desenvolver *videogames* e o terceiro (grupo controle) aprendeu a parte de inclusão digital. Os benefícios dos jogos para manutenção e melhora da cognição foi comprovado e serviu como referência para a fase 2 do Pipe da Fapesp, onde foi desenvolvido o *videogame* Cérebro Ativo, um aplicativo baseado no conceito do modelo biopsicossocial, disponível na App Store e na Play Store, com vários jogos que exercitam habilidades cognitivas como memória, atenção, raciocínio lógico, criatividade e velocidade de processamento do cérebro.

Em novo estudo de doutorado realizado recentemente na Universidade Federal de São Paulo com o aplicativo Cérebro ativo, foi demonstrado que as pessoas idosas que participaram do grupo intervenção, com oficinas de alfabetização digital e o uso do *videogame*, obtiveram um ganho cognitivo maior do que as pessoas idosas do grupo controle que participaram de oficinas de *mindfulness*. Concluiu-se que a inclusão digital combinada com a prática de *videogame* tem potencial na melhora cognitiva das pessoas idosas. Dessa forma, o *videogame* pode ser aplicado na atenção primária à saúde.[27]

O aplicativo foi desenvolvido com contrastes de cores adequadas, tamanho e fontes de letras, velocidade dos movimentos, instruções escritas e faladas, usabilidade e jogos que remetem à realidade da pessoa idosa.

Pensando nisso, foram elaborados jogos com estímulos da memória que simulam uma compra no supermercado, nos quais é preciso ler e memorizar as compras que devem ser feitas (Figura 8A). Em outro jogo que treina a atenção e a concentração, o jogador precisa dar comida aos gatos, mas somente 1 comida (petisco) para cada um (Figura 8B).

Foi desenvolvida também uma área de relaxamento, com exercícios de respiração, alongamento e outros, utilizando realidade aumentada (Figura 8C).

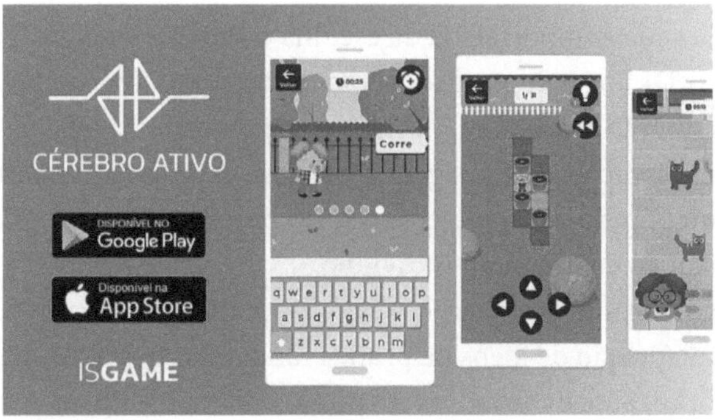

Figura 7 Ilustração do jogo.

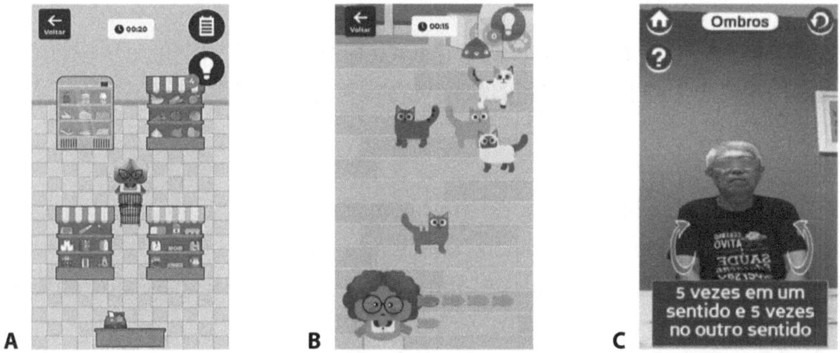

Figura 8 Jogos utilizados em contexto terapêutico. A: exemplo de atividade que estimula a memória. B: proposta voltada ao treino de atenção e concentração. C: jogo de consciência corporal que utiliza realidade aumentada.

A indicação de jogos na prática fonoaudiológica representa uma abordagem inovadora e eficaz para a reabilitação funcional de pessoas adultas e idosas com DI. No contexto da fonoaudiologia, o uso de jogos oferece uma oportunidade única de estimular não apenas as habilidades linguísticas, mas também aspectos cognitivos e motores de forma envolvente. A seguir serão exploradas a indicação e a aplicabilidade desses jogos, destacando sua relevância na promoção do engajamento terapêutico.

Nos próximos tópicos serão compartilhadas as possibilidades do uso de jogos na prática fonoaudiológica, analisando como esses jogos podem transformar o processo terapêutico, tornando-o mais dinâmico e motivador. Serão explorados os benefícios específicos dessas atividades lúdicas na promoção da comunicação, articulação e linguagem em adultos e idosos com DI.

Será abordada a importância da escolha criteriosa de jogos, considerando a natureza das DI. Jogos específicos serão destacados, como palavras cruzadas e aplicativos interativos, que se mostram particularmente eficazes na estimulação da comunicação e linguagem. A ênfase estará na personalização das atividades, adaptando-as às preferências do paciente e garantindo uma abordagem terapêutica centrada no indivíduo.

Os tópicos seguintes fornecerão *insights* práticos e embasados em evidências sobre a integração de jogos na prática fonoaudiológica, contribuindo para uma visão abrangente e inovadora na promoção da reabilitação funcional em adultos e idosos com DI.

SELEÇÃO E RECOMENDAÇÃO DE JOGOS PARA ESTIMULAÇÃO DA COMUNICAÇÃO E DA LINGUAGEM PARA ADULTOS E IDOSOS COM DEFICIÊNCIA INTELECTUAL

Ao escolher jogos para estimulação da comunicação e linguagem em adultos e idosos com DI, é crucial considerar a natureza do desafio e a adaptabilidade do jogo às necessidades individuais. Optar por jogos que envolvam interação social e comunicação verbal é fundamental.

Jogos de palavras cruzadas, jogos de memória com cartas personalizadas e aplicativos interativos são excelentes opções. A seleção deve levar em conta a preferência do paciente e o nível de dificuldade apropriado para garantir um progresso gradual e positivo.

Estão descritas a seguir sugestões de jogos que existem no mercado ou que podem ser desenvolvidos e customizados com aplicação prática para adultos e idosos com DI envolvendo as habilidades cognitivas linguísticas, incluindo diferentes habilidades:

1. Tipo de jogo: Aplicativos interativos
   Faixa etária: todas as idades.
   Aplicação: existem aplicativos específicos voltados para o desenvolvimento da fala, nos quais os usuários são guiados por atividades interativas. Por exemplo, alguns aplicativos apresentam jogos de pronúncia, repetição de palavras e histórias interativas, proporcionando uma abordagem personalizada para diferentes necessidades e idades.

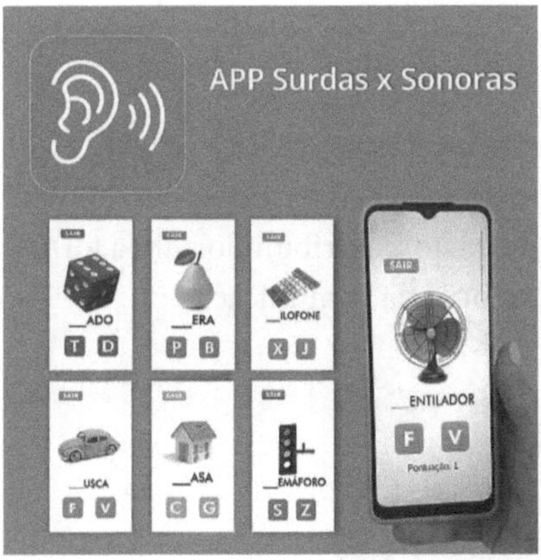

A

B

Figura 9 Imagem ilustrativa dos jogos para fala (surdo/sonoras) e linguagem (terapia da afasia). A: https://psicosol.com/. B: https://www.aphasiatherapyonline.com/naming.

2. Tipo de jogo: Tabuleiro com perguntas
   Faixa etária: adolescentes e adultos.
   Aplicação: jogos de tabuleiro adaptados com perguntas estimulantes proporcionam uma forma divertida de desenvolver a comunicação. Os participantes respondem a questões específicas, articulando suas respostas de maneira clara. Isso promove a fluência verbal e a expressão oral.

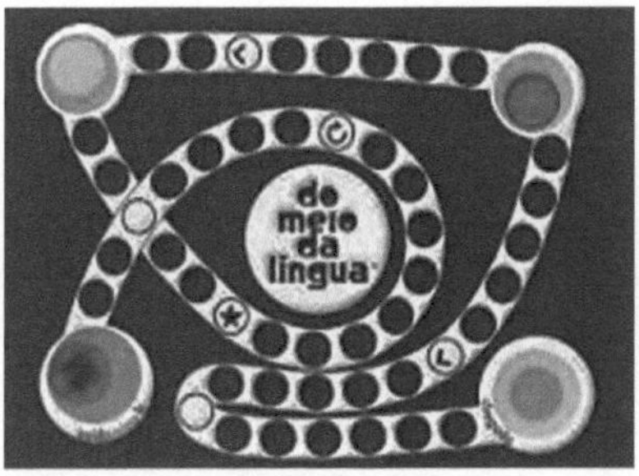

A

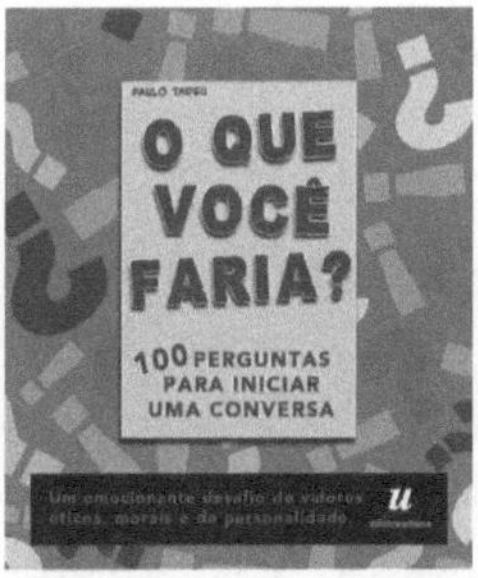

B

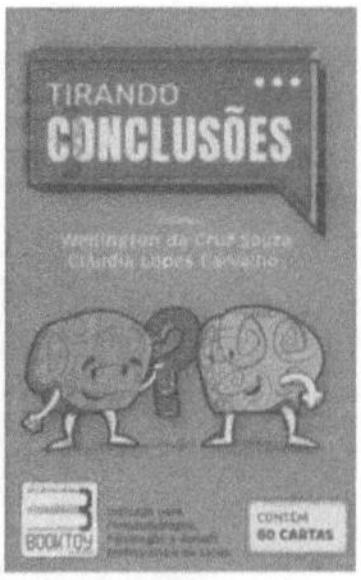

C

Figura 10 Exemplos de jogos que podem ser utilizados para estimular a linguagem e a comunicação. A: Do meio da língua; B: O que você faria?; e C: Tirando conclusões.

3. Tipo de jogo: Quebra-cabeças de palavras
   Faixa etária: todas as idades.
   Aplicação: quebra-cabeças cujas peças contêm partes de palavras que precisam ser unidas corretamente. À medida que os participantes montam o quebra-cabeça, eles pronunciam cada parte, contribuindo para a formação de palavras completas e o uso funcional da comunicação.

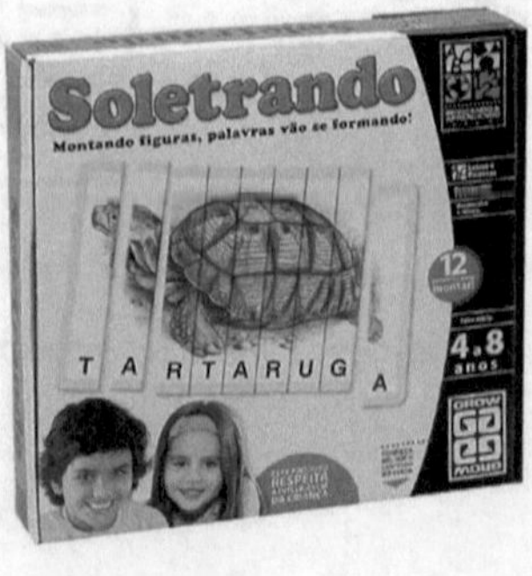

Figura 11 Jogo Soletrando.

4. Tipo de jogo: Adivinhação de palavras
   Faixa etária: todas as idades.
   Aplicação: um jogador escolhe uma palavra sem revelar e os outros fazem perguntas para adivinhar qual é. Esse jogo incentiva a formulação de perguntas, respostas articuladas e o uso correto do vocabulário, tornando-o uma ferramenta versátil para estimular a fala.

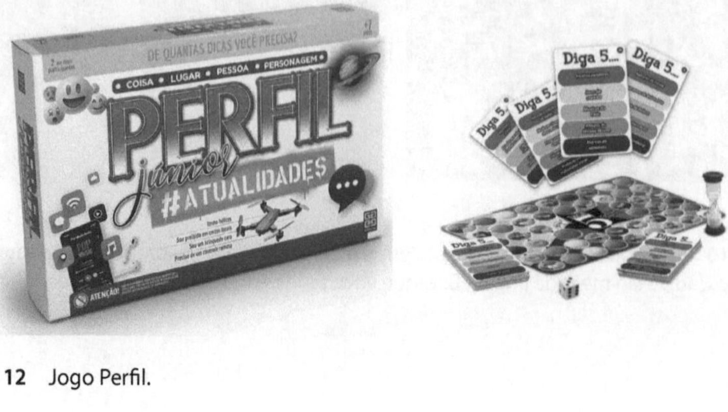

Figura 12 Jogo Perfil.

5. Tipo de jogo: Memória com palavras
   Faixa etária: todas as idades.
   Aplicação: cartas com imagens e palavras são dispostas viradas para baixo. Os jogadores precisam encontrar pares correspondentes, pronunciando cada palavra à medida que as cartas são viradas. Isso estimula a associação de palavras a sua representação visual, promovendo a expressão oral.

SUGESTÕES DE JOGOS QUE PODEM SER ÚTEIS PARA ESTIMULAR O PLANEJAMENTO E A ORGANIZAÇÃO DO DISCURSO ORAL EM DIFERENTES FAIXAS ETÁRIAS

1. Tipo de jogo: História encadeada
   Faixa etária: crianças e adolescentes.
   Aplicação: os participantes formam um círculo, e cada pessoa adiciona uma parte à história, conectando-a de maneira lógica à contribuição anterior. Isso promove o pensamento rápido, a organização de ideias e a construção coerente do discurso oral.

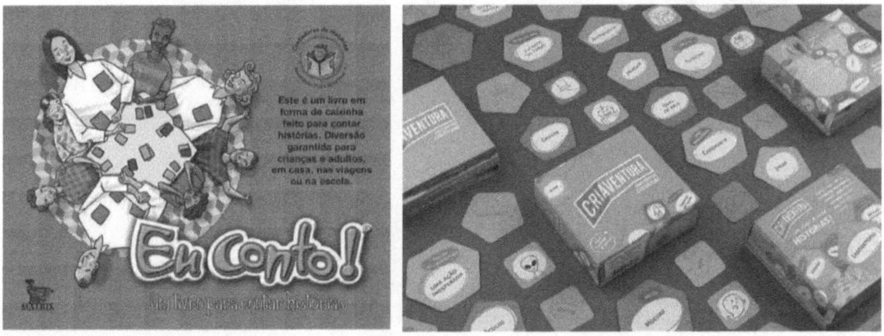

Figura 13 Jogo Eu conto!

2. Tipo de jogo: Charadas
   Faixa etária: todas as idades.
   Aplicação: os jogadores representam palavras ou frases sem usar palavras, apenas gestos e expressões faciais ou desenhos. Isso requer planejamento prévio para comunicar eficazmente a mensagem, estimulando a organização das ideias de forma clara e concisa.

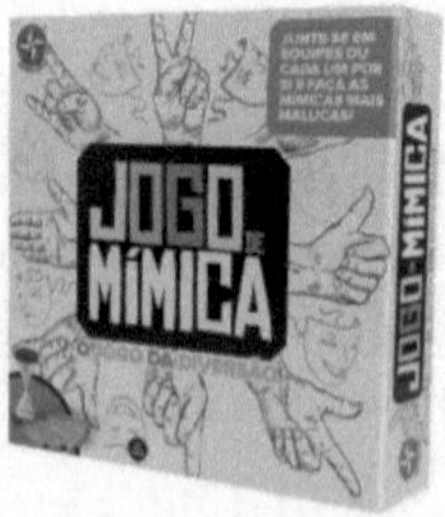

A

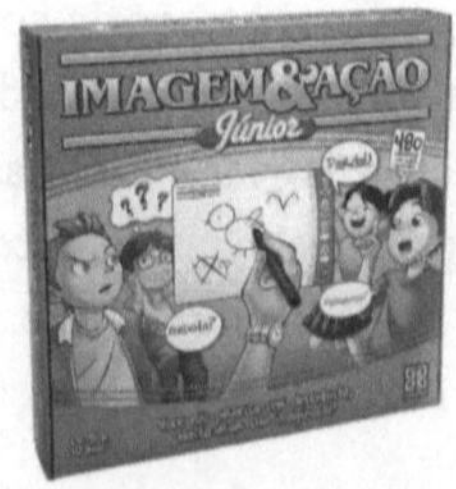

B

Figura 14 Jogos Mímica (A) e Imagem & ação (B).

3. Tipo de jogo: *Story* cubes
   Faixa etária: todas as idades.
   Aplicação: cubos com imagens são lançados, e os jogadores devem criar uma história conectando as imagens. Isso estimula a improvisação e o planejamento rápido do discurso, além de promover a coesão na narrativa.

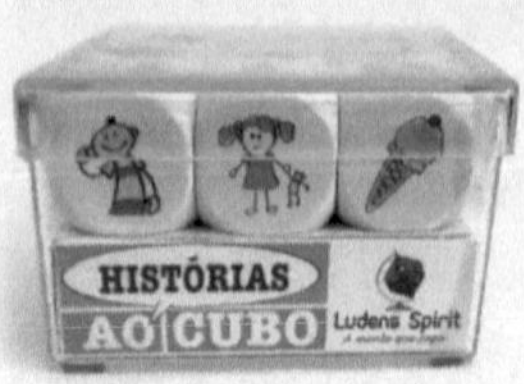

A

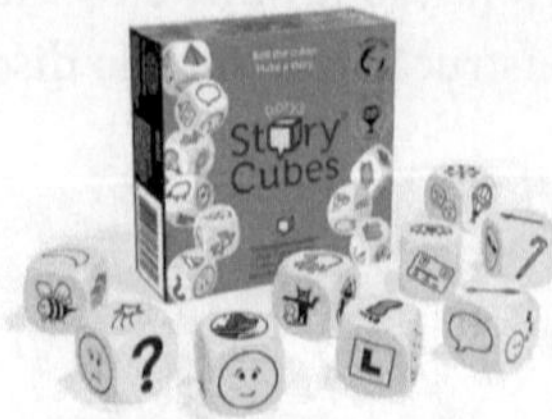

B

Figura 15 Jogos Histórias ao cubo (A) e Story cubes (B).

4. Tipo de jogo: Conversa com palavras-chave
   Faixa etária: adultos e idosos.
   Aplicação: cada participante recebe uma palavra-chave e deve integrá-la de maneira natural a uma conversa. Isso incentiva a organização do discurso em torno de um tema específico, desenvolvendo a habilidade de articular ideias de maneira estruturada.

5. Tipo de jogo: Taboo
   Faixa etária: adolescentes e adultos.
   Aplicação: os jogadores devem fazer seu parceiro adivinhar uma palavra sem usar termos específicos relacionados a ela. Isso exige organização ao

descrever a palavra de maneira eficaz, estimulando o pensamento estruturado durante a comunicação oral.

Ao incorporar esses jogos à prática terapêutica, desenvolve-se o planejamento, a organização e a expressão oral. Lembre-se de adaptar as atividades de acordo com as necessidades específicas dos pacientes para garantir uma abordagem personalizada e eficaz.

SUGESTÕES DE JOGOS PARA O FAVORECIMENTO DA COMUNICAÇÃO SOCIAL EM DIFERENTES FASES DA VIDA

1. Tipo de jogo: Dixit
   Faixa etária: adolescentes e adultos.
   Aplicação: os jogadores usam cartas com imagens evocativas para contar histórias ou expressar ideias. O jogo estimula a comunicação social ao incentivar a interpretação criativa das imagens e a narrativa compartilhada.

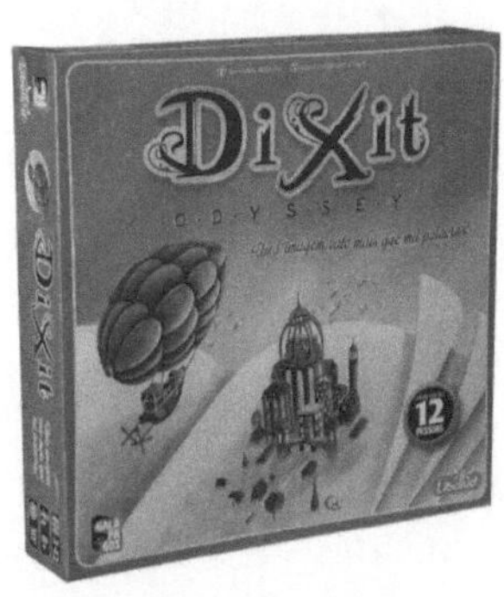

Figura 16 Jogo Dixit.

2. Tipo de jogo: Jenga da conversa
   Faixa etária: todas as idades.
   Aplicação: cada bloco Jenga contém perguntas ou tarefas sociais. Ao remover um bloco, o jogador responde à pergunta ou executa a tarefa. Isso promove a comunicação social de maneira divertida, abordando uma variedade de temas.

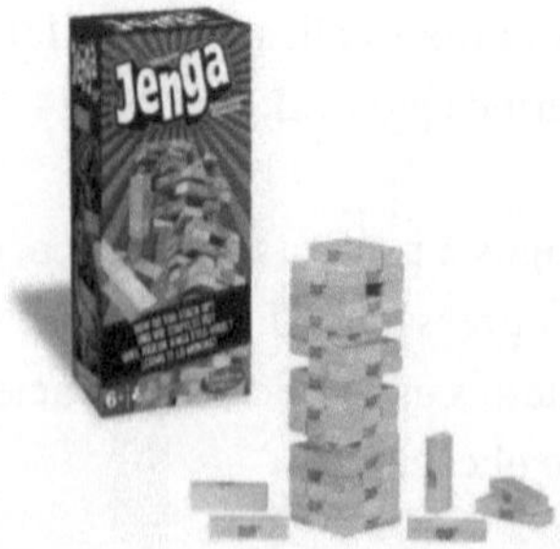

Figura 17 Jogo Jenga.

3. Tipo de jogo: Cartas com perguntas
   Faixa etária: adultos e idosos.
   Aplicação: jogos de cartas com perguntas voltadas para experiências pessoais, opiniões e sentimentos. Os participantes compartilham suas respostas, estimulando a comunicação social e a compreensão mútua.

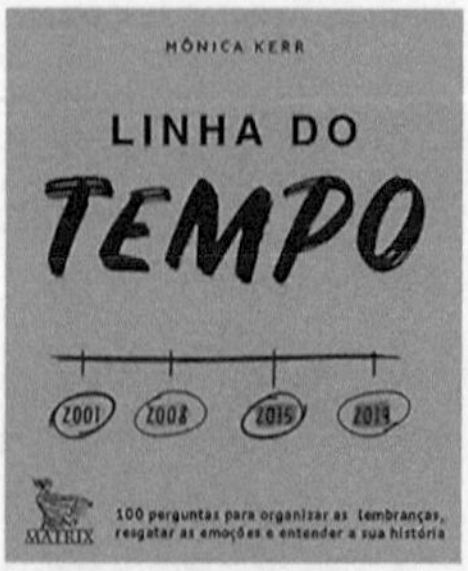

Figura 18 Jogo Linha do tempo.

4. Tipo de jogo: Mímica
   Faixa etária: todas as idades.
   Aplicação: os participantes representam palavras ou frases sem usar palavras, apenas gestos e expressões faciais. Este jogo é ideal para promover a comunicação não verbal, incentivando a compreensão e a expressão de emoções.

5. Tipo de jogo: Espelho
   Faixa etária: crianças e adolescentes.

Aplicação: os participantes imitam as expressões faciais e gestos uns dos outros. Este jogo promove a consciência emocional, a empatia e a compreensão não verbal nas interações sociais.

Os jogos indicados para estimulação da comunicação e da linguagem em adultos e idosos com DI oferecem oportunidades práticas para aprimorar a comunicação social em diversas faixas etárias.

Ao adaptar as atividades de acordo com as necessidades específicas dos participantes, os profissionais podem criar ambientes terapêuticos ricos em interações sociais positivas. Ao utilizar esses jogos, lembre-se de que adultos e idosos com DI podem apresentar outras condições, tais como o autismo, que dependendo do perfil linguístico pode apresentar dificuldades e limitações iniciais durante a execução da atividade.

CONCLUSÃO

O jogo pode ser um aliado na reabilitação cognitiva funcional em qualquer área de atuação, inclusive na fonoaudiologia. Ao explorarmos as perspectivas atuais sobre o uso de jogos em diferentes contextos, fica claro que a ludicidade pode ser uma ferramenta valiosa na promoção da saúde cognitiva em qualquer ciclo da vida. A complexidade dos jogos terapêuticos revela-se como um desafio benéfico, não apenas estimulando as habilidades cognitivas, mas também promovendo a motivação e o engajamento dos clientes.

A utilização de jogos clássicos emerge como estratégia enriquecedora, capaz de proporcionar não apenas entretenimento, mas também uma via eficaz para estimular habilidades cognitivas específicas. A adaptação desses jogos para facilitar o aprendizado e a reabilitação demonstra a versatilidade dessa abordagem, tornando-a acessível e efetiva para uma variedade de perfis de pacientes.

No cenário digital, a estimulação das habilidades cognitivas por meio de jogos digitais destaca-se como alternativa contemporânea e cativante. A tecnologia abre novas possibilidades, proporcionando desafios personalizados e monitoramento preciso do progresso do paciente.

A aplicabilidade do uso de jogos na fonoaudiologia revela-se como uma ponte entre a terapia convencional e a inovação. A seleção criteriosa dos principais jogos para estimulação da comunicação e linguagem em adultos e idosos com DI é crucial. Essa escolha demanda uma compreensão profunda das necessidades individuais, promovendo uma abordagem personalizada e efetiva.

Em síntese, o uso de jogos para reabilitação funcional na fonoaudiologia é um campo promissor, unindo tradição e modernidade para potencializar os resultados terapêuticos. Ao avançarmos nesse caminho, solidificamos a importância de abraçar estratégias inovadoras, sempre respaldadas por uma base científica sólida. A jornada continua, e, ao fazermos isso, não apenas estimulamos mentes, mas também inspiramos transformações positivas na vida daqueles que atendemos.

Nesse processo de reabilitação funcional utilizando diferentes jogos, é essencial que terapeutas escolham cuidadosamente essas ferramentas com base nas necessidades individuais de cada pessoa e adaptem o uso deles de maneira criativa para proporcionar diferentes formas de uso, não restringindo somente sua forma original. Desse modo são estabelecidas abordagens centradas no paciente que podem melhorar significativamente seus resultados.[21,22]

REFERÊNCIAS

1. Vita-Barrull N, March-Llanes J, Guzmán N, Estrada-Plana V, Mayoral M, Moya-Higueras J, et al. The cognitive processes behind commercialized board games for intervening in mental health and education: a Committee of Experts. Games Health J. 2022;11(6):414-24.
2. Fernandes FC, Coutinho MC, Guerra OG, Oliveira GMS, Teixeira MRC. Conhecimentos e competências necessários para o uso de jogos interativos com pessoas idosas. Rev Eletr Com Inf Inov Saúde. 2020;14(3):654-62.
3. Seaborn K, Fels DI, Ahmed B, Monroe P, Hair A, Tan CT, et al. Digital games for rehabilitation of speech disorders: a scoping review. Health Sci Rep. 2023;6(4):e1024.
4. Blomberg FC, Fisch SM. Introduction: digital games as a context for cognitive development, learning, and developmental research. New Dir Child Adolesc Dev. 2013 Spring;(139):1-9.
5. Panerai S, Catania V, Rundo F, Ferri R. Remote home-based virtual training of functional living skills for adolescents and young adults with intellectual disability: feasibility and preliminary results. Front Psychol. 2018;9:1-6.
6. Atherton G, Cross L. The use of analog and digital games for autism interventions. Front Psychol. 2021;12:669734.
7. Angelelli CV, Ribeiro GMC, Severino MR, Johnstone E, Borzenkova G, Silva DCO. Developing critical thinking skills through gamification. Think Skills Creat. 2023;49:101354.
8. American Speech-Language-Hearing Association. Social Communication. Rockville: ASHA; 1997-2022. Disponível em: https://www.asha.org/public/speech/development/social-communication; acessado em: 23 jun. 2025.
9. Wiseman-Hakes C, Kakonge L, Doherty M, Beauchamp M. A conceptual framework of social communication: clinical applications to pediatric traumatic brain injury. Semin Speech Lang. 2020 Mar;41(2):143-60.

10. Carvalho CL, Cruz WS. Tirando conclusões. São Paulo: Book Toy; 2022.
11. Iizuka A, Suzuki H, Ogawa S, Kobayashi-Cuya KE, Kobayashi M, Takebayashi T, et al. Pilot randomized controlled trial of the GO game intervention on cognitive function. Am J Alzheimers Dis Other Demen. 2018;33(3):192-8.
12. Shapoval S, Gimeno-Santos M, Zorrilla AM, Garcia-Zapirain B, Guerra-Balic M, Signo-Miguel S, et al. Serious games for executive functions training for adults with intellectual disability: overview. Int J Environ Res Public Health. 2022;19(18):11369.
13. Noda S, Shirotsuki K, Nakao M. The effectiveness of intervention with board games: a systematic review. BioPsychoSocial Med. 2019;13(1):11.
14. Cano AR, García-Tejedor ÁJ, Fernández-Manjón B. A literature review of serious games for intellectual disabilities. In: Design for teaching and learning in a networked world. Springer International Publishing; 2015. p.560-3.
15. Overman AA, Robbins RE. Game-based community cognitive health intervention for minority and lower socioeconomic status older adults: a feasibility pilot study. Games Health J. 2014;3(5):303-10.
16. Dartigues JF, Foubert-Samier A, Le Goff M, Viltard M, Amieva H, Orgogozo JM, et al. Playing board games, cognitive decline and dementia: a French population-based cohort study. BMJ Open. 2013;3(8):e002998.
17. Lillo-Crespo M, et al. Chess practice as a protective factor in dementia. Int J Environ Res Public Health. 2019;16(12):2171.
18. Nguyen A, Gardner LA, Sheridan D. A framework for applying learning analytics in serious games for people with intellectual disabilities. Br J Educ Technol. 2018;49(4):673-89.
19. Iyengar S, Azar R, Gallagher-Thompson D. Enhancing engagement in older adults with dementia through adapted classic games: a randomized controlled trial. J Appl Gerontol. 2022 Sep;41(9):1234-48.
20. Sztein DM, Koransky CE, Fegan L, Himelhoch S. Efficacy of cognitive behavioural therapy delivered over the Internet for depressive symptoms: a systematic review and meta-analysis. J Telemed Telecare. 2018 Sep;24(8):527-39.
21. Abd-Alrazaq A, Alainlani M, Alhuwail D, Toro CT, Giannicchi A, Ahmed A, et al. The effectiveness and safety of serious games for improving cognitive abilities among elderly people with cognitive impairment: systematic review and meta-analysis. JMIR Serious Games. 2022;10(1):e34592.
22. Abd-Alrazaq A, Alhuwail D, Al-Jafar E, Ahmed A, Shuweihdi F, Reagu SM, et al. The effectiveness of serious games in improving memory among older adults with cognitive impairment: systematic review and meta-analysis. JMIR Serious Games. 2022;10(3):e41297.
23. Gur A. Challenging behavior, functioning difficulties, and quality of life of adults with intellectual disabilities. Int J Dev Disabil. 2016;64(1):45-52.
24. Aires PMA. BioVisualSpeech: deployment of an interactive platform for speech therapy sessions with children [Dissertação]. Lisboa: Universidade de Lisboa, Faculdade de Ciências e Tecnologia, Department of Computer Science; 2022.
25. Bocci F, Ferrari A, Sarini M. Putting the gaming experience at the center of the therapy – The Video Game Therapy® Approach. Healthcare (Basel). 2023;11(12):1767.
26. Ota F, Oda C. Programação de *games* para o desenvolvimento do raciocínio lógico e prevenção do declínio cognitivo em idosos. Relatório Científico FAPESP – PIPE 1, processo 2015/081281. São Paulo; 2015.
27. Bonilha AC. Prevenção do declínio cognitivo via alfabetização digital e manejo de games virtuais: um estudo de intervenção controlado e randomizado em idosos da comunidade [Tese]. São Paulo: Universidade Federal de São Paulo; 2022.

Capítulo **14**

Criação e análise de jogos analógicos pela terapia ocupacional na reabilitação funcional de pessoas adultas e idosas com deficiência intelectual

Ana Katharina de Figueiredo Leite
Joyce Pereira da Silva

Pontos-chave:

- Os jogos têm um potencial natural para recursos terapêuticos (jogos sérios – JS) por suas características intrínsecas, como a motivação e o envolvimento social.
- Pessoas adultas e idosas com deficiência intelectual (DI) apresentam disfunções no funcionamento intelectual e comportamento adaptativo que se somam ao declínio peculiar do envelhecimento nessa população. Como resultado, tem-se o impacto na *performance* de ocupações significativas, como aquelas de cunho social.
- Na reabilitação funcional (RF) os jogos podem ser utilizados com pessoas adultas e idosas com DI como estratégia para manutenção ou potencialização de funções cognitivas, comportamentais e sociais, favorecendo o processo de envelhecimento saudável.
- O terapeuta ocupacional (TO) pode, sozinho ou em equipe, participar da criação ou análise de jogos com potencial terapêutico. Para tanto, pode empregar uma estrutura de três fases para guiar esse processo de criação e análise: ponto de partida, fase de consulta e produção e validação do protótipo.
- A análise da atividade e da ocupação é um processo próprio da TO que é fundamental para o uso dos jogos na RF e também para o processo de criação de JS e análise dos jogos com objetivos terapêuticos ocupacionais.

INTRODUÇÃO

Uma das contribuições únicas da terapia ocupacional (TO) nos cuidados de saúde é a utilização de ocupações como modalidade de intervenção e a capacidade de adaptar essas ocupações para permitir maior participação dos clientes nas atividades significativas.[1]

Os clientes com deficiência intelectual (DI) apresentam um perfil funcional que impacta na participação, em seu ambiente imediato, nas atividades significativas e, de forma mais ampla, em sua participação social. Tendo em vista as limitações no funcionamento intelectual e no comportamento adaptativo, as pessoas com DI precisam de variados apoios ao longo da vida, o que inclui a fase adulta e a velhice.[2]

Como as limitações de funcionalidade podem ter variadas causas, dentre elas a cognitiva,[3] o profissional de TO utiliza o processo de avaliação cognitiva funcional para traçar o perfil cognitivo – dos pontos fortes e fracos – no desempenho ocupacional.[4]

A partir dessas informações, o TO aplica o processo de intervenção cognitiva, por meio de modelos de intervenção, que objetivam melhorar a participação de pessoas com incapacidades cognitivas.[4] Doravante, neste capítulo, o processo de intervenção cognitiva funcional será chamado de reabilitação cognitiva funcional (RCF).

Modelos como o Interativo Dinâmico da Cognição sustentam essa prática, que envolve os cuidadores.[4] Nesse contexto, o profissional investiga dinamicamente as condições fundamentais e as estratégias de processamento que influenciam o desempenho. A avaliação utiliza pistas e alterações de tarefas para identificar o potencial da pessoa para a mudança. O tratamento pode focar a mudança das estratégias da pessoa e sua autoconsciência; a modificação dos fatores externos de acordo com as demandas da atividade e do ambiente; ou, simultaneamente, lidar com a pessoa, a atividade e o ambiente para facilitar o desempenho.[4]

No sentido de potencializar a capacidade, o TO apoia o processo de **envelhecimento saudável**, no qual o indivíduo adulto poderá alcançar os maiores níveis de bem-estar e participação social. Esse tipo de cuidado em saúde está em consonância com as ações recomendadas pela Organização Mundial da Saúde (OMS) na Década do Envelhecimento Saudável (2021).[5]

No processo de RCF, o uso dos **jogos analógicos ou digitais** pode ser visto em diversos momentos e com variadas funções, desde a avaliação até como resultado da intervenção (nesse caso, o engajamento no jogo faz parte dos objetivos traçados e alcançados na TO).

Vale destacar que se entende por analógico aquele jogo que não envolve tecnologia computacional, por oposição ao jogo digital, que envolve elementos de tecnologia computacional.[6]

No processo de avaliação, os jogos podem ser usados na investigação do funcionamento intelectual, que se refere à capacidade de aprender, raciocinar ou resolver problemas e participar,[2,7] e do comportamento adaptativo (que inclui habilidades conceituais, sociais e práticas), dentre outras questões.[8]

Apesar da inserção crescente das tecnologias digitais no cotidiano, inclusive nos processos terapêuticos, o foco deste capítulo estará nos jogos analógicos (artesanais e manufaturados). Esse recorte se deve ao fato de que os jogos analógicos são empiricamente preponderantes na clínica com pessoas adultas e idosas com DI.

Para o uso de jogos na prática clínica, o profissional de TO precisa ter conhecimentos sobre a criação e análise de jogos a fim de que esses objetos sejam avaliados quanto a sua pertinência para o cliente e a seu potencial para uso no processo terapêutico ocupacional com a população adulta e idosa com DI.

OS JOGOS NA PERSPECTIVA DA TERAPIA OCUPACIONAL

Os jogos são fortemente relacionados a culturas e, milenarmente, a fontes de entretenimento de todos os povos do mundo. Como elementos culturais, aparecem historicamente em ocupações de lazer, em várias fases da vida.[8]

Para trazer a perspectiva da TO sobre o uso de jogos é de suma importância uma definição de jogo. Os jogos podem ser definidos com base em suas características, que foram listadas no Quadro 1 a partir de diversas áreas do conhecimento.

Quadro 1 Características dos jogos que em auxiliam sua definição

- Característica intrínseca motivacional.
- Oportunidade de favorecer o estado mental conhecido como "fluxo".
- Regra ou jogabilidade: padrão definido que conecta o jogador ao jogo.
- Desafio: componentes usados para criar os diferentes níveis de dificuldade.
- Interação: representa a maneira como o jogador se comunica com o jogo de forma visual, auditiva e física – o que inclui digitação, *mouse, touchpad*, botão), troca de diálogos etc.
- Objetivo: componente que é definido como algo que os esforços ou ações de alguém se destinam a atingir ou realizar.
- Representação estética, um tema ou história.
- Objetos/peças: podem ser físicos, virtuais ou até imaginários.
- Estimular ou permitir atividades sociais: interação na partida ou compartilhamento de informações em encontros sobre o jogo.
- Estimular o contato social de forma voluntária por uma ou mais pessoas.

Fonte: Leite;[9] Xexéo.[10]

O jogo pode ser conceituado também a partir de sua forma ocupacional definida.[9] Por forma ocupacional entende-se: "a estrutura preexistente quel evoca, guia ou estrutura o desempenho humano [...]". A forma ocupacional é o que nos permite dizer o que a pessoa está desempenhando apenas ao olhar a atividade.[11] Ao visualizar uma pessoa idosa com síndrome de Down jogando damas com um amigo é possível definir a atividade por sua forma ocupacional, mas não seus aspectos subjetivos, como motivação e importância.

Para compreender, em situações clínicas reais, as questões subjetivas do cliente engajado em ocupações, pode-se utilizar o Modelo de Ocupação Humana (MOHO), os elementos volitivos envolvidos na experiência de jogar e que determinam o engajamento e repetição da atividade. Ou seja, a interação entre volição, habituação e a capacidade de desempenho e o ambiente físico e social precisa ser de efetividade.[11]

O ambiente inclui espaços que as pessoas ocupam, os objetos que elas usam, as pessoas com quem interage e as possibilidades de significado.[11] Assim, como uma ocupação de lazer, o jogo (objeto) é um objeto que faz parte da ocupação, estando no ambiente imediato (casa, trabalho, escola) da pessoa adulta ou idosa com DI, ou no ambiente local (vizinhança, comunidade).

Os jogos, ao longo do tempo, foram estudados e começaram a ser utilizados para outros fins além do entretenimento; assim surgiram os chamados jogos sérios (JS). O JS considera o entretenimento uma característica importante, mas não a principal, sendo o foco o resultado, as habilidades, o conhecimento e o objetivo do uso no contexto que é aplicado. É frequentemente usado em contextos como educação, saúde e políticas públicas para fornecer aprendizado interativo e envolvente.[9]

Assim, no contexto da RCF, o JS é usado no processo de intervenção terapêutica ocupacional.

CRIAÇÃO E ANÁLISE DE JOGOS SÉRIOS ANALÓGICOS NA TO PARA ADULTOS E IDOSOS COM DI EM RCF

A DI está em um espectro amplo de condições de saúde, tendo variadas apresentações cognitivas e funcionais, bem como diferentes níveis de desvantagem ocupacional.[8] Compreendendo que o TO no processo de RCF busca impactar as repercussões ocupacionais da DI e do envelhecimento nessa população, os JS analógicos podem ser escolhidos como estratégia de cuidado.

Cabe ao TO compreender as nuances envolvidas na criação, escolha e análise da atividade ou ocupação em que o jogo está presente. Para tanto, o TO pode se guiar pelas três fases apresentadas na Figura 1, que representa a estrutura proposta por Carneiros e Lopes (2007 *apud* Araújo[12]) e aqui está adotada para criação e análise de jogos na RCF em TO (Figura 2).

Ponto de partida

O ponto de partida para a criação de um produto é o cliente. No contexto da RCF, o cliente da TO pode ser um grupo, uma população ou uma pessoa específica. Neste contexto, esse cliente é o adulto ou a pessoa idosa com DI.

Todo o processo de criação e análise do jogo será personalizado com base no perfil ocupacional do cliente, incluindo seus desejos e o repertório de experiências passadas. Diante de um cliente específico, em processo de RCF, o

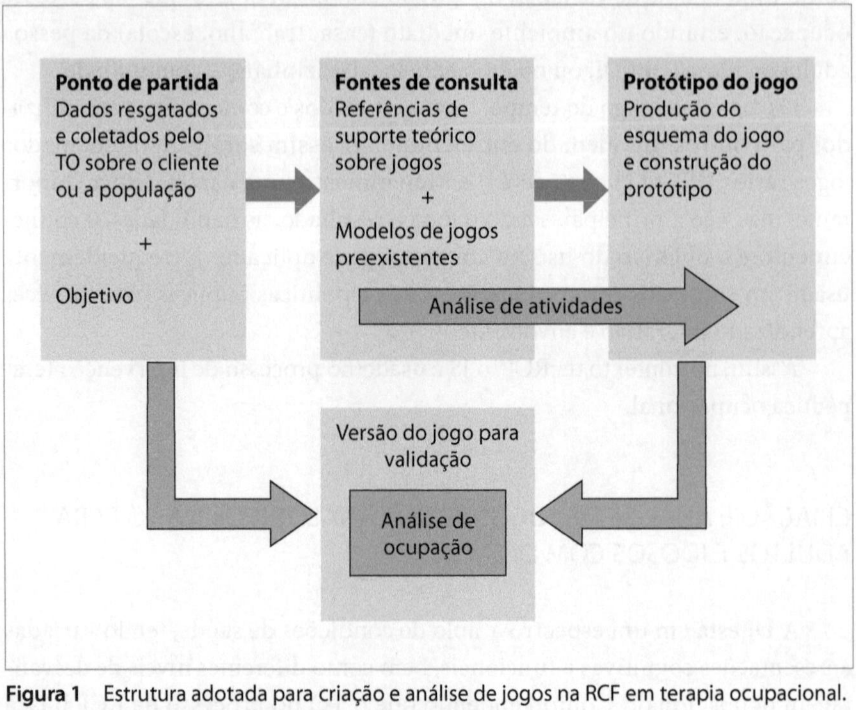

Figura 1 Estrutura adotada para criação e análise de jogos na RCF em terapia ocupacional. adaptação de fluxograma de criação de jogos em geral.

RCF: reabilitação cognitiva funcional; TO: terapeuta ocupacional.

Fonte: Carneiros e Lopes, 2007, *apud* Araújo.[12]

ponto de partida para a criação do jogo está nas informações coletadas pelo TO na avaliação e ao longo da intervenção. Vale destacar a importância do conhecimento sobre o repertório de atividades e interesses anteriores e atuais do cliente na criação de um JS.

São considerados também, no ponto de partida, os objetivos do jogo, que devem estar em consonância com o perfil ocupacional e claros para o TO e a equipe de desenvolvimento, se for o caso.

Caso o TO faça parte de uma equipe que vai desenvolver o jogo para uma população ou cliente, se o profissional não conhecer o perfil do público-alvo do produto, deve apropriar-se dessas informações básicas e, naturalmente, vinculá-las ao conhecimento sobre desempenho ocupacional para a próxima etapa da criação.

Nesse sentido, serão pontuados a seguir alguns aspectos importantes sobre a população com DI e seu envelhecimento.

Considerações sobre o perfil ocupacional do adulto e da pessoa idosa com deficiência intelectual

No que diz respeito ao cliente adulto e idoso com DI, o TO deve considerar que essa pessoa pode apresentar prejuízo na função adaptativa, além de dificuldade de aprendizagem, comprometimento de memória de curto prazo, episódica e de trabalho, capacidade de resolução de problemas pouco desenvolvida e outros déficits de função executiva,[13] além dos gigantes impactos sociais da DI, tão bem explorados na literatura, que impactam na participação social.

Nesse contexto, o adulto com DI enfrenta desafios sócio-ocupacionais impostos por sua condição e são acrescidos pelos desafios do processo de envelhecimento no século XXI.[14] Afinal, a expectativa de vida das pessoas com DI, incluindo a síndrome de Down (SD), aumentou nas últimas décadas.[8,13] Nas pessoas com DI leve, a expectativa de vida é próxima da população em geral, e nas pessoas com DI moderada ou grave, de 50/60 anos.[13]

No que diz respeito ao **envelhecimento cognitivo** nas pessoas com DI, existe um natural declínio, próprio do processo de envelhecimento,[8] acrescido à variabilidade de funcionamento cognitivo das deficiências cognitivas do desenvolvimento associadas à DI ao longo da vida.[8]

O envelhecimento com DI pode ser complexo, uma vez que o processo de envelhecimento varia dependendo da condição subjacente. Por exemplo, adultos com SD experimentam um envelhecimento acelerado, incluindo um risco geneticamente elevado de desenvolver a doença de Alzheimer (DA).[13]

As funções cognitivas que parecem mais comprometidas pelo processo de envelhecimento da SD, independentemente da DA, dependem do hipocampo e do córtex pré-frontal.[15] Entre elas, encontramos memória de trabalho de curto prazo (especialmente memória verbal), capacidade de mudança de tarefas, raciocínio não verbal, atenção e memória verbal de curto prazo.[15]

Além das questões específicas, as pessoas idosas com DI sofrem das mesmas doenças crônicas relacionadas com a idade, observadas na população idosa em geral.[15] No entanto, muitas de suas necessidades de cuidados de saúde permanecem não identificadas e não satisfeitas quando em comparação com a população em geral.[8,13]

Um fato comum à DI e ao processo de envelhecimento são os desafios sociais apresentados, marcados por estigma e exclusão.[2] Pesquisas atuais acumulam-se sobre o impacto dos relacionamentos sociais na saúde física, cognitiva e mental e na longevidade.[14] Nesse sentido, investir mais nas ocupações que proporcionam relacionamentos sociais faz ainda mais sentido, nesse público.

Considerando o perfil cognitivo, funcional e a realidade social da pessoa com DI, programas de RCF, como a estimulação cognitiva adaptada às necessidades desse público, mostram-se valiosas ferramentas de cuidado.

Será a partir do maior conhecimento possível do cliente com DI, por meio da coleta e resgate de informações atualizadas, que o TO, no ponto de partida para criação e análise para escolha do jogo, estará apto ao posterior alinhamento entre o perfil do cliente e a mecânica e o *design* do jogo.

Fontes de consulta

Se na fase anterior (ponto de partida) o TO apropriou-se das características relacionadas ao jogador com DI, nessa fase o profissional vai, por meio do conhecimento de análise de atividades, pesquisar materiais ou jogos prontos com características que apoiem o perfil ocupacional do cliente e o objetivo do jogo. Além disso, vai consultar referências que apoiem sua análise e posterior processo de produção e validação do protótipo do jogo sério.

Essa fase prioriza os elementos externos ao jogador, que precisam estar no escopo de conhecimento do profissional de TO. A fase de consulta inclui a pesquisa sobre aspectos pesquisados na fase de consulta para criação e análise de jogos na TO (Quadro 2).

Quadro 2 Aspectos pesquisados na fase de consulta para criação e análise de jogos na TO

- Materiais que devem ter características físicas adequadas às capacidades de interação do cliente (visual, manual etc). Variáveis como peso, cor, espessura, textura, dentre outras, são cuidadosamente consideradas.
- Opções de jogos preexistentes. A pesquisa sobre jogos já criados e/ou disponíveis no mercado, que podem ser aplicados de forma integral ou adaptados. Inclusive, jogos de entretenimento existentes no mercado podem trazer características físicas e de jogabilidade adequadas à forma ocupacional que o terapeuta busca. Exemplo: o jogo de cartas UNO®, que pode ser uma alternativa para o baralho tradicional (Figura 2). Além disso, é possível encontrar jogos sérios prontos e desenvolvidos por profissionais para clientes com disfunção cognitiva. Alguns TO têm produzido esses jogos, mas ainda com incipiente pesquisa sobre eles.
- Versões digitais de jogos sérios que podem servir de base para reprodução e adaptação na forma analógica. Plataformas como NeuronUP®, com jogos desenvolvidos por TO, e o Portal Barrow Neurological Institute disponibilizam diferentes aplicativos com valor terapêutico divididos em habilidades que podem ser estimuladas no adulto, inclusive com DI.
- Usabilidade, experiência, *design* de jogos e acessibilidade.
- Tema de interesse do cliente para adequação à dinâmica do jogo.

TO: terapia ocupacional.

A Figura 2 ilustra jogos de entretenimento existentes no mercado com características físicas similares (tamanho e gramatura do papel, quantidade de peças do jogo) mas distintas características gráficas e jogabilidade, mas com a mesma forma ocupacional: um jogo de cartas que antecipa ao jogador pistas sobre como utilizar o material. O TO pode, como resultado da fase de consulta, selecionar o jogo UNO para um cliente adulto ou idoso com DI por essas características.

No contexto da importância da acessibilidade gráfica nos materiais de apoio à intervenção, Borges et al.,[16] terapeutas ocupacionais, analisaram as atividades gráficas de crianças com SD por meio de recomendações. Estas são

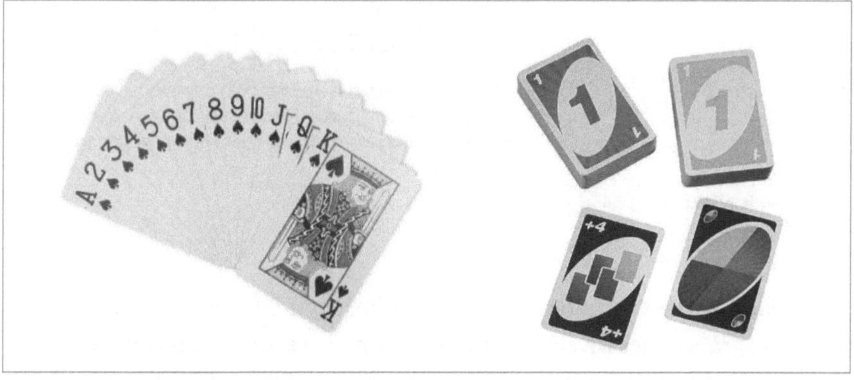

Figura 2 Jogo de baralho tradicional e o jogo UNO®.
Fonte: Amazon.

aplicáveis na criação e análise de jogos analógicos para adultos com DI, e são descritas a seguir.

Diretrizes de acessibilidade gráfica para o desenvolvimento de jogos analógicos

As diretrizes de acessibilidade gráfica do conteúdo escrito e ilustrado (imagens) resumidas no Quadro 3 podem ser utilizadas para potencializar a qualidade de apresentação das informações presentes nos JS criados para adultos e pessoas idosas com DI.

Quadro 3 Recomendações para acessibilidade de atividades gráficas aplicáveis à criação de JS para adultos e idosos com DI com conteúdos escritos e de imagem

Tamanho do texto	Entre 14 e 16 pts
Fonte legível	Não usar fontes decorativas e/ou serifadas. As opções mais acessíveis estão entre CAIXA-ALTA e padrão (como neste texto). Algumas literaturas apontam que a letra em caixa-alta é a opção mais recomendada
Espaçamento entre linhas	O recomendado para facilitar a leitura e garantir o conforto pode variar entre 1,5 e 2 de espaçamento
Contraste adequado	O fundo deve estar o mais limpo possível, ser branco e com letras pretas
Ênfase estratégica	Alguns detalhes precisam de destaque para garantir a acessibilidade e compreensão. Utilize marcador de texto ou grife a palavra de destaque
Linguagem simples	Evitar jargões e palavras ambíguas, que podem dificultar o entendimento
Leiaute de elementos visuais ou outros	Ao usar imagens, deve-se selecionar figuras que representem ações reais do cotidiano; dar preferência ao uso de fotografias, desde que sejam de boa qualidade/resolução e fácil compreensão
Uso de ilustrações	Devem ser utilizadas apenas para contextualizar ou complementar alguma informação. Evite imagens ou símbolos decorativos, que podem gerar sobrecarga cognitiva

DI: deficiência intelectual; JS: jogos sérios.
Fonte: Borges et al.[16]

Tendo em vista o alto número de adultos com DI analfabetos,[2] as características gráficas acessíveis das imagens tornam-se ainda mais relevantes.

Diante do analfabetismo, a imagem será a informação mais utilizada em jogos para essa população. Destaca-se que os elementos gráficos podem funcionar como pistas importantes diante de disfunções cognitivas apresentadas na DI, como será visto adiante. Além disso, a imagem está na apresentação e temática do jogo, que são intrinsecamente relacionadas com o *input* visual para iniciar o engajamento e o elemento motivacional para o jogo.

Na Figura 3 estão ilustrados dominós, jogos sem elemento textual, com forma ocupacional conhecida. A pista visual é dada pela cor para favorecer a tarefa de ação de pareamento no jogo. No entanto, as características de acessibilidade gráfica do contraste são variáveis entre as marcas, bem como de características físicas (material, peso da peça e espessura), comentadas a seguir.

As características físicas do jogo estão, também, diretamente relacionadas às funções do corpo do cliente requeridas. Destacam-se aqui as alterações de desenvolvimento e experiências[17] que podem estar relacionadas à DI, bem como as mudanças, em graus variados, da função na preensão manual no processo de envelhecimento.

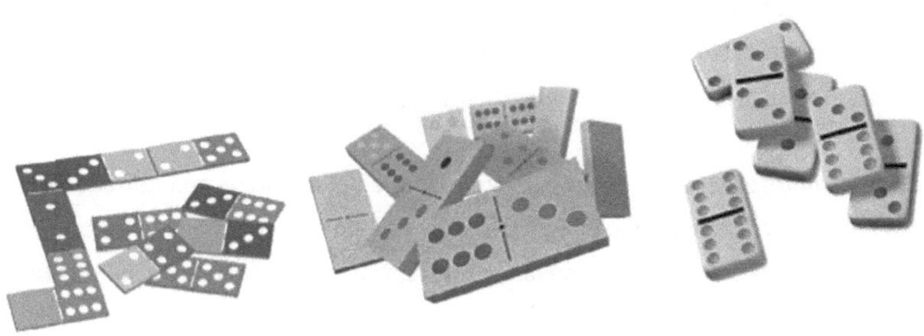

Dominó 1 Dominó 2 Dominó 3

Características físicas			
Jogo	**Material**	**Peso da peça**	**Espessura**
Dominó 1	Madeira de engenharia	5 g	0,4 mm
Dominó 2	Madeira de MDF	7 g	0,8 mm
Dominó 3	Plástico	14 g	1 cm

Figura 3 Imagens retiradas de *sites* de venda que ilustram características de acessibilidade gráfica e de estrutura do jogo.

Fonte: Amazon.

Essas alterações resultam do processo de maturação do sistema nervoso e muscular, das experiências ao longo da vida e do envelhecimento celular. No envelhecimento típico existe um decréscimo da força com o passar do tempo, incluindo perda das funções como a de pinçamento.[18]

Quanto às informações sobre acessibilidade gráfica, pode ser consultada pelo TO a norma ABNT 9050:2004,[19] que discorre sobre a legibilidade e textos acessíveis, reforçando informações relativas ao contraste, legibilidade e uso de símbolos.

Além das questões de acessibilidade gráfica, que, se bem aplicadas na fase de construção do jogo, potencializam a informação escrita e as imagens, outras características precisam ser consideradas para apoiar a funcionalidade da pessoa adulta e idosa com DI durante o jogo, como as relacionadas às disfunções cognitivas do cliente.

Diretrizes recomendadas para abordar disfunções cognitivas

Para os clientes que apresentam mais dificuldades de aprendizagem, o TO pode pesquisar ou elaborar mecânicas de tarefas para jogo, segundo o recomendado nas diretrizes[20] apresentadas no Quadro 4.

Quadro 4 Diretrizes recomendadas para abordar as dificuldades de aprendizagem

Envolver respostas de causa e efeito
Utilizar conteúdo de alto interesse e interativo, que capte a atenção à tarefa ou altere a tarefa para ganhar interesse
Utilizar múltiplos sentidos que aumentem o envolvimento ativo e que envolvam ferramentas de ensino multissensoriais – quanto mais prática for a abordagem de aprendizagem, melhor. Considerar acessar o conteúdo a ser aprendido de diferentes maneiras para usar vários sentidos: assistir a vídeos, ouvir e fisicamente manipular informações, colaborar com outros *online* ou pessoalmente para discutir materiais e aprender junto
Limitar as distrações sempre que possível
Fornecer muita repetição e redundância incorporada
Praticar a recuperação da informação a ser aprendida
Oferecer suportes visuais tanto quanto possível, incorporando lembretes físicos e mentais, se necessário. Esses suportes visuais ajudam a promover a aprendizagem e a melhorar a comunicação
Ajudar a se relacionar com o que o indivíduo já sabe
Incentivar a aprender uns com os outros e a colaborar

Fonte: Green.[20]

Considerando as disfunções executivas desse público, os jogos precisam de características e mecânica, como as descritas no Quadro 5.

Quadro 5 Diretrizes recomendadas para abordar as disfunções de funcionamento executivo aplicáveis ao JS

Diretrizes
Tarefas reais que ocorrem tanto em casa quanto nos ambientes sociais frequentados
Imitar cenários e tarefas funcionais da vida real
Conteúdos visuais (imagens) mais próximos do real
Dividir tarefas, aparentemente complicadas, em partes gerenciáveis em ordem de prioridade e executá-las uma por vez
Lista de verificação de tarefas
Utilizar ferramentas de apoio, como cronômetro, alarme para o gerenciamento do tempo
Organizar e reduzir a desordem
Minimizar distrações e estresse

JS: jogo sério.
Fonte: Green.[20]

Diante do exposto por Green,[20] parece que, nos jogos que trabalham habilidades específicas com pessoas adultas e idosas com DI, muitos clientes precisam ser explicitamente ensinados, ou seja, trazer o máximo de concretude às características do jogo (mecânica e *design*). Além disso, o profissional precisa considerar também, nessas características, tornar o cliente mais consciente das tarefas a serem realizadas.

O TO deverá, na fase de consulta, apropriar-se de todos os elementos que façam parte do jogo, inclusive o manual, dando atenção a esse elemento particular, especialmente para jogos construídos com especificidades de graduação e adaptações que podem ser requeridas ao cuidador da pessoa com DI. Todos os aspectos discutidos neste capítulo, para potencializar a acessibilidade e a interação com o jogo, devem ser considerados e aplicados ao manual.

Tendo em vista as orientações que precisam ser apresentadas ao cuidador ou familiar, nos casos em que o jogo será utilizado por eles, deve-se considerar as relacionadas às estratégias de condução do jogo, que incluem aspectos sobre simplificação do ambiente, da comunicação, dentre outras que são personalizadas. É importante ressaltar que o cuidador precisa ter perfil compatível para facilitar a dinâmica proposta. Além disso, caso não esteja familiarizado com alguns dos aspectos descritos a seguir, é recomendado que participe de consultas com o terapeuta ocupacional.

Estratégias de condução para potencializar o JS

- Ser paciente e fornecer tempo de resposta adicional. O TO pode dar mais explicações personalizadas da natureza cognitiva dessa orientação, relacionadas às disfunções da DI apresentada pelo cliente, ou sobre o processo de envelhecimento. Essas informações devem ser fornecidas caso o TO acredite ser pertinente ao perfil e ao nível educacional do cuidador.[20]
- A abordagem educativa ao cuidador, por meio de atividades, é uma prática possível e, inclusive, utilizada em alguns programas, como o *Tailored Activity Program* (TAP) para síndromes demenciais,[21] que tem uma versão em português. Vale ressaltar que não foi encontrado nenhum estudo que mostrasse a aplicação do programa para pessoas idosas com DI.
- Para incentivar a expressão verbal para as pessoas com DI que precisem desse cuidado, o cuidador pode ser orientado e esclarecido sobre utilizar o JS desenvolvido para o cliente, aproveitando os momentos de interações que o jogo permite e que provavelmente foram desenvolvidos com essa finalidade.
- Sobre o uso de atividades envolventes, pode-se orientar sobre a relevância de materiais significativos e adequados à idade. A motivação e o significado podem vir de temas de interesse atuais, sem infantilização.[20] Esse cuidado da não infantilização dos materiais deve ser considerado pelo TO na construção do jogo para a pessoa idosa. No entanto, percebe-se, empiricamente, que as pessoas com DI tendem a ter preferência por atividades infantilizadas. Assim, cabe ao TO verificar a adequação do tema e, também, avaliar se esse uso não remete à infantilização do cuidado.
- Nos casos de orientação aos cuidadores de DI e pessoas idosas com disfunção cognitiva, cabem também as orientações acerca do alinhamento das capacidades com os desafios das tarefas. Isso pode ser visto e explorado com o cuidador ao longo das sessões de RCF com o jogo.
- Sobre o ambiente para aplicação do jogo, este deve obedecer a condições que apoiem as capacidades e considerem as disfunções cognitivas apresentadas pelo cliente adulto e pessoa idosa com DI.

Nesse sentido, os TO podem se apoiar nos princípios de *design* ambiental de Fleming-Bennett para pessoas com demência. Estes descrevem itens com o propósito de projetar ambientes para apoiar as pessoas com demência e suas famílias a alcançar seu pleno potencial como seres humanos. Assim, pode-se construir ambientes estruturados capazes de impactar positivamente atividades significativas, funcionalidade, segurança, socialização e qualidade de vida de quem ali reside.[22]

Princípios de *design* ambiental de Fleming-Bennett para pessoas com demência:[22]

- Reduzir riscos.
- Fornecer um ambiente humano.
- Permitir que as pessoas vejam e sejam vistas.
- Reduzir as estimulações desnecessárias.
- Aperfeiçoar estimulações úteis.
- Favorecer o movimento e engajamento.
- Criar um ambiente familiar.
- Favorecer a oportunidade de estar só ou em grupos.
- Ter conexões com a comunidade e criar *design* como uma visão do estilo de vida.

Durante a fase de consulta, utilizando a *expertise* da análise de atividades, o profissional de TO pode ter *insights* sobre a necessidade de uma abordagem compensatória para o JS, o que inclui adaptações e graduação no jogo ou o uso de tecnologias assistivas. Esse tópico pode ser também parte da fase de consulta do TO para pesquisa e adequação de equipamento ou dispositivo.

Uma vez esgotada a fase de pesquisa dos assuntos dessa fase, o TO passa para a última fase de desenvolvimento do jogo, que consiste na construção e/ou validação do jogo, que, depois de validado, poderá ser considerado um potencial recurso terapêutico ocupacional.

Produção do jogo e análise na ocupação

Nessa fase, o terapeuta vai ter um esboço com informações sobre a mecânica e características físicas dos elementos do jogo (manual, tabuleiro, peças – peões, pinos, cartas etc.) ou terá o jogo escolhido, comprado pronto. Neste último caso, o TO deve verificar se a unidade que adquiriu inclui as características físicas esperadas para dar seguimento à análise da ocupação.

Em ambos os casos, o jogo construído ou o jogo comprado só poderá ser considerado adequado ao cliente com DI em processo de RCF depois de realizada a validação, por meio da análise de ocupação com cliente específico ou com uma amostra da população-alvo, decidida anteriormente, caso seja um jogo voltado para um grupo ou população.

A aplicação da análise da atividade, processo próprio da TO,[1] começa a ser construída nas fases anteriores de criação, mas é nesse ponto que atinge seu auge: na validação do produto.

O objetivo dessa fase é validar o protótipo como JS para o cliente (pessoa, grupo ou população). Caso o jogo precise de ajustes, serão identificados e realizados. Após os reajustes, o jogo será aplicado para análise da ocupação com a segunda versão do protótipo.

Quando o TO trabalha em uma equipe, a validação pode depender de outras avaliações e ajustes que não dependam do profissional de TO. Nesse caso, o protótipo será validado como JS após os ajustes da equipe de desenvolvimento.

Considerando que o JS está sendo construído pelo TO, os materiais escolhidos na fase anterior precisam respeitar as diretrizes de acessibilidade, dentre outras pesquisadas na fase de consulta. O TO para a construção do protótipo pode precisar de ferramentas (papel, tesoura, apontador etc.), suprimentos (lápis, borracha, cola etc.) e equipamentos (impressora etc.). Esses objetos presentes na ocupação de trabalho do TO foram também comprados, organizados e estão aptos ao uso do TO, que, de forma consciente ou natural, realizou análise de sua própria ocupação.

Uma vez construído o protótipo, começa a fase de análise de ocupação com o cliente. A partir de então, não é relevante se o jogo foi construído ou adquirido; o foco do TO estará na interação do jogo com o cliente com DI e o ambiente imediato em que está sendo testado.

É válido ressaltar que se considera aqui a análise da ocupação. A perspectiva da TO olha não apenas para a forma como uma atividade pode ser normalmente realizada, mas também para a forma como ela é realizada e experienciada por um indivíduo, examinando as influências internas e externas no desempenho e o significado subjacente à atividade.[1]

O *Occupational Therapy Practice Framework: Domain and Process* (OTPF-4)[23] descreve dois tipos de análise: (a) análise de atividade, que analisa suas demandas típicas, e (b) análise ocupacional, que examina as ocupações reais de determinado cliente, considerando as especificidades de como eles participam da ocupação e dos contextos em que as desempenham.

Então, utilizando essa perspectiva para a análise dos jogos: para obter uma compreensão básica das demandas de uma atividade que envolve um jogo, não é preciso ter uma pessoa específica em mente. Assim, o TO está realizando uma análise da atividade. Se estivesse analisando a atividade de uma pessoa específica, o TO faria uma análise ocupacional. Ambos os tipos de análises são utilizados em todo o processo de TO.

Sobre a análise da ocupação com o protótipo do JS ou do jogo adquirido, o TO faz uma investigação verticalizada que, tendo em vista sua larga extensão, não será descrita aqui. No entanto, a Figura 4 apresenta o fluxograma proposto por Thomas.[1]

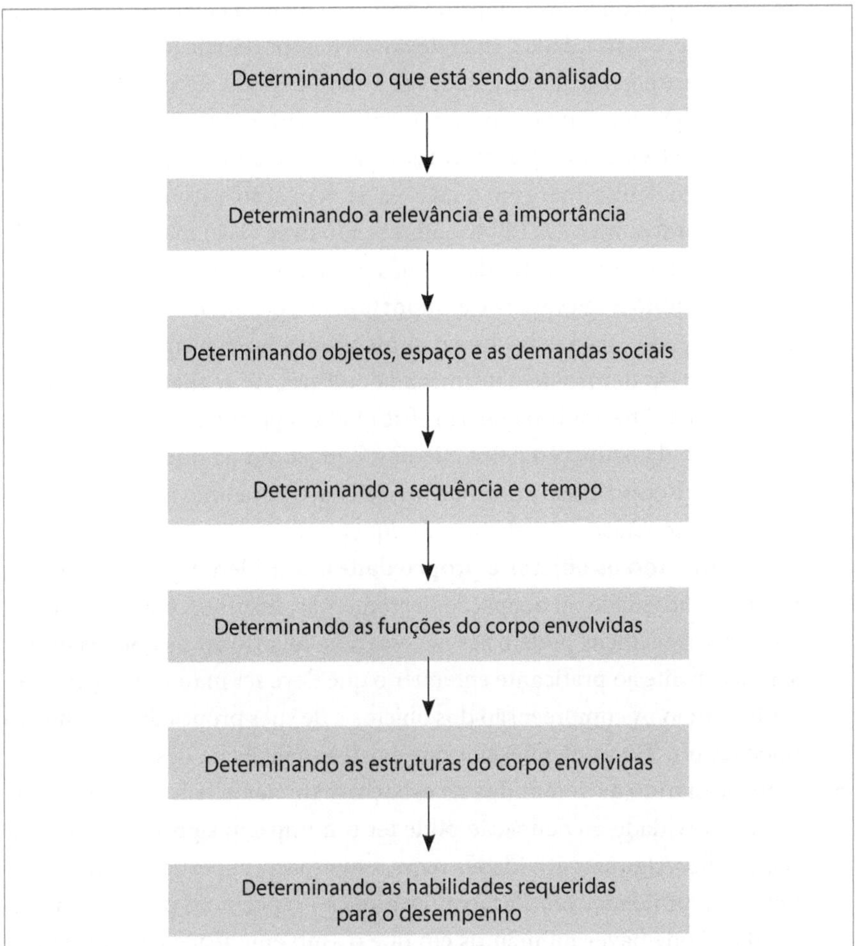

Figura 4 Etapas do processo de análise de atividades e ocupação.
Fonte: Thomas.[1]

Cada uma dessas etapas desdobra-se em necessidades de análise sobre os menores pontos envolvidos na análise, mas, de forma resumida, pode-se dizer:[2]

- **Conscientização da atividade e determinação da ocupação analisada:** a primeira parte de uma análise ocupacional ou de atividade é estabelecer o que o TO está realmente analisando. Usando qualquer método, a atividade ou ocupação que está sendo analisada deve ser claramente identificada, com especificidades que esclareçam como, onde ou de que maneira uma atividade ocorre. Por exemplo: "Jogar dominó com a irmã". Para uma análise ocupacional, essa etapa do processo inclui a coleta de mais informações sobre a atividade e sua relevância e importância para o cliente.

  Frequentemente, as atividades se sobrepõem ou se confundem com outras ocupações. Para ocupações ou atividades maiores, será necessário separar as atividades em atividades separadas e únicas quando possível. O TO então determinará em qual área de ocupação a atividade se enquadra de acordo com o OTPF-4,[23] oferecendo uma visão mais completa do que está incluído nessa atividade e nas que a cercam.
- **Determinando a relevância e a importância:** ao conduzir uma análise de atividade, essa etapa exige que o clínico identifique o significado que a atividade tem dentro de determinada cultura. Ao realizar uma análise ocupacional, é necessário que o profissional se aprofunde na compreensão e definição da ocupação pelos clientes, bem como na importância dessa ocupação. Reunir essas informações é a chave para uma análise bem-sucedida e a conclusão das etapas subsequentes.
- **Determinando os objetos e propriedades:** considerando cada uma das etapas da atividade ou ocupação, ferramentas, insumos, equipamentos e recursos específicos podem ser necessários. Identificar os objetos necessários permite ao praticante entender o que deve ser manipulado ou interagir e como. A compreensão dos objetos e de suas propriedades também pode levar o TO a entender por que existem déficits no desempenho.
- **Determinando as demandas de espaço:** o ambiente físico em que ocorre uma atividade ou ocupação pode ter um impacto significativo no desempenho. Algumas atividades requerem espaço, superfície, ruído, temperatura, umidade, ventilação e iluminação específicos para serem realizadas. Pode haver momentos em que o ambiente físico em que ocorre uma ocupação é uma barreira para o desempenho de um cliente. É na compreensão do ambiente físico em que uma atividade ocorre que se pode

ver como as forças externas desempenham um papel no desempenho ocupacional.

- **Determinando as demandas sociais:** assim como as demandas de espaço podem ser uma influência externa no desempenho, as demandas sociais também podem. As demandas sociais de algumas atividades são uma parte necessária do envolvimento em uma atividade (p. ex., revezando-se em um jogo). No entanto, em algumas ocupações, as demandas sociais podem desafiar o cliente em uma extensão maior do que ele é capaz de administrar (p. ex., expectativas de outras pessoas para jogar duas partidas de um mesmo jogo com duração longa).
- **Identificação das etapas necessárias:** é aqui que se divide a atividade ou ocupação em etapas específicas e a sequência e o tempo de cada etapa. Ao listar as etapas exigidas pela atividade, o praticante é capaz de identificar as demandas da atividade no cliente.
- **Determinando as funções corporais necessárias:** essa etapa do processo de análise é frequentemente vista como a mais detalhada e extensa. Alguns dos conceitos são paralelos aos usados em outras profissões. Contudo, o processo de análise da atividade da TO vai além. Segundo Thomas,[1] funções corporais são aquelas "funções fisiológicas dos sistemas corporais" que incluem não apenas funções físicas, como força e mobilidade das articulações, mas também funções sensoriais, cognitivas e emocionais. A determinação das funções corporais exigidas para uma atividade fornece informações sobre o que é exigido do cliente em relação ao envolvimento na ocupação ou atividade.
- **Determinar as estruturas corporais necessárias:** a maioria das atividades exige a presença de certas estruturas corporais. Para Thomas,[1] estruturas corporais são "partes anatômicas do corpo, como órgãos, membros e seus componentes". No processo de análise da atividade, o TO observa quais estruturas corporais são necessárias para a atividade além do que é necessário para sustentar a vida.
- É válido ressaltar que, na criação de um JS, o TO começou a utilizar a análise de atividades desde a fase de pesquisa, quando, considerando as informações do cliente – coletadas, aprofundadas e atualizadas no ponto de partida –, selecionou os materiais ou o(s) jogo(s) a serem validados. A análise da ocupação, proposta para a fase de validação do protótipo, acontece quando da ocupação com o protótipo.
- **Determinar as ações necessárias e as habilidades de desempenho (*performance skills*):** habilidades de desempenho são ações que o cliente pre-

cisará demonstrar. Determinar quais habilidades são necessárias e até que ponto cada uma é necessária permite ao profissional compreender melhor o que se espera do cliente para um envolvimento bem-sucedido.

- De acordo com OTPF-4,[23] as habilidades de desempenho (*performance skills*) são ações observáveis e direcionadas a objetivos que resultam na qualidade do cliente no desempenho das ocupações desejadas. As competências são apoiadas pelo contexto em que o desempenho ocorre, incluindo fatores ambientais e do cliente.[23] O uso eficaz das habilidades motoras e de desempenho de processos é demonstrado quando o cliente realiza uma atividade de modo eficiente, seguro, com facilidade ou sem assistência. O uso eficaz das habilidades de desempenho de interação social é demonstrado quando o cliente completa as interações de uma maneira que corresponda às demandas da situação social. O uso ineficaz de habilidades de desempenho é demonstrado quando o cliente necessita rotineiramente de assistência ou apoio para realizar atividades ou envolver-se em interações sociais.[23]

CONCLUSÃO

Apesar de sua presença milenar nas culturas, por ocupação de lazer ou trabalho (jogadores profissionais), os jogos ainda são assunto pouco explorado na literatura na TO, especialmente em português. Esse achado é paradoxalmente oposto ao visto em algumas intervenções, em especial as de RCF de clientes com DI, que utilizam jogos em suas práticas para treinar habilidades e fortalecer a participação.

A DI no adulto e na pessoa idosa também é tema pouco explorado, em especial no que diz respeito ao impacto do processo de envelhecimento nas variadas condições que levam à DI. Essa população, apesar da insuficiência de cuidados e ações de políticas públicas (que no caso do envelhecimento são crescentes, mas ainda insuficientes), está sob os cuidados de TO que têm a grande responsabilidade de, por meio de sua *expertise* na ocupação humana, proporcionar, em última instância, a participação social.

REFERÊNCIAS

1. Thomas H. Occupational and activity analysis. Thorofare: Slack Incorporated; 2022.

2. Johnson KR, Blaskowitz M, Mahoney WJ. Occupational therapy practice with adults with intellectual disability: what more can we do? The Open Journal of Occupational Therapy. 2019 Apr 1;7(2).
3. Organização Mundial da Saúde (OMS). CIF: Classificação Internacional de Funcionalidade, Incapacidade e Saúde. Genebra; 2001. Reimpresso em 2008.
4. Katz N. Neurociência, reabilitação cognitiva e modelos de intervenção em terapia ocupacional. 3.ed. São Paulo: Santos; 2014.
5. World Health Organization (WHO). Decade of healthy ageing. Geneva, 2021.
6. Dicionário Priberam. Analógico. Disponível em: https://dicionario.priberam.org/analógico. Acesso em: 25 jun. 2025.
7. Schalock RL, Luckasson R, Tassé MJ. Intellectual disability: definition, diagnosis, classification, and systems of supports. 12.ed. Silver Spring: AAIDD; 2021.
8. Shapoval S, Gimeno-Santos M, Mendez Zorrilla A, Garcia-Zapirain B, Guerra-Balic M, Signo-Miguel S, et al. Serious games for executive functions training for adults with intellectual disability: overview. Int J Environ Res Public Health. 2022;19:11369.
9. Leite AK. O uso de jogos e exercícios cognitivos no processo de intervenção em terapia ocupacional. In: Oliveira AM, Vizzotto ADB, Mello PCH, Buchain P. Terapia ocupacional em neuropsiquiatria e saúde mental. São Paulo: Manole; 2021. p.408-23.
10. Xexéo G, Carmo A, Acioli A, Taucei B, Dipolitto C, Mangeli E, et al. O que são jogos: uma introdução ao objeto de estudo do Ludes. Rio de Janeiro. Relatório Técnico Ludes. 2017. Disponível em: https://www.cos.ufrj.br/uploadfile/publicacao/2766.pdf. Acesso em: 25 jun. 2025.
11. Cruz DMC, Cordeiro JJR, Tedesco SA. O Modelo de Ocupação Humana: teoria e avaliação da participação, funcionamento e papel ocupacional. In: Oliveira AM, Vizzotto ADB, Mello PCH, Buchain P. Terapia ocupacional em neurpsiquiatria *e saúde mental*. São Paulo: Manole; 2021. p.172-228.
12. Araújo G, López Y, Coutinho S. Levantamento bibliográfico: análise comparativa entre metodologias de design da informação e jogos didáticos e não didáticos de tabuleiro. In: Anais. [Oral] do 7º Congresso Internacional de Design da Informação/Proceedings [Oral] of the 7th Information Design International Conference– CIDI 2015. São Paulo: Blucher; 2015.
13. Pimlott N. Aging with intellectual and developmental disabilities. Can Fan Physician. 2019;65(Suppl 1):S3.
14. World Health Organization (WHO). World Health Report 2015: Mental Health: New Understanding, New Hope. Geneva; 2015.
15. Flórez J, Garvía B, Fernández-Olaria R. Síndrome de Down: neurobiología, neuropsicología y salud mental. Bases para la intervención en el aprendizaje, la conducta y el bienestar mental. Santander: Fundación Iberoamericana Down 21; 2017.
16. Borges A, Pelosi MB, Nascimento JS, Melo JV. Análise de atividades gráficas para crianças com síndrome de Down. Rev Bras Educ Esp. 2017;23(4):577-94.
17. Souza AB, Blascovi-Assis SM. Função manual na síndrome de Down. Rev Neurocienc. 2021 Dec 15;29:1-18.
18. Belmonte LAO. Análise da força de preensão manual em idosos praticantes e não praticantes de exercícios físicos regulares [dissertação – mestrado em Ciências do Movimento Humano]. Florianópolis: Universidade do Estado de Santa Catarina; 2007.
19. Associação Brasileira de Normas Técnicas (ABNT). NBR 9050: Acessibilidade a edificações, mobiliário, espaços e equipamentos urbanos. Rio de Janeiro: ABNT; 2004.
20. Green JL. Assistive technology in special education: resources to support literacy, communication, and learning differences. Abingdon: Routledge; 2018.

21. Gitlin LN, Winter L, Vause Earland T, Adel Herge E, Chernett NL, Piersol CV, et al. The tailored activity program to reduce behavioral symptoms in individuals with dementia: feasibility, acceptability, and replication potential. The Gerontologist. 2009 May 6;49(3):428-39.
22. Dario MB. Reflexões sobre princípios de design de ambientes para idosos que vivem com demência [dissertação]. São Carlos: Universidade de São Paulo; 2022.
23. American Occupational Therapy Association (AOTA). Occupational therapy practice framework: domain and process. Am J Occup Ther. 2020 Aug 31;74(4).

MATERIAL COMPLEMENTAR *ONLINE*

Vídeos

Dicas para adaptar atividades para alunos com deficiência intelectual: https://youtu.be/jcXybEO-pAxE?si=LZrIFxbEmYQR6UcH.

Gratuito: *Jogo de cartas para estimular o cérebro*: https://youtu.be/51McI9Lhe4U?si=jvT2TPimEb-QXM-yS.

An Occupational Therapist's Role in Person-Centered Design | Rebecca Langbein | TEDxJeffersonU: https://www.youtube.com/watch?v=HD6PdW5vHkQ.

Links de *sites* e plataformas NeuronUP

Ferramenta de estimulação cognitiva para terapeutas ocupacionais e outros profissionais envolvidos em processos de neurorreabilitação. Consiste em vários materiais e recursos para projetar sessões de tratamento, além de um gerenciador de pacientes para organizar e salvar os resultados dessas sessões.

Onde encontrar: What Is NeuronUP?

Barrow Neurological Institute

O portal Barrow Neurological Institute disponibiliza uma lista com diferentes aplicativos com valor terapêutico divididos em habilidades que podem ser estimuladas, dentre elas: coordenação motora fina, percepção visual, linguagem, memória, resolução de problemas e atenção.

Onde encontrar: Neuro-Rehabilitation Apps and Games | Barrow Neurological Institute

Rehacom

Sistema abrangente e sofisticado de *software* para reabilitação cognitiva assistida por computador. Essa ferramenta auxilia o terapeuta na reabilitação de distúrbios cognitivos que afetam aspectos específicos de atenção, concentração, memória, percepção, atividades da vida diária e muito mais.

Onde encontrar: RehaCom – Cognitive Therapy | HASOMED GmbH

Can I Play That?

Site com guias de referência de acessibilidade.
Onde encontrar: Accessibility Reference Guides Archives – Can I Play That?

GameAccessibilityNexus

Recurso para acessibilidade em *videogames*. Resenhas de jogos, diretrizes, artigos sobre *software* e *hardware* assistencial, comentários, entrevistas e recomendações de jogos com alto nível de acessibilidade
Onde encontrar: Game Accessibility Nexus

HealthMatters Program

Iniciativa cérebro saudável para pessoas com deficiência intelectual e de desenvolvimento.
Onde encontrar: Healthy Brain Initiative for People with Intellectual and Developmental Disabilities.

Capítulo **15**

Uso de jogos pela neuropsicologia na reabilitação funcional para deficiência intelectual

Mary Helen Kimura de Siqueira Figueiredo

Pontos-chave:

- Introdução à reabilitação neuropsicológica (RN), uma abordagem terapêutica que visa promover a recuperação ou a compensação de habilidades cognitivas comprometidas por lesões cerebrais ou condições neurológicas, incluindo a deficiência intelectual (DI).
- Discussão sobre as especificidades da reabilitação em indivíduos com DI, destacando a importância de abordagens adaptadas e individualizadas que considerem as necessidades cognitivas, emocionais e sociais desses indivíduos.
- Os jogos são uma ferramenta eficaz na reabilitação funcional de pessoas com DI, podendo ser utilizados para estimular diferentes habilidades cognitivas, sociais e motoras e tornando o processo de reabilitação mais engajador e motivador.

INTRODUÇÃO

O uso de jogos no processo de intervenção neuropsicológica não é uma abordagem baseada em tentativas e erros nem serve para "ocupar" o tempo com uma atividade divertida. O jogo no processo de intervenção deve ser um recurso amparado em teorias e abordagens com evidências científicas para assim dar suporte às intervenções.

Este capítulo discutirá a importância da reabilitação neuropsicológica, tanto em seu caráter cognitivo quanto funcional, nos aspectos que definem a deficiência intelectual (DI) e o uso de jogos como atividade ecológica em sua abordagem.

REABILITAÇÃO NEUROPSICOLÓGICA

A reabilitação neuropsicológica (RN), em seu conceito mais amplo, pode ser definida como um conjunto de procedimentos e técnicas que visam promover o restabelecimento do mais alto nível de adaptação física, psicológica e social de um indivíduo incapacitado.[1] Bárbara Wilson,[2] uma das principais pesquisadoras e autora de inúmeras obras nessa área, descreveu a RN como um processo no qual o paciente e seus familiares trabalham em parceria com os profissionais da saúde a fim de possibilitar o alcance do potencial máximo de recuperação, bem como lidar ou conviver melhor com as dificuldades cognitivas, emocionais, comportamentais e sociais resultantes de lesões cerebrais ou quadros neurológicos. É importante esclarecer que o objetivo do tratamento deve ser sempre associado à melhora das áreas e atividades no contexto da vida do paciente, buscando ganhos voltados para sua vida real.

Nesse sentido, a Classificação Internacional de Funcionalidade, Incapacidade e Saúde[3] é atualmente muito utilizada, pois enfatiza a importância de considerar o impacto das diversas condições que podem interferir na capacidade funcional do paciente. Considera-se relevante não apenas a ocorrência da doença, sintomas, incapacidades e desvantagens do indivíduo, mas também sua participação na atividade do ambiente.

DEFICIÊNCIA INTELECTUAL E REABILITAÇÃO

O Manual Diagnóstico e Estatístico de Transtornos Mentais (DSM-5-TR)[4] traz o transtorno do desenvolvimento intelectual como déficits em capacidades mentais gerais e prejuízos na função adaptativa diária na comparação com indivíduos com a mesma idade, gênero e aspectos culturais. O início ocorre durante o período do desenvolvimento.

Segundo o DSM-5-TR,[4] esse transtorno é uma condição heterogênea com múltiplas causas. Pode haver dificuldades associadas ao julgamento social, à avaliação de riscos, ao autocontrole do comportamento, emoções ou relações interpessoais, ou à motivação na escola ou nos ambientes de trabalho. Tem prevalência geral na população de aproximadamente 10 por 1.000, porém a prevalência global varia de acordo com o país e o nível de desenvolvimento (mais alta em jovens do que adultos). No Brasil estima-se que 2,5 milhões de pessoas têm deficiência intelectual, segundo a Pesquisa Nacional de Saúde.[5]

A DI geralmente perdura por toda a vida, ainda que os níveis de gravidade possam variar ao longo do tempo. O curso do transtorno pode ser influenciado por condições médicas ou genéticas subjacentes e por condições comórbidas. Intervenções precoces e continuadas podem melhorar o funcionamento adaptativo na infância e na vida adulta. Em crianças mais velhas e em adultos, o nível de apoio oferecido é capaz de possibilitar a completa participação em todas as atividades cotidianas e melhora na função adaptativa.[6]

Então, entende-se que na DI se encontram limitações no funcionamento cognitivo, que estão associadas às limitações em diversas áreas adaptativas, como: atividades de vida diária, comunicação, adaptação social, funcionalidade acadêmica, de lazer e trabalho – em níveis diferenciados – durante toda a vida, demandando apoios que variam de parcial a total, nas diferentes tarefas executadas no cotidiano, interferindo diretamente na autonomia e independência.[6]

Os objetivos da RN para as pessoas com DI se baseiam em capacitar pacientes e familiares para a convivência, reduzir e superar as limitações cognitivas, sociais e emocionais,[7] (além de incentivar fatores de proteção cognitivos por estimulação do potencial individual para a promoção e a manutenção da autonomia e da independência.[8] Desse modo, a finalidade da reabilitação é instigar os fatores protetivos da pessoa com DI, pela estimulação e pela busca de seu maior potencial. Entre outros fatores, é uma intervenção realizada ao longo da vida e busca adaptação ao mercado de trabalho, socialização, prática de exercícios físicos e adoção de um estilo de vida ativo.[8]

O conjunto de evidências atuais confirma a lei de Hebb[9] sobre o fato de que, quanto mais ativa uma rede sináptica, mais forte ela se torna e, portanto, mais facilmente será novamente ativa, o que significa que a plasticidade é dependente de atividade.[10] Isso é o que ocorre neurocognitivamente quando aprendemos algo.

A neuroplasticidade molda a estrutura cerebral por meio de variáveis ambientais. As mudanças estruturais no cérebro podem ocorrer por meio da aprendizagem, levando à reorganização de redes neuronais. Essas modificações são mais percebidas em casos de alterações na estrutura ocasionadas por condições clínicas, sejam elas de causas orgânicas ou adquiridas, subjacentes aos transtornos do neurodesenvolvimento.[11]

Os investimentos em reabilitação cognitiva são sustentados pelo argumento da natureza plástica do cérebro e por seu potencial de aprendizagem. Destaca-se a importância do início precoce das intervenções e dos programas de estimulação cognitiva a fim de aproveitar o período em que a estrutura está mais suscetível a essas modificações: a infância. Em relação à DI, a melhor estratégia de reabilitação é o uso de programas educacionais elaborados a partir de modelos de aprendizagem diretiva e individualizada.

Para que o processo de aquisição da aprendizagem obtenha resultados significativos, é necessário utilizar como base um modelo diretivo circunscrito aos alvos de aprendizagem com o intuito de facilitar a fixação e a generalização do conteúdo aprendido.[12] O tempo que uma pessoa com DI leva para aprender é maior, e, quanto mais inespecífico o assunto trabalhado, maior a será a lentidão na aquisição do conteúdo. Uma solução para essa questão seria utilizar atividades que facilitem a resposta passo a passo e que não tenham foco em alvos amplos.[13]

Na DI, para que o potencial adaptativo proporcionado pelos mecanismos de neuroplasticidade se manifeste em melhor desempenho, as estratégias de ensino-aprendizagem devem ser organizadas de forma a estimular processos cognitivos compensatórios. A compreensão do significado, social em essência, do que aprender favorece que conceitos cotidianos, formados nas experiências diretas com o ambiente, se transformem em conceitos científicos e abstratos. Para isso é fundamental a mediação e modelos de aprendizagem sem erro. Importante lembrar que a abstração de conceitos deve ser feita por meio de experiências concretas, atividades que a experiência leve à abstração, facilitando o aprendizado.[8]

A motivação para o tratamento desempenha um papel fundamental para a reabilitação. O indivíduo somente vai aderir ao programa reabilitador se perceber sua necessidade e compreender sua lógica. Bäckman e Dixon[14] propuseram que os fatores motivacionais desempenham um papel importante no uso de compensações. O uso de compensações como o diário de memória é trabalhoso e exige treinamento. Os indivíduos que mais se motivam e se beneficiam para o uso de compensações são aqueles com deficiências moderadas. Se as deficiências são muito graves o indivíduo não dispõe de recursos, sob a forma de funções preservadas, para a aquisição de compensações. Se as deficiências são leves, por outro lado, os benefícios potenciais das compensações são percebidos como não valendo o esforço.

USO DE JOGOS NA REABILITAÇÃO

A psicologia e a neuropsicologia utilizam programas de treinamentos cognitivos que estimulam funções cognitivas deficientes, favorecendo o desempenho em habilidades requeridas no ambiente escolar, por exemplo, leitura, escrita e aritmética. Rossit e Goyos,[15] por exemplo, encontraram melhoras significativas na aprendizagem de matemática em indivíduos com DI por meio de um currículo baseado em elementos da análise do comportamento como o paradigma da equivalência de estímulos. Freitas et al.[16] indicam que a utilização de avaliações funcionais e individualizadas, planejamentos curriculares direcionados para as especificidades e necessidades de cada pessoa e o ensino baseado em técnicas comportamentais são recursos que possibilitam uma adaptação adequada a pessoas com déficits intelectuais.

Para melhor plasticidade cerebral, um dos objetivos da estimulação, é necessário que esta seja realizada de maneira adequada, e para isso precisamos respeitar alguns princípios da plasticidade neuronal segundo Kleim e Jones:[17] a especificidade; a natureza do treinamento dita a natureza da plasticidade. É necessário esforçar-se para manter os estímulos e os contextos mais próximos das tarefas quanto possível. O treinamento cognitivo deve ser coerente com a vida real do paciente.

O segundo princípio é o da interferência: não é recomendável envolver várias funções cognitivas ao mesmo tempo; é preciso manter certa homogeneidade acerca do domínio cognitivo alvo.

O próximo princípio é que a importância importa, as tarefas precisam ser relevantes e significativas para o paciente, o objetivo precisa ser claro e fazer sentido para o paciente, para que ele veja sua importância; a motivação favorece a plasticidade.

O tempo importa; quanto mais cedo e precocemente a estimulação for feita, melhor serão os resultados. Sabe-se que a idade faz diferença – cérebros mais jovens têm mais funções adaptativas –, mas todas as idades podem se beneficiar da estimulação cognitiva, mesmo os cérebros mais velhos sendo menos plásticos que os mais jovens.

A repetição também importa. Esse princípio mostra que a prática auxilia a adquirir domínio daquela função, assim como a intensidade também é essencial, daí a necessidade de contar com uma rede de apoio fora dos consultórios. A generalização é o objetivo final: treinar uma função cognitiva precisa se aproximar cada vez mais do objetivo real e funcional.

Pensando no jogo como ferramenta para promover a estimulação cognitiva e por consequência a plasticidade cerebral, pode-se entender que, assim como afirma Chateau,[18] a atividade lúdica é essencialmente humana, sendo o embrião de todos os jogos posteriores, e provém de uma atividade interessada, mas não é voltada para o prazer sensorial. Ela se separa do objeto, que nada mais é que a ocasião, a fim de obter certo resultado, ou seja, não está voltada para o objeto, mas é mobilizada pelos resultados, pela reprodução da ação que será posteriormente aprendida sobre como o mundo funciona.

Os estudos sobre o uso de jogos nos adultos ainda são escassos quando comparados aos estudos com crianças; porém, com a importância da prevenção para um envelhecimento saudável, esse tema tem se tornando cada vez mais relevante.

Tori et al.[19] esclarecem que alguns elementos necessariamente devem fazer parte de uma atividade para sua caracterização como um jogo, sendo eles a interatividade, regras definidas, um ou mais objetivo a serem alcançados, obstáculos para atingir esse objetivo e o entretenimento de quem está jogando. Ainda que o entretenimento possa não ser o fator principal, ele necessariamente deve existir na atividade para de fato dizermos que se trata de um jogo.

De acordo com Rieder et al.,[20] os jogos educativos exploram atividades lúdicas com objetivos pedagógicos especializados para o desenvolvimento do raciocínio e do aprendizado. Em geral, eles contêm elementos lúdicos e motivadores e apresentam diferentes tipos de desafios que ao serem resolvidos, estimulam várias funções cognitivas básicas, tais como atenção, concentração e memória.

Segundo Piaget,[21] tomar consciência requer reconstruir no plano mental as ações realizadas para analisá-las e também alterá-las em função de seus resultados, antecipando modificações necessárias para um melhor desfecho. Não se trata de subitamente saber o que deve ser feito, em uma espécie de iluminação ou revelação mental, mas, ao contrário, de construir em outro plano o que está estabelecido para analisar os mecanismos e os detalhes. Tomar consciência é, portanto, custoso e exige trabalho mental, um processo de ir e vir dos resultados das ações a seu planejamento e vice-versa; dos observáveis às coordenações, sendo o novo nível (de compreensão) sempre melhor que o anterior.

Ainda segundo Piaget,[22] a afetividade é um fator que, ao lado da inteligência, está sempre envolvido em qualquer conduta e, por consequência, também na elaboração de procedimentos e estratégias, visto que é o componente energético da ação. Assim, ela não pode ser excluída de qualquer trabalho de intervenção. O mesmo pode ser dito do fator social (relacionado às informações transmitidas pelos outros, especialmente os adultos), apresentado como fundamental para o desenvolvimento mental. Esses fatores estão contemplados nas intervenções com jogos. O mesmo autor afirma que a autonomia seria a capacidade de pensar e agir considerando regras, assim como diferentes possibilidades e pontos de vista, buscando atingir um consenso, isto é, agir e julgar de forma autônoma implica necessariamente tornar-se legislador, responsabilizar-se pela aplicação das regras e suas consequências. Ser autônomo é, então, compreender as regras como reguladoras das ações e relações entre indivíduos e inseri-las em um sistema interdependente em que diferentes indivíduos cooperam para atingir objetivos em comum. Autonomia e cooperação estão, portanto, juntas e são objetivos do trabalho com jogos.

Pessoas com comprometimento intelectual em sua grande maioria se beneficiam de facilitadores de informação por meio de estímulos visuais. Além disso, instruções sistemáticas e diretas podem facilitar muitas habilidades. Mostrar como utilizar os jogos é essencial, e a necessidade do modelo já foi retratada neste capítulo; o terapeuta é o melhor manual de instruções. A utilização de recursos facilitadores como letras maiores, recursos sensoriais e materiais adaptados poderá dar o suporte necessário.

Jogar exige ativação cognitiva constante, e isso pode fazer as pessoas com dificuldades cognitivas se cansar com mais facilidade, sendo necessário também planejar as estratégias com tempo curto de duração. Usar as habilidades fortes da pessoa a fim de melhorar as habilidades fracas se mostra uma ótima estratégia, assim como organizar as propostas de jogos por níveis de dificuldade, sempre começando pelo menor nível – a pessoa precisa sentir que é capaz de realizar.

A utilização das ferramentas como jogos pode promover entretenimento e interação social, fundamental para a sensação de bem-estar que momentos como esses podem proporcionar. Quanto às habilidades desenvolvidas, destaca-se que os jogos que estimulam a memória, a atenção e habilidades de resolução de problemas podem ajudar a manter e melhorar as funções cognitivas. Eles podem contribuir para o treinamento da memória, da atenção e da habilidade de raciocínio.[23] Vale salientar a importância do mediador para a realização das atividades e da adaptação dos jogos para cada indivíduo, pois cada um tem dificuldades e habilidades particulares. Os jogos promovem emoções positivas, estimulando as habilidades e melhorando o emocional.[24]

Os jogos, em sua grande maioria, também favorecem muitas habilidades cognitivas, dentre elas as funções executivas. Estas são habilidades responsáveis pela capacidade de autorregulação ou autogerenciamento, e seu desenvolvimento representa um importante marco adaptativo na espécie humana.[25] Segundo Dias, Menezes e Seabra,[26] essas habilidades são especialmente relevantes diante de situações novas ou demandas ambientais que exijam ajustamento, adaptação ou flexibilidade.

Outros modelos teóricos decompõem as funções executivas em dois grandes grupos: as funções executivas "frias" e as "quentes". O primeiro grupo é caracterizado pelo envolvimento de componentes lógicos e abstratos relacionados à região pré-frontal dorsolateral (planejamento e resolução de problemas, memória operacional, atenção, flexibilidade cognitiva, abstração e julgamento). Já as funções executivas quentes estão estruturalmente ligadas aos circuitos orbitofrontais e mantêm relações com os aspectos emocionais, motivacionais e interpretativos dos quadros de alterações abruptas da personalidade, como a dificuldade de inibir comportamentos impróprios e impulsivos e a consideração de consequências de longo prazo.[25]

Jogos comerciais conhecidos como Uno e Tapa Certo, por exemplo, podem ser adaptados e estimular funções como atenção, organização visuoespacial, identificação de números e letras e ainda adição e subtração. Do mesmo modo, os jogos Dobble e Genius auxiliam na melhora de habilidades de atenção, flexibilidade cognitiva e controle inibitório.

Desenvolvido pelo estadunidense Merle Robbins com seus familiares em 1971, o Uno é um jogo de cartas indicado para crianças a partir dos 7 anos e para adultos. Esse passatempo ajuda a desenvolver habilidades como socialização, coordenação motora, atenção, lógica, orientação espacial e temporal, reconhecimento de letras e números. No contexto da reabilitação funcional, com ele é possível trabalhar socialização, percepção visual e auditiva, coordenação motora, atenção, memória lógica, orientação espacial e temporal, além da identificação de cores, leitura, noção de números e quantidades, reconhecimento de letras e números, resolução de problemas, autonomia, tolerância à frustração e flexibilidade cognitiva.

Pode-se solicitar às pessoas que façam pareamento das cores, associando a agilidade com o uso do cronômetro, assim como a associação de duas cartas com mesmo número, conforme o exemplo a seguir.

A própria interação social que o jogo proporciona, sendo de 2 jogadores ou mais, pode contribuir para a prevenção, por exemplo, do envelhecimento patológico. Estudos observacionais indicam que a maior participação social na meia-idade e velhice está associada a 30 a 50% menos risco de desenvolvimento de demência.[27] A solidão foi associada com risco aumentado de doença de Alzheimer e demência.[28]

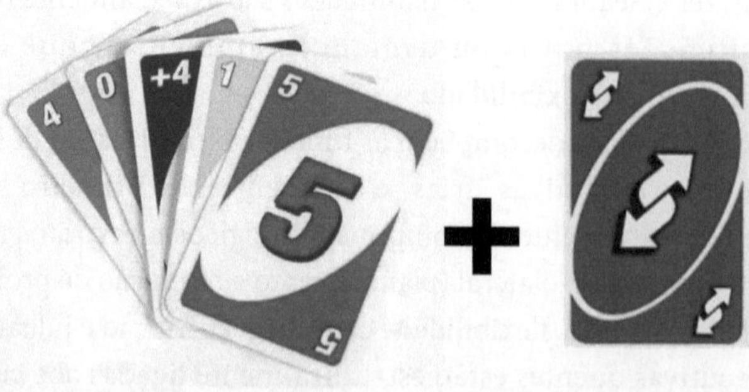

Figura 1 Jogo Uno®.
Fonte: Robbins M. Uno. Mattel; 1971.

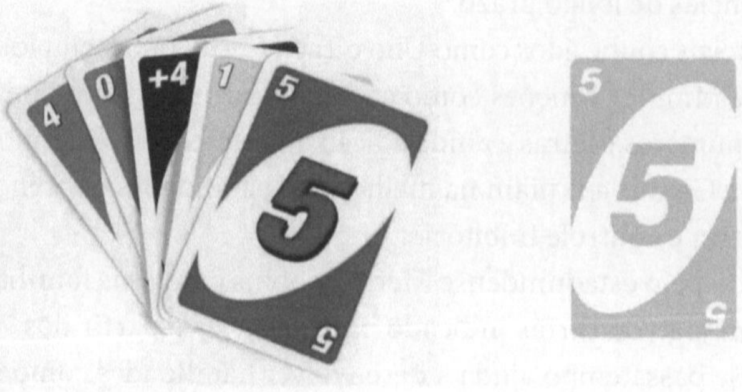

Figura 2 Jogo Uno®.
Fonte: Robbins M. Uno. Mattel; 1971.

Outros jogos, como o Painel de Cores, que tem por objetivo reproduzir no painel a mesma sequência de cores ou frutas da ficha escolhida, tem como objetivo trabalhar a atenção, o planejamento, a estratégia, a ocupação territorial, a visão espacial e estrutural.

O dominó em cores tem por objetivo colocar as 8 peças no tabuleiro de modo que haja encontro de peças que tenham a mesma cor, estimulando a persistência e o planejamento.

O jogo da velha tem o objetivo de ordenar as peças numeradas de 1 a 9 no tabuleiro de modo que em todas as linhas, colunas e diagonais a soma seja de 15.

A estimulação de domínios cognitivos e a possibilidade de desenvolver a regulação emocional e, por consequência, comportamentos mais funcionais valorizam o uso do jogo em programas de reabilitação.

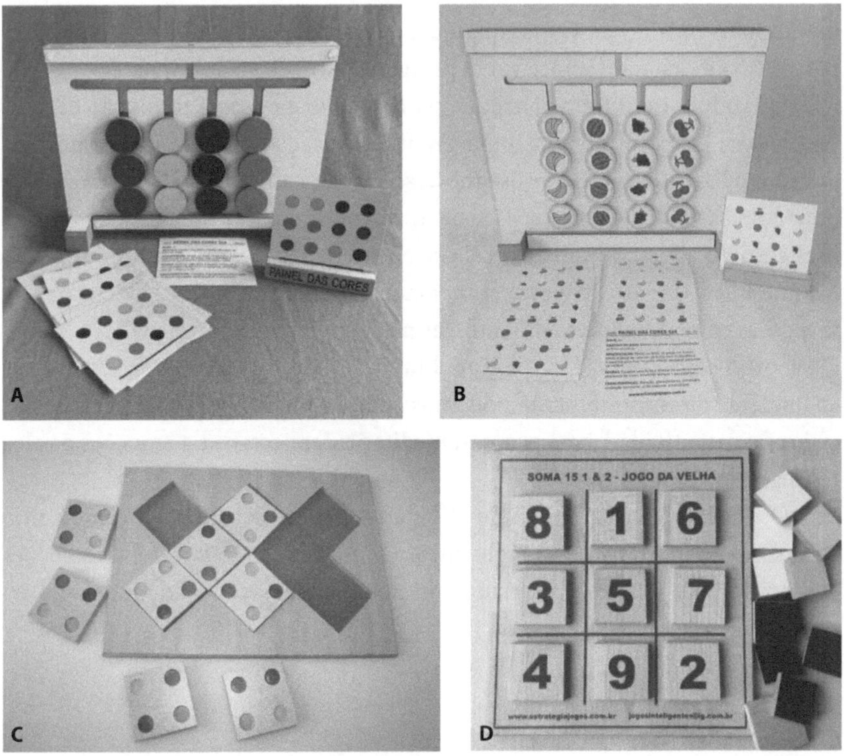

Figura 3 A e B) Jogo de madeira – Painel de cores; C) Jogo de tabuleiro – Dominó em cores; D) Jogo da velha de madeira.

Fonte: acervo da autora.

Quando se fala em emoções, deve-se lembrar de que elas constituem mecanismos de adaptação que herdamos de nossos antepassados, sendo, portanto, essenciais a nossa sobrevivência. As emoções têm o propósito de avaliar possíveis alternativas de respostas diante das situações apresentadas, revelando assim nossas necessidades. A desregulação emocional é a dificuldade que o indivíduo apresenta ao lidar com suas emoções, podendo manifestar essa dificuldade por meio da intensificação excessiva ou da desativação excessiva de suas emoções.[29]

Em contraposição à desregulação emocional, o que é chamado de regulação emocional são as estratégias de enfrentamento utilizadas pelo indivíduo para lidar com a intensidade emocional indesejada. A regulação emocional pode ser comparada a um termostato homeostático capaz de regular e manter as emoções em níveis "controláveis" pelo indivíduo, tornando seu funcionamento mais produtivo. Como qualquer outra estratégia de enfrentamento, a regulação emocional sempre vai depender da situação e do contexto.

Quando o indivíduo consegue ser assertivo e busca a resolução de seus problemas, provavelmente não haverá intensificação excessiva das emoções. Por outro lado, quem não consegue desenvolver estratégias adaptativas para lidar com as emoções corre o risco de desenvolver comportamentos disfuncionais como o abuso de substâncias psicoativas e até mesmo a automutilação. Mesmo que essas estratégias disfuncionais possam trazer um alívio momentâneo das emoções, provavelmente elas não condizem com uma vida saudável. De acordo com Leahy, Tirch e Napolitano,[29] quando falamos em estratégias adaptativas de enfrentamento podemos citar exercícios de relaxamento, exercícios físicos, atividades prazerosas, meditação, conectar-se a emoções e valores maiores, entre outras.

Os jogos podem atuar como atividades prazerosas ou até mesmo como recursos para que o paciente experiencie a sensação desconfortável de emoções desagradáveis e possa ser regulado por meio da mediação e do modelo do terapeuta.

CONCLUSÃO

Estudos internacionais têm mostrado que a combinação de estratégias cognitivas, associadas aos jogos adaptados de maneira adequada, quando necessário, afetam o desempenho cognitivo e refletem positivamente no comportamento adaptativo de pessoas com DI.

Há necessidade de mais estudos e da utilização de jogos para reabilitação da população adulta com DI, pois estudos na população infantil são frequentes. Usar um jogo apenas com seu objetivo lúdico pode não favorecer a funcionalidade do indivíduo, e o objetivo principal da reabilitação é ajudar o sujeito a obter ganhos para vida real.

REFERÊNCIAS

1. Miotto EC. Reabilitação neuropsicológica e intervenções comportamentais. São Paulo: Roca; 2015.
2. Wilson BA. Reabilitação da memória: integrando teoria e prática. São Paulo: Santos; 2009.

3. Organização Mundial de Saúde (OMS). CIF: Classificação Internacional de Funcionalidade, Incapacidade e Saúde. São Paulo: Edusp; 2003
4. Crippa JAS (coord.). Manual diagnóstico e estatístico de transtornos mentais (DSM-5-TR. 5, texto revisado). Porto Alegre: Artmed; 2023.
5. Brasil. Instituto Brasileiro de Geografia e Estatística (IBGE). Pesquisa Nacional de Saúde: 2019 – percepção do estado de saúde, estilos de vida, doenças crônicas e saúde bucal. Rio de Janeiro: IBGE; 2020. Disponível em: https://biblioteca.ibge.gov.br/visualizacao/livros/liv101764.pdf.
6. Aguiar JF, Vieira CN, Maia MVC. Lúdico, ludicidade e atividade lúdica: diferenças e similaridades. In: 2º Congresso Nacional de Educação. Poços de Caldas, Anais de Artigos; 2018.
7. Simon SS, Ribeiro MPO. Comprometimento cognitivo leve e reabilitação neuropsicológica: uma revisão bibliográfica. Psicologia Revista. 2011;20(1):93-122.
8. Fonseca RP, Seabra AG, Miranda MC (orgs.). Neuropsicologia escolar. São Paulo: Clinical; 2020.
9. Hebb DO. Distinctive features of learning in the higher animal. In: Delafresnaye JE (ed.). Brain mechanisms and learning. London: Oxford University Press; 1961.
10. Ganguly K, Poo M. Activity-dependent neural plasticity from bench to bedside. Neuron. 2013;80(3):729-41.
11. Altermark N. The ideology of neuroscience and intellectual disability: reconstituting the "disordered" brain. Disability & Society. 2014;29(9):1460-72.
12. Lloyd BP, Kennedy CH. Assessment and treatment of challenging behaviour for individuals with intellectual disability: a research review. Journal of Applied Research in Intellectual Disabilities. 2014;27(3):187-99.
13. Carr A, et al. The Handbook of Intellectual Disability and Clinical Psychology Practice. 2.ed. Londres: Routledge; 2016.
14. Bäckman L, Dixon R A. Psychological compensation: a theoretical framework. Psychological Bulletin. 1992;112(2):259-83.
15. Rossit RAS, Goyos C. Deficiência intelectual e aquisição matemática: currículo como rede de relações condicionais. Psicologia Escolar e Educacional. 2009;13(2):213-25.
16. Freitas PM, et al. Adaptações curriculares para crianças com deficiência intelectual moderada: contribuições da neuropsicologia do desenvolvimento. Pedagogia em Ação, Belo Horizonte. 2016;8(2).
17. Kleim JA, Jones TA. Principles of experience-dependent neural plasticity: implications for rehabilitation after brain damage. J Speech Lang Hear Res. 2008 Feb;51(1):S225-39.
18. Chateau, J. O jogo e a criança. São Paulo: Summus; 1987.
19. Tori R, Kirner C, Siscoutto RA. Fundamentos e tecnologia de realidade virtual e aumentada. SBC; 2006.
20. Rieder R, Zanelatto E, Brancher J. Observação e análise da aplicação de jogos educacionais bidimensionais em um ambiente aberto. Infocomp – Journal of Computer Science. 2005;4(2):63-71.
21. Piaget J. A tomada de consciência (Souza EB, trad.). São Paulo: Melhoramentos; Editora da USP; 1977. [Trabalho original publicado em 1974.]
22. Piaget J. Relações entre a afetividade e a inteligência no desenvolvimento mental da criança. Trad. e org. Cláudio J. P. Saltini e Doralice B. Cavenaghi. Rio de Janeiro: Wak; 2014. 356 p.
23. de Marchi Netto, FL. Aspectos biológicos e fisiológicos do envelhecimento humano e suas implicações na saúde do idoso; 2004.
24. Pereira FS. Funções executivas e funcionalidade no envelhecimento normal, comprometimento cognitivo leve e doença de Alzheimer. (Tese) Doutorado, Faculdade de Medicina da Universidade de São Paulo, São Paulo, SP, Brasil; 2010.

25. Fuentes D, Malloy-Diniz LF, Camargo CHP, Cosenza RM. Neuropsicologia: teoria e prática. Porto Alegre: Artmed; 2008.
26. Dias NM, Menezes A, Seabra AG. Alterações das funções executivas em crianças e adolescentes. Estudos Interdisciplinares em Psicologia. 2010;1(1):80-95.
27. Sommerlad A, Kivimäki M, Larson EB, Röhr S, Shirai K, Singh-Manoux A, Livingston G. Social participation and risk of developing dementia. Nat Aging. 2023 May;3(5):532-45.
28. Qiao L, Wang G, Tang Z, Zhou S, Min J, Yin M, Li M. Association between loneliness and dementia risk: a systematic review and meta-analysis of cohort studies. Front Hum Neurosci. 2022 Dec 1;16:899814.
29. Leahy, RL, Tirch D, Napolitano LA. Regulação emocional em psicoterapia: um guia para o terapeuta cognitivo-comportamental. Porto Alegre: Artmed; 2013.

Capítulo **16**

Oficinas terapêuticas como ferramenta de reabilitação funcional

Cristiane da Silva Luiz

Pontos-chave:

- Introdução às abordagens terapêuticas realizadas em grupo, destacando seus benefícios para o desenvolvimento pessoal e social dos participantes.
- Conceito de oficinas terapêuticas como uma abordagem que vai além da psiquiatria, oferecendo espaços de expressão, aprendizado e desenvolvimento pessoal para pessoas com diferentes condições, incluindo deficiência intelectual (DI).
- Discussão sobre as principais abordagens terapêuticas utilizadas no contexto da DI, considerando suas necessidades específicas e objetivos de reabilitação.
- Orientações sobre como estruturar oficinas terapêuticas para atender às necessidades de pessoas com DI nas fases adulta e da velhice, considerando aspectos como atividades, recursos e adaptações necessárias.
- Identificação dos profissionais envolvidos na idealização, coordenação técnica e execução das oficinas terapêuticas, destacando a importância da equipe multidisciplinar e do trabalho colaborativo.
- Ênfase na importância de uma prática baseada em evidências na condução das oficinas terapêuticas, garantindo a eficácia e a qualidade dos programas oferecidos.

INTRODUÇÃO

Este capítulo tem como principal objetivo identificar o uso das oficinas terapêuticas como ferramenta, de abordagem multiprofissional, passível de ser desenvolvida em serviços que realizam a assistência às pessoas com deficiência intelectual (DI) nas fases adulta e da velhice.

Para compreendermos o uso da oficina terapêutica na assistência à pessoa com DI e direcionado à reabilitação funcional, este capítulo foi planejado e desenvolvido em quatro grandes categorias temáticas:

1. Abordagens grupais.
2. Oficinas terapêuticas: uma abordagem grupal para além da psiquiatria.
3. Deficiência intelectual e as principais abordagens terapêuticas nas fases adulta e da velhice.
4. Estruturação das oficinas terapêuticas destinadas às pessoas com DI nas fases adulta e da velhice.

Por meio do alinhamento e da reflexão entre os referenciais teóricos baseados em evidências, juntamente com uma prática profissional de mais de duas décadas nas áreas da gerontologia e da neuropsicologia, a autora finaliza o capítulo com uma subcategoria temática denominada "estruturação das oficinas terapêuticas para pessoas com deficiência intelectual em processo de envelhecimento", com o objetivo de oferecer um guia prático na estruturação e aplicação dessa ferramenta, não somente na rotina de trabalho do terapeuta ocupacional, mas também para os demais profissionais que compõem a equipe multiprofissional e acreditam no potencial da abordagem grupal inserido no modelo de assistência da reabilitação funcional.

ABORDAGENS GRUPAIS

> "Todo trabalho em grupo requer o uso avançado de habilidades interativas e o uso terapêutico do *self*."
>
> Hagedorn,[1] p. 165

O ser humano estrutura e constrói sua história a partir da vivência no coletivo, seja no contexto familiar, com amigos mais próximos, pequenos grupos religiosos, ou no coletivo mais amplo, como nos locais de trabalho, de estudo, de diversão e lazer. É natural que as vivências grupais, ao longo da vida, sejam desenhadas conforme os interesses, valores, crenças e que a amplitude de relacionamentos possa ter uma variação. Porém, não é natural que o isolar-se por completo seja um estilo de vida adotado em qualquer faixa etária.[2]

As abordagens grupais são utilizadas como recurso terapêutico há muitas décadas, por diferentes áreas profissionais, e os estudos clínicos e científicos sobre a dinâmica, estruturação e seus benefícios se pautam e são revisados conforme os avanços sociopolíticos de uma sociedade.

Segundo Ballarin,[3] "... é certo afirmar que as transformações ocorridas ao longo dos anos no modo de se conceber o grupo determinam a construção de diferentes abordagens grupais, em que se destacam a psicanalítica, a cognitiva, a psicodramática, a sistêmica e a dos grupos operativos" (p. 39). Esse autor identifica as mais variadas abordagens grupais e suas principais bases teóricas e campos de conhecimento para contextualizar a utilização da terapia coletiva/campo grupal/dinâmica de grupo/abordagens grupais, ao longo da história da terapia ocupacional. É possível afirmar que há uma concordância entre as teorias ao destacar que o grupo tem potencial terapêutico, já que possibilita um espaço para aprendizagem e mudança de comportamento.

O grupo é uma ferramenta terapêutica que deve ser utilizada na prática profissional quando é possível garantir que ele será um lugar de acolhimento. Em situações em que há confronto de opiniões, valores e interesses, será no coletivo que essas divergências poderão encontrar espaço para serem ouvidas, discutidas, despertar reflexões e gerar mudanças de ideias e/ou comportamentos.[4]

OFICINAS TERAPÊUTICAS: UMA ABORDAGEM GRUPAL PARA ALÉM DA PSIQUIATRIA

Nesta categoria temática serão abordadas duas subcategorias temáticas, que têm como principais objetivos:

- Elucidar brevemente o contexto histórico do tratamento na área da saúde mental.
- Identificar o surgimento das oficinas terapêuticas.
- Identificar as oficinas terapêuticas como ferramenta na área da reabilitação funcional destinada às pessoas com DI.

Contexto histórico do tratamento em saúde mental

> "Entretanto, a partir da Reforma Psiquiátrica brasileira surgiu um olhar mais humanizado para esses pacientes, buscando um tratamento que contemplasse diversas áreas do saber."
>
> Caldas,[5] p. 59

A partir da reforma psiquiátrica brasileira surgiu um novo cenário na assistência aos pacientes com transtornos mentais.[5,6]

É importante lembrar que o confinamento institucional era a única medida de tratamento para aqueles que não se encaixavam nos padrões ou cenários político-sociais, e nele estavam os loucos, deficientes, velhos, mendigos, órfãos. Porém, a cada crise socioeconômica havia a necessidade de remodelação dos serviços de confinamento institucional para que se adequassem aos recursos financeiros disponíveis para custear esse tipo de tratamento.[6]

A reforma psiquiátrica brasileira e o processo de desinstitucionalização foram decisivos para a elaboração e a criação de uma rede de atenção na saúde mental. Por meio da Rede de Apoio Psicossocial (RAPS), que é composta por serviços e equipamentos variados, como Centros de Atenção Psicossocial (CAPS), Serviços Residenciais Terapêuticos (SRT), Centros de Convivência e Cultura, Unidades de Acolhimento (UA) e os leitos de atenção integral, a Política Nacional de Saúde Mental consolidou uma nova abordagem ao tratamento das pessoas com problemas mentais.[6]

É nesse contexto de promoção da reabilitação psicossocial que as oficinas terapêuticas, consideradas meios operacionais e viabilizadas nos CAPS, são instituídas como forma de cuidado em saúde, mediante atividades grupais destinadas à socialização familiar e social dos usuários.

Segundo Brasil et al.,[6] "Essas oficinas são atividades realizadas em grupo com a presença e orientação de um ou mais profissionais, monitores e/ou estagiários. Elas realizam vários tipos de atividades que podem ser definidas através do interesse dos usuários, das possibilidades dos técnicos do serviço, das necessidades, tendo em vista a maior integração social e familiar, a manifestação de sentimentos e problemas, o desenvolvimento de habilidades corporais, a realização de atividades produtivas, o exercício do coletivo da cidadania" (p. 20).

Brasil et al.[7] realizaram um estudo para evidenciar na literatura científica a importância das oficinas terapêuticas na atenção primária à saúde e constataram que os principais benefícios são: melhora na qualidade de vida, facilitação na reabilitação psicossocial e reinserção social do usuário com sofrimento psíquico. Esse estudo ainda nos faz refletir e acreditar no potencial terapêutico que o fazer humano tem sobre o processo de reestruturação psíquica e/ou na ressignificação e reapropriação do papel social.

"Fazer humano" é um termo muito utilizado na área da terapia ocupacional, já que sua base de intervenção é a ação humana. Porém, vale lembrar que neste estudo sobre as oficinas terapêuticas como instrumento de reabilitação funcional o foco é estimular o uso dessa ferramenta e/ou recurso terapêutico como modalidade multiprofissional. Ter a presença de um terapeuta ocupacional será um diferencial para o planejamento e a análise das possíveis atividades a serem realizadas, mas, sobretudo, a intervenção desse profissional será fundamental e imprescindível no processo de identificação das habilidades funcionais e resolutividades para as ações na execução das atividades de vida diária.[1,8]

Fica evidente que a reforma psiquiátrica e a promoção da reabilitação psicossocial foram decisivas para garantir novas propostas técnicas e teóricas, ampliar propostas de intervenções, inserir novas categorias profissionais e viabilizar o tratamento em equipamentos de saúde em que o principal foco é a reintegração social.

Oficinas terapêuticas: da reabilitação psicossocial à reabilitação funcional

Para Hagedom,[1] "O termo 'trabalho em grupos' é frequentemente associado a serviços de saúde mental, embora os grupos possam ser usados com diferentes clientes em uma grande variedade de demandas. Existem muitos tipos de grupos, cada um com uma diferente estrutura, propósito e processo" (p. 165). As oficinas terapêuticas, compreendidas como abordagens grupais, podem ser facilmente inseridas e viabilizadas na rotina de trabalho de instituições que prestam assistência às pessoas com deficiência intelectual, devido a sua premissa básica de promoção do convívio coletivo. Essa dinâmica permite, tanto para familiares e cuidadores quanto para os usuários, a identificação de problemáticas e as possibilidades de soluções.[4,6]

Apesar de não ser o foco de abordagem e discussão deste capítulo, a reabilitação baseada na comunidade traz como estratégia de intervenção a modalidade de acompanhamento em grupos. E esse acompanhamento pode ter uma variedade de nomenclaturas, diretamente relacionadas às demandas dos sujeitos, a seus interesses e aos recursos disponíveis; consequentemente. poderão surgir os grupos de geração de renda e trabalho, de convivência, de inclusão escolar, de orientação aos familiares/cuidadores/responsáveis e as oficinas terapêuticas. Sob essa perspectiva, nossa temática sobre oficinas terapêuticas, para além da psiquiatria, ganha uma base de sustentação válida para a prática de trabalho de equipes multiprofissionais.[4]

A Política Nacional de Saúde da Pessoa com Deficiência (2010) e a Classificação Internacional de Funcionalidade, Incapacidade e Saúde (CIF), aprovada em 2021 pela Organização Mundial da Saúde (OMS), possibilitou um novo olhar para a deficiência e para o planejamento das estratégias de tratamento. Compreender que a limitação do estado funcional da pessoa com deficiência vai além das funções e estruturas do corpo torna os fatores ambientais e os fatores pessoais de igual importância para garantir a efetiva participação do sujeito em suas atividades de vida diária.[9]

Gusmão et al.[10] realizaram um estudo sobre as habilidades sociais e conceituais de pessoas com DI e concluíram que, em um ambiente onde há a promoção de maior interatividade e desenvolvimento de habilidades, com menor nível de discriminação, há maiores chances de desenvolver a autonomia das pessoas com DI.

O que de fato esses estudos refletem é a real possibilidade de implantação das oficinas terapêuticas nos serviços de reabilitação funcional, direcionados às pessoas com DI, pois essa ferramenta apresenta um potencial recurso terapêutico que pode ser ofertado aos usuários com limitação cognitiva. Será nas diversas modalidades de apresentação das oficinas que poderemos atingir as metas de promoção da inclusão social, melhora e/ou manutenção das habilidades funcionais e qualidade de vida.[11-13]

DEFICIÊNCIA INTELECTUAL E AS PRINCIPAIS ABORDAGENS TERAPÊUTICAS

Neste tópico serão discutidos os principais conceitos norteadores para o planejamento e desenvolvimento de possíveis abordagens terapêuticas voltadas para a pessoa com DI nas fases adulta e da velhice. Os conceitos e definições sobre DI e processo de envelhecimento serão abordados de maneira sucinta, visto que esses temas são abordados com maior profundidade em outros capítulos deste livro.

Garcia e Pereira[14] realizaram um estudo sobre como a pessoa com DI percebe sua própria existência, e os principais resultados identificados foram a manifestação de sentimentos de solidão e abandono decorrentes de ausência afetiva e do diálogo com outras pessoas, a dificuldade em lidar com seus sentimentos, desejos e vontades, principalmente em situações, nas quais eles não são validados e/ou respeitados.

Compreender a existência da pessoa com DI para além da sua limitação intelectual é de suma importância para o planejamento e desenvolvimento de estratégias de intervenção nas áreas da educação, saúde e assistência social e, também, para o enfrentamento das barreiras físicas e atitudinais que inviabilizam o engajamento sócio-ocupacional dessas pessoas.

A American Association on Intellectual and Developmental Disabilities (AAIDD), ao propor que a DI seja entendida como um estado particular de funcionamento, que exige suporte multidimensional e não é uma condição estática e permanente, traz o desafio de olharmos para o desenvolvimento humano dessas pessoas e identificar as habilidades funcionais nas fases adultas e na velhice.[15,16]

Historicamente, a principal estratégia de intervenção para as pessoas com DI era a inclusão social por meio da esfera educacional, consequentemente reduzindo as possibilidades de estimulação das habilidades funcionais para as fases da infância e adolescência. Atualmente, já podemos identificar e planejar ações para as fases adulta e da velhice, seja na área social com suporte individual e/ou em grupo, por exemplo, os grupos socioeducativos; na área da saúde com suporte em reabilitação funcional, cognitiva, psicossocial de forma individualizada ou em grupo, por exemplo, as oficinas terapêuticas.[12,13,17,18]

ESTRUTURAÇÃO DAS OFICINAS TERAPÊUTICAS DESTINADA ÀS PESSOAS COM DEFICIÊNCIA INTELECTUAL NAS FASES ADULTA E DA VELHICE

Segundo Wilson,[2] "os grupos são educativos para os terapeutas que o coordenam" (p. 127). Ao longo de minhas duas décadas como terapeuta ocupacional e atuando nas áreas da gerontologia e da neuropsicologia, a abordagem grupal sempre fez parte de minhas intervenções. A abordagem grupal, seja nos formatos de grupos terapêuticos, educativos ou de capacitação, possibilita experiências únicas e desafiadoras, pois cada grupo tem características próprias em sua dinâmica de funcionamento e tempo de duração. Não existe uma receita ou fórmula mágica para garantir o sucesso dessa abordagem, mas é evidente que se trata de um recurso de tratamento valioso.[2,11]

O objetivo dessa categoria temática é estimular o uso dessa ferramenta – oficina terapêutica – como estratégia multiprofissional dentro da rotina de trabalho com pessoas com DI nas fases adulta e da velhice, tendo a abordagem grupal como principal critério de formatação. As oficinas terapêuticas devem ser planejadas e desenvolvidas para estimular as relações interpessoais, pois é nessa convivência coletiva que podemos superar as barreiras atitudinais.

Os referenciais teóricos utilizados e que dão base à apresentação dessa estruturação de oficinas terapêuticas são referenciais das áreas da saúde mental e da reabilitação cognitiva, e serão identificados à medida que forem apresentados.

Nos estudos feitos por Ballarin,[3] Oliver e Almeida[4] e Wilson[2] há concordância no que se refere às características estruturais para a formação de grupos, devendo-se considerar as seguintes questões:

- O grupo será aberto ou fechado?
- Homogêneo ou heterogêneo?
- Quantas pessoas poderão participar?
- Quantos encontros são necessários?

Cada uma dessas perguntas refere-se às características estruturais para formação de atividades grupais, e as respostas serão definidas conforme a demanda de cada serviço e os objetivos que a equipe multiprofissional irá definir diante dessas demandas.

As oficinas terapêuticas, de maneira geral e com base nas perguntas acima, podem ser planejadas e desenvolvidas conforme apresentado no Quadro 1.

Quadro 1 Perguntas e respostas para montagem das oficinas terapêuticas

Perguntas e respostas (Cada instituição e equipe irá desenvolver sua própria dinâmica. As respostas dadas para essas perguntas podem e devem ser adequadas à realidade de cada serviço conforme recursos financeiros e humanos disponíveis)	
Aberto ou fechado? Os serviços poderão ter grupos abertos e fechados, desde que considerem as principais características e o perfil dos assistidos. Os grupos fechados são mais indicados para situações em que há a necessidade de manter e estimular o foco nas atividades propostas e sem muitas interferências de entrada e saída de novos integrantes. Essa modalidade de grupo é bem-vinda para situações em que há maior comprometimento da habilidade cognitiva, com indícios de síndromes demenciais e/ou alterações neuropsiquiátricas associadas à deficiência intelectual.	**Homogêneo ou heterogêneo** Grupos heterogêneos proporcionam situações de maiores desafios tanto para os assistidos quanto para os profissionais que coordenam as atividades. Compor um grupo com pessoas que apresentam níveis diferenciados de habilidades físicas e cognitivas pode proporcionar momentos de cooperação entre os participantes. Porém, em situações que exigem maior controle e estimulação para adequação de comportamento, os grupos homogêneos são mais indicados. É importante compreender que os conceitos de homogeneidade e heterogeneidade se referem a: faixa etária, gênero, capacidade funcional (habilidades físicas, cognitivas e psicossociais) e níveis de suporte.

(continua)

Quadro 1 Perguntas e respostas para montagem das oficinas terapêuticas *(continuação)*

Número de participantes	**Número de encontros**
Mínimo: 4 a 6 pessoas Máximo: 10 a 15 pessoas O número de participantes, bem como de profissionais envolvidos nas dinâmicas das atividades, é descrito e regulamentado tanto nas diretrizes das oficinas terapêuticas quanto em estudos sobre grupos.[2,6]	O número de encontros pode variar de acordo com a proposta da atividade a ser realizada e/ou com a temática a ser desenvolvida ao longo do acompanhamento terapêutico, como sugerido no Quadro 3. O número de encontros deve priorizar, principalmente, a construção e efetivação do vínculo entre todos os participantes, incluindo os profissionais.

Com relação à dinâmica relacionada ao uso das atividades e ao manejo do grupo, Ballarin[3] faz referência aos estudos de Benetton e Maximino, nos quais podemos refletir, respectivamente, sobre as questões apresentadas no Quadro 2.

Quadro 2 Dinâmica relacionada ao uso das atividades

Formação grupal	
Grupo de atividades: cada integrante realiza sua atividade, mantendo uma relação individualizada com o terapeuta.	**Atividade grupal:** os integrantes realizam a mesma atividade e o terapeuta mantém contato com todos os participantes.
Dinâmica de funcionamento	
Espaço potencial: caracterizado por um ambiente confiável que permita ao usuário arriscar-se gradualmente e estabelecer relações e utilização com os objetos.	**Caixa de ressonância:** um ambiente caracterizado por ampliar as possibilidades de intervenção, no qual uma intervenção individual pode ser refletida para o grupo.

Com relação às temáticas que poderão ser desenvolvidas nas oficinas terapêuticas, o Quadro 3 exibe alguns exemplos de temas e seus principais objetivos.

Quadro 3 Temáticas e principais objetivos para elaboração das oficinas terapêuticas

Temáticas para as oficinas terapêuticas	**Principais objetivos**
Temáticas que envolvam as atividades básicas de vida diária	
Culinária: estimular e treinar a preparação e organização de alimentos e utensílios domésticos a serem utilizados em receitas pré-escolhidas; orientar sobre a higienização e conservação dos alimentos; orientar sobre higienização e utilização de produtos adequados para utensílios domésticos; estimular as habilidades cognitivas na escolha e preparação de receitas; viabilizar a preparação de receitas tanto no contexto institucional quanto domiciliar.	**Cuidados pessoais:** estimular e treinar as atividades de autocuidado e higiene pessoal; orientar sobre os produtos mais adequados para utilizar na pele, cabelo e unhas; valorizar as escolhas de estilos para vestuário, maquiagem e penteados; promover acesso a informação de qualidade e segurança nas redes sociais.

(continua)

Quadro 3 Temáticas e principais objetivos para elaboração das oficinas terapêuticas *(continuação)*

Temáticas para as oficinas terapêuticas	Principais objetivos
Temáticas que envolvam atividades produtivas e/ou mercado de trabalho	
Corte e costura: treinar a confecção de pequenos reparos em peças simples do vestuário; orientar e treinar o uso adequado dos equipamentos necessários para determinadas etapas da atividade; orientar e estimular o raciocínio e planejamento sobre os custos envolvidos nessa atividade.	**Horta e jardim:** orientar e estimular o cultivo de hortaliças e flores; orientar e treinar o uso dos equipamentos necessários para cada etapa da atividade a fim de garantir a segurança durante sua realização; orientar e estimular o raciocínio e planejamento sobre os custos envolvidos nessa atividade.
Temática que envolvam atividades de lazer, recreação e cultura	
Música, canto e dança: estimular e experienciar a diversidade de sons, timbres, melodias e ritmos musicais; estimular e facilitar a execução de habilidades preexistentes para tocar instrumentos, cantar e/ou organizar o ambiente; proporcionar e ampliar experiências de lazer e recreação; realizar visitas a centros culturais, concertos musicais e museus.	**Artes plásticas:** estimular e experienciar a diversidade de cores e texturas dos materiais para desenho e pintura; estimular e facilitar a execução de habilidades preexistentes para desenhar, pintar, esculpir; proporcionar e ampliar experiências de lazer e recreação; realizar visitas a centros culturais e museus e galerias de artes.
Temática que envolva o treinamento das habilidades cognitivas e físicas	
Oficina da memória: estimular as funções mentais remanescentes; orientar e treinar recursos para facilitar as atividades a serem realizadas; monitorar a progressão das possíveis perdas cognitivas.	**Expressão corporal e/ou jogos recreativos:** estimular esquema e imagem corporal; estimular e treinar amplitude de movimento, força muscular e adequação de tônus; monitorar a progressão das possíveis perdas de massa muscular e osteoarticulares.
Temáticas que envolvam cuidado com familiares/responsáveis legais/cuidadores	
Oficinas educativas: orientar sobre os principais cuidados em saúde e assistência social; realizar e acompanhar o planejamento da rotina de cuidados no contexto domiciliar; promover espaço de escuta, acolhimento e troca de experiências.	

Como viabilizar as oficinas terapêuticas na prática institucional e profissional

Para finalizar este capítulo, descrevo como é possível estruturar e viabilizar as oficinas terapêuticas na prática institucional e com abordagem multiprofissional.

Por meio da correlação de estudos científicos *versus* experiência profissional pessoal, faço a releitura das vivências e experiências exitosas e, dessa forma, concretizo o que chamamos de prática baseada em evidências.

É fundamental compreender que o termo "oficinas terapêuticas", utilizado ao longo deste capítulo, tem como principal referencial teórico e suporte para viabilização o conceito dado pela reabilitação psicossocial. Porém, essa ferramenta, assim denominada neste capítulo, pode e deve ser viabilizada em outros contextos como a reabilitação funcional e/ou cognitiva.

Público-alvo

As oficinas terapêuticas destinam-se às pessoas com DI e/ou síndrome de Down nas fases adulta e da velhice. Há a possibilidade de criação e viabilização de oficinas terapêuticas destinadas somente aos familiares e/ou principais cuidadores das pessoas com DI e/ou síndrome de Down, conforme a demanda de cada instituição e/ou a partir da avaliação das necessidades apontadas pela equipe multiprofissional.

De forma geral, o perfil dos participantes deve contemplar:

- Faixa etária a partir dos 30 anos até no máximo 55.
- Habilidades cognitivas e comportamentais para realização de atividades em grupos.
- Habilidades funcionais preservadas para a realização das atividades básicas de vida diária e/ou com mínimo de suporte a ser oferecido pela equipe de apoio/monitoria.
- Realizar acompanhamento médico e farmacológico regularmente e estar vinculado a uma instituição e/ou serviço especializado, seja da rede municipal de saúde e/ou serviço privado.

Profissionais idealizadores, responsáveis técnicos e executores

Neste item chamo a atenção para três terminologias – idealizadores, responsáveis técnicos e executores – por mim utilizadas na prática profissional e que acredito serem importantes para esclarecer funções e papéis na rotina de trabalho da equipe multiprofissional.

A idealização das oficinas terapêuticas pode ser feita por qualquer membro da equipe multiprofissional, pois parte da percepção e desejo de acolher as necessidades do público-alvo das instituições e/ou serviços destinados às pessoas com DI e/ou síndrome de Down. Porém, a responsabilidade técnica, que engloba desde a avaliação clínico-funcional até a supervisão da dinâmica das atividades *versus* interação dos participantes, deve ser específica de profissionais de nível superior, como assistentes sociais, psicólogos, terapeutas ocupacionais e profissionais de educação física.[3,5,19]

Os profissionais executores das atividades poderão ser desde monitores – com formação educacional de nível médio – até profissionais especializados e capacitados em determinadas técnicas de atividades artísticas, culturais e profissionalizantes, como músicos, atores, artesãos, com ou sem formação educacional de nível superior, desde que não somente dominem a técnica da atividade a ser proposta como apresentem habilidades e competências para realizar as abordagens grupais.

Etapas de execução

As etapas de execução, em sua maioria, dependerão da dinâmica de cada instituição e/ou serviço especializado na atenção à pessoa com DI e/ou síndrome de Down, mas é importante que sejam priorizadas as ações apresentadas no Quadro 4.

Quadro 4 Etapas de execução: ações e objetivos

Ação e profissional indicado	Objetivo
Entrevista inicial (profissional de nível superior)	Identificar o perfil dos participantes e orientar os responsáveis sobre a dinâmica das oficinas.
Avaliação clínica e funcional (profissional de nível superior)	Identificar: as principais doenças e comorbidades; as medicações e acompanhamentos médicos e farmacológicos; as habilidades funcionais preservadas e/ou a serem desenvolvidas. Realizar encaminhamentos a outras especialidades para avaliações mais específicas, por exemplo: geriatria, cardiologia, ortopedia, endocrinologia.
Execução das atividades propostas nas oficinas terapêuticas (profissionais de nível médio, superior e/ou oficineiros)	Promover uma rotina estruturada de atividades diversas para habilitar e/ou reabilitar componentes motores, cognitivos e psicossociais. O tempo de execução de cada atividade deve ser em média de 60 a 90 minutos, podendo ter intervalos de 10 a 15 minutos, conforme a necessidade do grupo.
Reavaliação clínica e funcional (profissionais de nível superior)	Monitorar o processo de evolução clínica e funcional dos participantes.

Prática baseada em evidências

Caldas et al.[5] destaca que os recursos artísticos são potencialmente terapêuticos, pois possibilitam a criatividade, e o paciente apropria-se de seu fazer. Quando há participação e/ou suporte destinado aos familiares, há uma significativa melhora nas relações interpessoais. É importante lembrar e considerar que as pessoas com DI e/ou síndrome de Down apresentam envelhecimento precoce; assim, em um núcleo familiar podemos identificar a duplicidade de velhice.

Wilson[2] observou que em grupos de memória o treinamento de estratégias de memória possibilitou a aquisição de técnicas compensatórias, mas sobretudo houve melhora de ansiedade e depressão.

Bonatelli et al.[20] observou ganho e manutenção de habilidades, autoestima, autoimagem e interação interpessoal e destacou a importância da participação familiar no processo de acompanhamento, sugerindo que as habilidades funcionais estimuladas e treinadas em contexto terapêutico também devem ser realizadas no contexto domiciliar.

Em um estudo realizado por Girondi et al.,[21] identificou-se que 57,4% dos participantes foram mulheres, a média de idade foi de 48 anos e 83,3% das pessoas avaliadas apresentavam índice de dependência leve. O que esse estudo nos mostra é que há predominância de pessoas do sexo feminino, que as perdas funcionais irão ocorrer inevitavelmente para a grande maioria das pessoas com DI em fase de envelhecimento e que esse processo acontece de forma precoce.

A perda funcional e a maior dependência de outros para realizar as atividades de vida diária geram no idoso com DI maiores níveis de estresse por não atingirem as expectativas de terceiros, experimentando com mais intensidade as perdas, inseguranças e o aumento de isolamento e solidão.[22]

Com relação à dimensão cognitiva, o idoso com DI apresenta maiores chances de desenvolver quadros demenciais, mas a perda de memória nem sempre é o primeiro indicador de um possível declínio cognitivo patológico. As principais mudanças acontecem no âmbito das perdas físicas e alterações de comportamento, decorrentes das desordens neuropsiquiátricas.[11,23]

Um estudo realizado por Alftberg et al.[22] identificou que uma equipe de funcionários que atuavam em serviços direcionados para pessoas com DI apresentava incertezas sobre identificar sinais de envelhecimento e sobre a utilização de dispositivos assistivos para seus pacientes. Esse estudo concluiu que é fundamental implementar estratégias de educação e informação sobre envelhecimento para equipes que trabalham em serviços direcionados às pessoas com DI.

CONCLUSÃO

As oficinas terapêuticas, ferramentas originárias na área da saúde mental, mostraram-se, ao longo das décadas, um importante recurso terapêutico para as áreas da assistência social, educação e saúde – os três pilares que compõem os serviços e/ou instituições que atendem a pessoa com DI.

Considerando o processo de envelhecimento precoce da pessoa com DI e, em paralelo, o envelhecimento de seus familiares e/ou responsáveis legais, as oficinas terapêuticas poderão suprir as necessidades básicas dessa demanda nos serviços de reabilitação funcional.

O principal objetivo das oficinas terapêuticas para as pessoas com DI nas fases adulta e da velhice é promover o estadiamento das perdas funcionais e garantir a qualidade de vida por mais tempo possível ao longo dos anos adquiridos.

REFERÊNCIAS

1. Hagedorn R. Trabalhar em grupos. In: Ferramentas para a prática em terapia ocupacional: uma abordagem estruturada aos conhecimentos e processos centrais. São Paulo: Roca; 2007. p.164-76.
2. Wilson BA: Reabilitação da memória: integrando teoria e prática. Porto Alegre: Artmed; 2011.
3. Ballarin MLGS. Abordagens grupais. In: Cavalcanti A, Galvão C. Terapia ocupacional: fundamentação & prática. Rio de Janeiro: Guanabara Koogan; 2007. p.38-43.
4. Oliver FC, Almeida MC. Reabilitação baseada na comunidade. In: Cavalcanti A, Galvão C. Terapia ocupacional: fundamentação & prática. Rio de Janeiro: Guanabara Koogan; 2007. p.123-32.
5. Caldas CC, Guedes MMC, Souza HBF, Oliveira IN, Felisberto MA, Magalhães NMW, et al. A importância da equipe multidisciplinar nas oficinas terapêuticas em saúde mental. Revista Científica da Faminas. 2019;14(1):53-60.
6. Brasil. Ministério da Saúde. Secretaria de Atenção à Saúde. Departamento de Ações Programáticas. Saúde Mental no SUS: os centros de atenção psicossocial. Brasília, 2004.
7. Brasil DDR, Pinho LB, Schmidt DB. Importância das oficinas terapêuticas no contexto da Atenção Primária à Saúde. PsicoFAE: Pluralidades em Saúde Mental. 2021;10(2).
8. Loschiavo-Alves FQ. Avaliação da funcionalidade em idosos. In: Malloy-Diniz LF, Cosenza RM. Neuropsicologia do envelhecimento: uma abordagem multidimensional. Porto Alegre: Artmed; 2013. p.323-33.

9. Farias N, Buchalla CM. A Classificação Internacional de Funcionalidade, Incapacidade e Saúde da Organização Mundial da Saúde: conceitos, usos e perspectivas. Rev Bras Epidemiol. 2005;8(2):187-93
10. Gusmão ECR, Matos GS, Alchieri JC, Chianca TCM. Social and conceptual adaptive skills of individuals with Intellectual Disability. Rev Esc Enferm USP. 2019;53:e03481.
11. Matos NT, Alves ALA. Treino ocupacional para adultos com deficiência intelectual. Santana de Parnaíba: Manole; 2022.
12. Takebayashi RB, Fernandes H, Cruz MGS, Perseguino MG, Marques SEM, Horta ALM. The aging of families with members with intelectual disabilities. Rev Bras Enferm. 2019;72(Suppl 2):184-90.
13. Ortega-Camarero MT, Cuesta-Gómez JL, de la Fuente-Anuncibay R. Intellectual disability, employment and aging: intervention measures. Int J Environ Res Public Health. 2021;18:2984.
14. Garcia WP, Pereira APA. A pessoa com deficiência intelectual e a compreensão de sua existência. Phenomenological Studies – Revista da Abordagem Gestáltica. 2019;XXVII-02(2021):179-87.
15. Stelmachuk ACL, Hayashi MCP. Análise bibliométrica sobre avaliação de pessoas com deficiência intelectual para ingresso em serviços de educação especial. Reice – Revista Iberoamericana sobre Calidad, Eficacia y Cambio en Educación. 2015;13(2):27-49.
16. Francisco PMSB, Assumpção D, Bacurau AGM, Borim FSA, Neri AL, Yassuda MS. Fragilidade em idosos brasileiros: Estudo Fibra Campinas e Ermelindo Matarazzo 2016-2018. Campinas: Unicamp BFCM; 2023.
17. Brasil. Ministério da Saúde. Secretaria de Atenção Primária à Saúde. Departamento de Gestão do Cuidado Integral. Guia de cuidados para a pessoa idosa. Brasília, 2023.
18. Santos FH, Watchman K, Janicki M and the Members of the International Summit on Intellectual Disability and Dementia. Highlights from the International Summit on Intellectual Disability and Dementia Implications for Brazil. Dement Neuropsychol. 2018 Dec;12(4):329-36.
19. Bonatelli LCS, Marx DS, Silva DS, Rodrigues MCB. O artesanato como ferramenta de (re)habilitação pedagógica das pessoas idosas com deficiência intelectual. Revista Apae Ciência. 2023 Jan.Jun;19(1).
20. Alftberg A, Johansson M, Ahltrom G. Ambivalence among staff regarding ageing with intellectual disabilities: experiences and reflections. Journal of Intellectual Disabilities. 2021;25(2):192-209.
21. Girondi JBR, Felizola, F, Schier, J, Hammerschimdt KSA, Sebold, LF, Santos, JLG. Idosos com deficiência intelectual: características sociodemográficas, condições clínicas e dependência funcional. Rev Enferm UERJ. 2018;26:e22781.
22. Sullivan WF, Heng J, Perry A, Bach M, Canson I. Aging that includes an intellectual and developmental disability: a time to flourish?. Canadian Family Physician / Le Medecin de Famille Canadien. 2019 Apr;65:(Suppl 1).
23. Fonseca LM, Gonçalves AS, Stocco L, Carvalho CL, Matos NT, Silva HCS, et al. Implicações sobre deficiência intelectual e longevidade: projeto piloto de intervenção em casos de senilidade. Federação Nacional das Apaes – Fenapaes. Brasília, v.1, n.2, p.3-21, maio/ago. 2013.

SEÇÃO III

Uso da tecnologia assistiva e da telerreabilitação

Capítulo **17**

A tecnologia assistiva e sua aplicabilidade na deficiência intelectual

Kátia Regina Bloch Macan
Ana Karla da Silva Moura Pedrosa

Pontos-chave:

- Exploração dos aspectos sensório-motores relevantes na deficiência intelectual, destacando sua importância no processo de prescrição da tecnologia assistiva (TA).
- Discussão sobre a importância da TA no processo de reabilitação de pessoas com deficiência intelectual (DI).
- Apresentação dos diversos recursos disponíveis na TA, incluindo aqueles voltados para a diminuição de riscos ambientais e para auxiliar pessoas com déficit auditivo.
- Orientações sobre a realização de avaliações funcionais para determinar a necessidade e a indicação adequada de TA para cada indivíduo.
- Considerações importantes no processo de prescrição de recursos de TA, visando atender às necessidades específicas do usuário.
- Identificação e discussão dos desafios específicos enfrentados na prescrição de TA para adultos e idosos com DI, considerando suas necessidades e limitações.

INTRODUÇÃO

A pessoa com deficiência intelectual (DI), quando atinge a fase adulta, pode requerer alguns ajustes ou cuidados, a depender de seu nível de dependência, autonomia e comprometimento cognitivo. Necessita, muitas vezes, de suporte de familiares e/ou cuidadores, bem como de alguns recursos da tecnologia assistiva (TA) para que possa ter mais independência e melhor qualidade de vida.[1] Nessa fase, pode haver perdas de algumas competências ou aumento de dificuldade na realização de algumas atividades e tarefas cotidianas, aumentando essas questões à medida que envelhece.[1]

A precocidade do envelhecimento para pessoas com DI é desencadeada principalmente por fatores biológicos, podendo também ser afetada por questões ambientais ou condições desfavoráveis de vida.[1,2] Entre estas últimas, observa-se que a falta de higiene, os problemas de saúde, as alterações na alimentação, a falta de acesso à educação e a bens sociais e culturais vão ter interferência direta neste processo.[1,2] A realização de tratamentos farmacológicos agressivos, o abuso de substâncias químicas ou até mesmo a falha na implementação de políticas públicas de atendimento a essa população também irão interferir.[2]

Alguns estudos apontam que o envelhecimento nessa população tem início em torno dos 30 a 35 anos de idade.[2] Nesse contexto, merece especial atenção o aumento da longevidade que vem sendo observado nessas pessoas, trazendo necessidades específicas de atenção relacionadas aos aspectos sociais, físicos, neurológicos, entre outros, nos quais podem ser observadas perda ou piora da autonomia, aumentando a dependência do indivíduo para com sua família ou cuidadores.[3]

O envelhecimento é um processo inexorável e constante na vida de todos os indivíduos, podendo dele advir alguns graus de dificuldades funcionais em atividades que anteriormente eram realizadas de maneira mais autônoma.[4] A Organização Mundial da Saúde (OMS) adotou o termo "envelhecimento ativo" desde o final da década de 1990 para designar o "processo de otimização das oportunidades de saúde, participação e segurança, com o objetivo de melhorar a qualidade de vida à medida que as pessoas envelhecem",[5] devendo esses pontos ser observados na pessoa com DI.

Dentro desse panorama, encontramos inserida no contexto da reabilitação funcional a TA, que exerce um papel valioso no auxílio da potencialização da funcionalidade, independência, autonomia, participação em atividades sociais, acesso aos mais variados ambientes, minimização do gasto energético do indivíduo, facilitação da rotina do cuidador, entre outros benefícios.[6]

A TA é definida como uma diversidade de recursos e equipamentos, serviços, práticas e estratégias que são utilizados para minimizar os problemas funcionais das pessoas com deficiência.[7] A Classificação Internacional de Funcionalidade, Incapacidade e Saúde (CIF) aponta a TA como um fator ambiental que pode atuar como facilitador na melhora do desempenho do indivíduo com alguma deficiência, buscando atenuar as dificuldades funcionais e aumentar a participação nas atividades cotidianas.[8]

Diante desse contexto, a TA se torna uma proposta de intervenção para a reabilitação funcional da pessoa com DI, podendo ser introduzida na rotina dessa população como ferramenta de apoio benéfica para a potencialização do desempenho funcional e interação com o ambiente, bem como promovendo a amenização da sobrecarga do familiar ou do cuidador.[8] Para que isso ocorra, há necessidade de profissionais qualificados conduzindo todo o processo de avaliação, prescrição, treino e acompanhamento/monitoramento do uso do equipamento.[8] Dessa forma, pode-se garantir a efetividade da indicação e a escolha adequada do recurso, sua utilização correta e de forma segura e o monitoramento de seus benefícios na vida do usuário e da família/cuidador.[8]

ASPECTOS SENSÓRIO-MOTORES NA DEFICIÊNCIA INTELECTUAL RELEVANTES PARA O CONTEXTO DO PROCESSO DE PRESCRIÇÃO DA TECNOLOGIA ASSISTIVA

Achados na literatura indicam que adultos com DI apresentam diversos sinais de envelhecimento precoce devido à maior incidência da alta taxa de sedentarismo, levando à falta de condicionamento físico adequado e aumentando os riscos de morbidade nessas pessoas.[9] Entre esses sinais, observam-se a perda de força muscular em membros inferiores e superiores e maior lentidão nas respostas de proteção.

Muitas comorbidades observadas e demais alterações sensório-motoras podem estar relacionadas aos hábitos de vida dessa população, tendo destaque o tempo de ociosidade prolongado, geralmente observado em seus cotidianos.[10] A utilização de medicamentos neurolépticos, anticonvulsivantes, entre outros, com ação no sistema nervoso central (SNC), muito utilizados na população com DI, também traz problemas secundários à saúde, tais como alterações de densidade óssea e desordens do movimento, que irão interferir, de forma direta, na mobilidade, podendo acarretar diminuição da força muscular.[10]

Nas mais diversas atividades que realizamos no dia a dia existe um estreito relacionamento entre as informações sensoriais e a atividade motora.[11] As pessoas com DI apresentam maior predisposição para apresentar desordens no controle postural,[11] que está relacionado à sensação da postura e do movimento do corpo no espaço, envolvendo o processamento de informações do ambiente pelas vias sinápticas e a seleção automática das respostas adequadas para que o equilíbrio e o movimento ocorram,[12] de acordo com a meta da tarefa.[11] Quando existe algum déficit em qualquer uma das entradas perceptivo-motoras, há dificuldade na eficácia desse processo sobre o controle do movimento do corpo, e consequentemente aumento dos riscos de danos à integridade física.[12]

O controle postural adequado é fundamental para a realização das atividades de vida diária (AVD), pois as forças que incidem sobre o corpo, como a da gravidade e a inércia, por exemplo, se equilibradas, mantêm a posição e a orientação corporal;[11] caso haja alteração desse equilíbrio, haverá alteração do desempenho nas tarefas desempenhadas no dia a dia. Girondi et al. observaram que 53,7% das pessoas com DI participantes de seu estudo apresentavam alguma doença associada, sendo que 20,4% apresentavam comprometimento visual e 14,8% comprometimento auditivo.[10] Essa diminuição de acuidade dos sistemas auditivo e visual influencia de maneira significante no controle postural e, consequentemente, no equilíbrio, levando à constituição de uma barreira entre a pessoa com DI e os diversos ambientes nos quais está inserida.[10]

O entendimento do comando e das orientações fornecidas, bem como o desempenho na realização da tarefa, têm associação direta com a dependência funcional dessa população, assim como as alterações sensório-motoras associadas. A execução de atividades mais complexas, que exigem maior coordenação, raciocínio e maior controle sensório-motor, geralmente leva a maior nível de dificuldade em sua realização,[10] e essas questões devem ser muito bem observadas na prescrição dos recursos de TA indicados.

Ocorre uma discrepância entre as capacidades sensório-motoras e cognitivas e as exigências nas atividades rotineiras dessa população,[10] e esses pontos devem tentar ser ajustados com a inserção de recursos da TA e outros que se façam necessários. Também se pode observar a ocorrência de maiores dificuldades em realizar tarefas básicas de sua rotina de maneira eficaz e segura, uma vez que as pessoas podem esquecer alguma etapa da atividade ou não conseguir organizar o tempo de realização dela de forma adequada.[13]

No caso da síndrome de Down (T21 – trissomia do cromossomo 21), por exemplo, a hipotonia está presente em 100% dessa população, conjuntamente com a diminuição de acuidades perceptuais, tais como a visão (15 a 50%) e a audição (50 a 70%).[14] Esse fator de base, aliado às perdas proprioceptivas, táteis, sensoriais e motoras inerentes ao processo de amadurecimento e de envelhecimento, atua como uma comorbidade dentro das características da síndrome, podendo aumentar os fatores de risco para quedas, fraturas e lesões articulares nesses indivíduos.[14]

É sabido que o processo de envelhecimento impacta naturalmente o sistema sensorial. As habilidades sensoriais sofrem deterioração devido às perdas graduais de conexões neurais, especialmente as relacionadas aos sistemas auditivos, visuais, táteis, vestibulares e proprioceptivos, que participam ativamente e em conjunto na realização das AVD do indivíduo.[15] Isso impacta diretamente na vida da pessoa idosa com DI, afetando sua interação com os mais diversos ambientes (habilidade adaptativa), podendo essas alterações estar presentes antes mesmo do início do processo de envelhecimento, ainda na fase adulta, acentuando-se com ele.[15]

Com as perdas sensoriais há também prejuízo na entrada das informações do meio ambiente e, com isso, no processamento cognitivo das informações e na tomada de decisão por ações ou comportamentos em resposta aos fatos. Isso significa que pode haver um entendimento errôneo, e, consequentemente, a instalação de comportamentos inadequados que prejudiquem seu desempenho em atividades, colocando sua vida em risco.[16] Um possível comprometimento no sistema sensorial pode afetar diretamente a habilidade de participação nas AVD e nas atividades instrumentais de vida diária (AIVD).

É de extrema importância delinear as necessidades, demandas, habilidades e potencialidades do indivíduo com DI na fase adulta e para o idoso, levando em consideração todas as particularidades sensório-motoras e cognitivas, podendo, assim, contribuir para a redução das barreiras socioambientais e possibilitando o investimento em recursos de TA adequados para melhorar a autonomia e a independência.[10]

A TECNOLOGIA ASSISTIVA E SUA IMPORTÂNCIA NO CONTEXTO DA REABILITAÇÃO

A TA consiste em um conjunto de recursos que contribuem para a melhora da independência e da autonomia das pessoas com necessidades especiais, contribuindo também para melhor qualidade de vida e para a inclusão social.[17] Sua compreensão como área essencial na sociedade contemporânea é imprescindível para a promoção da inclusão das pessoas com deficiências dos mais variados tipos e nos mais diversos ambientes.[17] Sua prescrição envolve um processo complexo, que inclui avaliações cognitivas, físicas e funcionais, a compreensão da rotina do paciente e de seus cuidadores, ações que devem ser realizadas em conjunto entre terapeuta e paciente/família/cuidadores ao longo de todo o processo e o monitoramento do uso e benefícios do recurso prescrito para aquele indivíduo.[7]

Os recursos da TA podem ser subdivididos de acordo com a complexidade dos materiais utilizados e dos tipos de dispositivos: os de baixo grau tecnológico são, geralmente, mais baratos e fáceis de serem adquiridos, fabricados ou modificados, por exemplo, os tapetes antiderrapantes, as lupas, adaptações no lápis para facilitar a escrita, entre outros. Já os de alto grau tecnológico são caracterizados pela utilização de materiais eletrônicos e pela fabricação envolvendo técnicas e materiais especiais, apresentando maior custo quando comparados aos de baixa tecnologia; geralmente podem ser adquiridos comercialmente (pré-fabricados) ou confeccionados/modificados pelos profissionais da reabilitação, especialmente o terapeuta ocupacional (TO), de acordo com as necessidades individuais apresentadas.[18] Nas categorias nas quais a TA é subdividida (Quadro 1), ocorre a implementação de recursos funcionais para facilitação da função sensório-motora, realização das atividades e aumento da participação do indivíduo.[17]

As adaptações compreendem um dos ramos da TA e se definem como a modificação da tarefa, método e meio ambiente, sendo, portanto, uma possibilidade de intervenção que pode ser realizada dentro do contexto da reabilitação funcional em pessoas com DI, para promoção da independência e melhora do desempenho nas atividades funcionais.[19]

Para propormos algum tipo de TA é necessário ter, primeiramente, conhecimento sobre os recursos, a fim de que se possa realizar a avaliação da capacidade funcional do indivíduo, sem auxílio de nenhum equipamento ou de outras pessoas para a execução da tarefa avaliada.[19] Posteriormente, realiza-se um comparativo com as funções necessárias para realizar a tarefa da maneira mais autônoma possível, verificando os possíveis déficits no desempenho.[19] Por fim, verifica-se que tipo de modificação ou facilitação tornará o resultado mais efetivo para a autonomia na atividade, com a introdução de algum recurso/adaptação ou modificação da tarefa, evitando, assim, o risco de prescrições inadequadas, que possam causar prejuízos ou inabilidades funcionais.[19]

Quadro 1 Categorias da tecnologia assistiva

Categorias da TA	Objetivos	Exemplos
Auxílios de mobilidade e de marcha	Promover a locomoção com autonomia e independência	Bengalas, muletas, andadores e cadeira de rodas
Tecnologias de auxílio para atividades de vida diária (AVD) e atividades de vida prática (AVP)	Promover a execução prática e a autonomia nas rotinas diárias	Adaptações para alimentação, higiene pessoal e autocuidado, guardar materiais e utensílios
Auxílios para pessoas com déficit auditivo	Facilitar a utilização de objeto/serviço para pessoas com alteração da função auditiva ou surdas	Aparelhos auditivos, telefones com teclado teletipo (TTY), sistemas de alerta tátil-visual
Auxílios para qualificação da habilidade visual	Facilitar a utilização de objeto/serviço para pessoas com baixa visão ou cegas	Lentes, lupas, *softwares* de leitura
Comunicação alternativa e aumentativa (CAA)	Facilitar a comunicação	Pranchas de comunicação e dispositivos de voz
Recursos de acessibilidade ao computador	Facilitar a utilização de computadores para as mais diversas finalidades	Utilização de *softwares* e *hardwares*: teclados ampliados e simplificados, *mouses* adaptados, ampliação de telas
Sistema de controle ambiental	Facilitar o controle de iluminação, ventilação, entre outros, de forma remota ou por meio de dispositivos de inteligência artificial	Controles remotos, recursos de inteligência artificial como a Alexa®
Projetos arquitetônicos de acessibilidade	Promover a acessibilidade por meio da remoção ou adequação de barreiras físicas	Rampas, adequação do piso, adequação de desníveis
Órteses e próteses	Auxiliar no posicionamento corporal ou de membros (órteses) ou atuar na substituição de um membro (próteses)	Órteses e próteses de membros superiores e inferiores, órteses para tronco
Adequação postural	Potencialização da capacidade funcional por meio do ajuste postural do indivíduo	Adaptações em assentos e encostos de cadeira de rodas
Adequação em veículos e em ambientes de acesso ao veículo	Facilitar a utilização e o acesso a veículos	Carros adaptados, adequação da garagem ou local onde o automóvel se encontra para facilitar o acesso
Auxílios para atividades esportivas e de lazer	Facilitar a prática dessas atividades	Cadeiras de rodas adaptadas, triciclos adaptados

TA: tecnologia assistiva.
Fonte: adaptado de Soares et al.[17]

OS RECURSOS DA TECNOLOGIA ASSISTIVA

Existe uma diversidade de recursos da TA que podem ser prescritos para adultos e idosos no geral; porém, quando temos a DI associada, esses recursos devem ser muito bem avaliados quanto a sua prescrição. No estudo de Gradim et al., foi observada baixa adesão da utilização de diversos recursos de TA pela população idosa, pois muitas vezes as questões cognitivas, o auxílio ou a realização das tarefas pelos familiares/cuidadores, bem como a falta de treinamento, entre outros motivos, levaram ao abandono de sua utilização, demonstrando o impacto da falta de prescrição adequada, treinamento e acompanhamento em sua utilização pelos profissionais envolvidos.[20] A seguir serão apresentados alguns exemplos de recursos de TA que apresentam maior adesão nessa população, de acordo com a literatura.

Recursos de auxílio à mobilidade

Dispositivos auxiliares de marcha

A utilização de dispositivos auxiliares de marcha (bengalas, muletas e andadores) tem sua indicação para adultos e idosos com DI que apresentem alterações posturais e aquelas relacionadas a alterações e desvios na marcha, afetando negativamente sua participação social, funcionalidade e independência e interferindo, assim, na qualidade de vida desses indivíduos.[21] Esses dispositivos têm como objetivo auxiliar a marcha, facilitar a locomoção e a mobilidade, prevenir quedas, reduzir a sobrecarga articular, dar maior suporte ao controle motor por meio do *feedback* sensorial adicional e auxiliar na diminuição da sobrecarga dos cuidadores de pessoas com DI.[21] O Quadro 2 apresenta informações mais detalhadas a respeito deles.

Dessa forma, podemos expandir a segurança e ampliar o acesso da pessoa com DI a ambientes internos e externos do domicílio e, assim, aumentar sua participação e permanência nas diversas ocupações cotidianas, especialmente naquelas que envolvem o deslocamento dentro de casa e fora dela. A utilização desses dispositivos contribui para a minimização do gasto energético e a diminuição da ociosidade desse indivíduo, garantindo maior estabilização e segurança no deslocamento e na interação com o ambiente (físico, social, com objetos, entre outros).[21]

Existem vários modelos de equipamentos de auxílio à mobilidade, e a escolha deve ser feita em conjunto entre o profissional da reabilitação e paciente/família/cuidadores para garantir o máximo do desempenho, aliado ao fator emocional e estético envolvido na escolha, ao nível de suporte necessário e ao entendimento sobre o uso correto do equipamento. Em pessoas com DI, recomenda-se a utilização desses recursos sob supervisão.[21] A Figura 1 apresenta um fluxograma para prescrição desses dispositivos.

Cadeira de rodas

Um dos dispositivos mais utilizados para auxílio da mobilidade, indicada para pessoas com dificuldade de locomoção e/ou restrição da deambulação, devendo ser confortável, segura e permitir o correto posicionamento corporal para que possa promover melhora da funcionalidade, da independência (dentro do possível) e da participação nas atividades diárias e sociais.[22] Além das questões físicas e funcionais do indivíduo, nas pessoas com DI, deve-se atentar para o nível de comprometimento cognitivo, para que os reais benefícios de sua indicação sejam alcançados, promovendo uma combinação adequada entre o recurso prescrito e as necessidades reais da pessoa (Quadro 2).

Algumas vezes, a depender das condições sensório-motoras da pessoa, pode ser necessária a realização de adequação postural na cadeira de rodas, que consiste na promoção do melhor alinhamento biomecânico, promoção de conforto e potencialização das funções fisiológicas.[22]

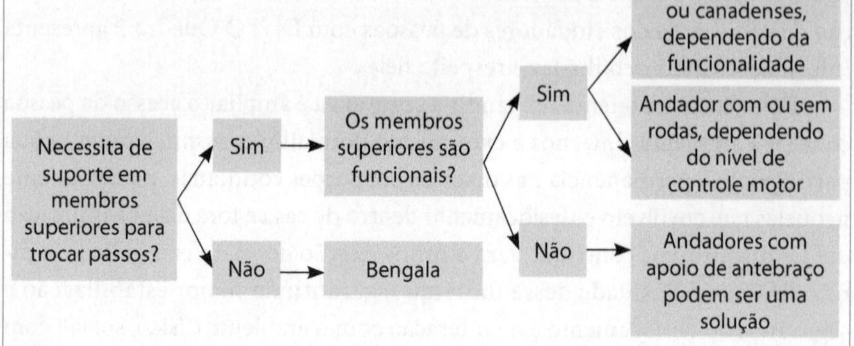

Figura 1 Fluxograma para prescrição de dispositivos auxiliares de marcha.
Fonte: adaptada de Ministério da Saúde.[22]

Quadro 2 Dispositivos auxiliares de mobilidade

Dispositivos auxiliares de mobilidade (principais tipos)	Funções	Indicações	Orientações quanto ao uso	Requisitos para prescrição
Bengala (com quatro pontos e tradicional)[21]	Aumentar a base de suporte, reduzir a descarga de peso em um membro inferior afetado e melhorar a estabilidade dinâmica	Instabilidade postural dinâmica (quedas ou medo de cair); redução de amplitude de movimento ou dor em um dos membros inferiores	Utilizar no membro superior oposto ao membro inferior afetado; 15 cm de distância lateralmente ao membro inferior não afetado; altura próxima ao trocanter maior do fêmur; cotovelo com ângulo de 15 e 30° de flexão	Problemas moderados da marcha, bom equilíbrio semiestático, ajustes posturais antecipatórios, estratégias reativas adequadas
Muletas (canadenses e axilares)[22] – Figura 1	Redução de descarga de peso em membros inferiores e melhora da propulsão da marcha	Indivíduos com maior perda da funcionalidade	Cotovelo flexionado entre 20 e 30°, ombros nivelados, distância muleta-pé de 15 a 20 cm	Amplitude de movimento e força muscular suficiente em membros superiores
Andadores (fixos, articulados, com 2 ou 4 rodas, posterior)[21,22] – Figura 2	Aumentar a base de suporte, redução de descarga de peso em membros inferiores, melhorar a estabilidade semiestática e dinâmica anterior e lateral	Mesmas indicações da bengala, fraqueza bilateral em membros inferiores	Posicionado levemente à frente do corpo, altura ajustada para manter a flexão de cotovelos entre 20 e 30°	Problemas acentuados de marcha. Andador fixo: ajuste postural antecipatório e estratégias reativas anterior e posterior adequadas, função muscular adequada em membros superiores e inferiores; andadores com 2 rodas; maior comprometimento do controle postural, prejuízos nos equilíbrios semiestático e dinâmico, sem estratégias reativas e ajustes antecipatórios

(continua)

Quadro 2 Dispositivos auxiliares de mobilidade *(continuação)*

Dispositivos auxiliares de mobilidade (principais tipos)	Funções	Indicações	Orientações quanto ao uso	Requisitos para prescrição
Cadeira de rodas (com estrutura em X, monobloco, motorizadas)[22] – Figura 3	Incremento da mobilidade em grandes distâncias tanto independente quanto por terceiros, minimizando gastos energéticos, riscos de quedas, e potencializando a funcionalidade	Limitação na mobilidade, histórico de quedas devido ao pobre controle postural, redução da participação social devido a dificuldades de transporte, possibilidades de aumento da participação nas AVD e AIVD	Verificar o posicionamento sentado no equipamento e a observação de necessidades de suportes corporais, conforto e segurança com o uso de cinto, garantindo distribuição de peso e pressão no assento e encosto	Problemas moderados da marcha, estratégias de deslocamento inadequadas. Histórico de quedas

AIVD: atividades instrumentais de vida diária; AVD: atividades de vida diária.

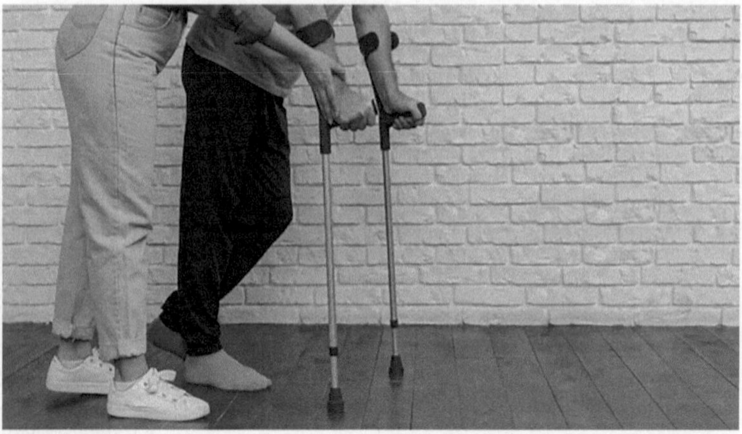

Figura 2 Muletas canadenses.

Fonte: Freepik; 2024. Disponível em: https://br.freepik.com/fotos-gratis/homem-adulto-comecando-plano-de-recuperacao_11907093.htm#fromView=search&page=1&position=0&uuid=8d78cda2-6e39-4e7e-8671-88d94bcc9175. Acesso em: 1º mar. 2024.

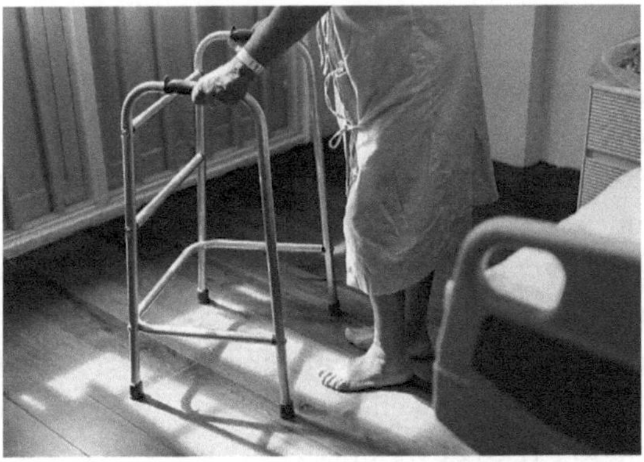

Figura 3 Andador fixo.

Fonte: Freepik; 2024. Disponível em: https://br.freepik.com/fotos-gratis/um-idoso-doente-hospedado-em-um-hospital_2765280.htm#fromView=search&page=1&position=0&uuid=ad655cb9-bce0-41d8-a0a1-21d1fb7ee4c3. Acesso em: 1º mar. 2024.

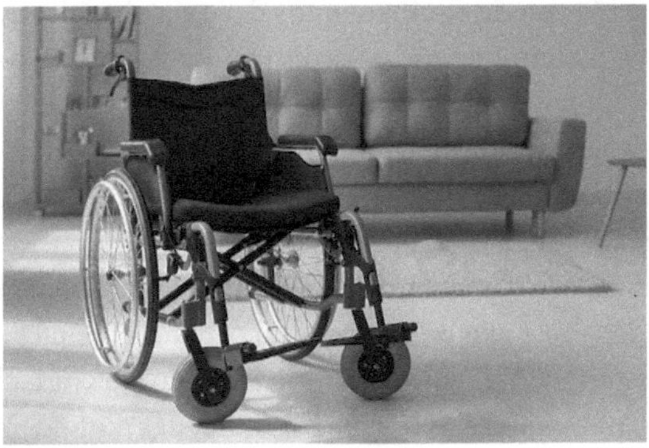

Figura 4 Cadeira de rodas.

Fonte: Freepik; 2024. Disponível em: https://br.freepik.com/fotos-gratis/cadeira-de-rodas-para-deficientes_27374410.htm#fromView=search&page=1&position=5&uuid=dda54d0f-6ef6-4669-a053-edb9c30261ed. Acesso em: 1º mar. 2024.

Recursos de auxílio à diminuição de riscos ambientais

Obstáculos ambientais, como uma grande variedade de móveis reduzindo o espaço de circulação, iluminação inadequada, tapetes soltos, pisos irregulares ou escorregadios, constituem potenciais fatores de risco para o aumento do risco de quedas, as quais são comumente relatadas nessa população.[23] A fim de amenizar os riscos ambientais, pode-se utilizar recursos da TA para aumentar a segurança dentro do ambiente domiciliar. Temos como exemplos: sinalização de desnível com faixas coloridas, corrimão fixo em corredores e escadas, uso de barras de apoio em banheiros e outros locais onde se façam necessárias, luzes com sensores de movimento para garantir a iluminação apropriada nos ambientes à medida que a pessoa se desloca e pisos antiderrapantes. É importante ressaltar que esses dispositivos devem estar alinhados ao uso correto de vestimentas (calçados com solados antiderrapantes e calças com barras de altura corretas, por exemplo). Alguns protetores corporais podem ser utilizados, por exemplo, o de quadril, que apresenta uma parte acolchoada nessa região, que tem por função absorver a energia do impacto em caso de quedas, por exemplo, reduzindo o risco de fraturas.

Recursos de auxílio nas atividades de vida Diária

A TA pode auxiliar o indivíduo com DI a ser mais autônomo e independente nas AVD.[24] O uso de equipamentos deve ser significativo na rotina da pessoa, ser de fácil compreensão e trazer resultados positivos, para que seja eficaz e promova a aderência a sua utilização. A decisão do uso pertence à pessoa com DI e sua família e/ou cuidadores, por isso ele deve ter uma facilidade intrínseca no manejo.[25]

Entre alguns recursos, pode-se destacar os que são relacionados ao uso do banheiro, o vestuário, a alimentação e a higiene. O uso de barras de apoio, que podem ser fixadas por meio de ventosas ou diretamente na parede, facilita a modificação do posicionamento e da altura de acordo com a habilidade e as necessidades do indivíduo; elas podem ser utilizadas tanto dentro quanto fora do box do banheiro. A elevação do vaso sanitário, que pode vir ou não associada à utilização de barras laterais, também auxilia na redução do esforço para levantar-se.

Relacionado ao autocuidado no banho, devemos nos ater à importância do uso de tapetes antiderrapantes para minimizar a ocorrência de quedas, podendo também ser utilizadas banquetas para favorecer a higiene dos pés. Caso a banqueta seja colocada diretamente no chão, verificar se o material plástico apresenta resistência, para que não deforme com o peso do indivíduo, e seja posicionado em cima de tapetes antiderrapantes.

As escovas de cabo longo facilitam a higiene da região posterior do corpo e dos membros inferiores, podendo ser utilizadas com esponjas de banho e com sabonete acoplado (apresentam um compartimento dentro da esponja para colocação do sabonete, evitando, assim, a queda do sabonete no chão), ou com sabonete líquido (com compartimento para colocação deste), facilitando todo o processo do banho.

Visando à higiene oral e à necessidade da coordenação bimanual, pode ser utilizado fio dental com haste, que facilita o uso unimanual. Garantindo a eficácia da escovação, podem ser utilizadas escovas elétricas (Figura 5), que, além da higienização com maior eficácia devido à possível perda da motricidade fina na movimentação exigida durante a escovação, fornecem um *input* sensorial intraoral para o indivíduo.

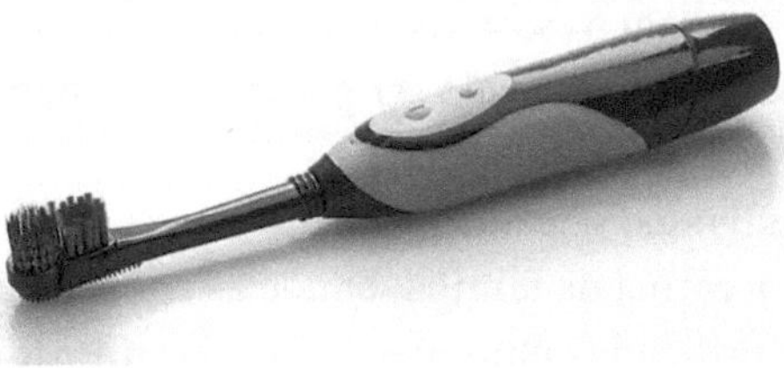

Figura 5 Escova elétrica.

Fonte: Freepik; 2024. Disponível em: https://br.freepik.com/fotos-gratis/escova-dental_3718238.htm#&position=0&from_view=search&track=ais&uuid=2e9ca675-86be-48aa-a0fe-5a8929f452e4. Acesso em: 1º mar. 2024.

Com relação à alimentação, caso também sejam observadas dificuldades no controle bimanual para uso da faca para ajuste da comida no prato, podem ser testados pratos com bordas elevadas (Figura 6) ou com bordas acopladas ao prato, que irão favorecer o ajuste do alimento de modo eficaz, evitando que a comida caia sobre a mesa.

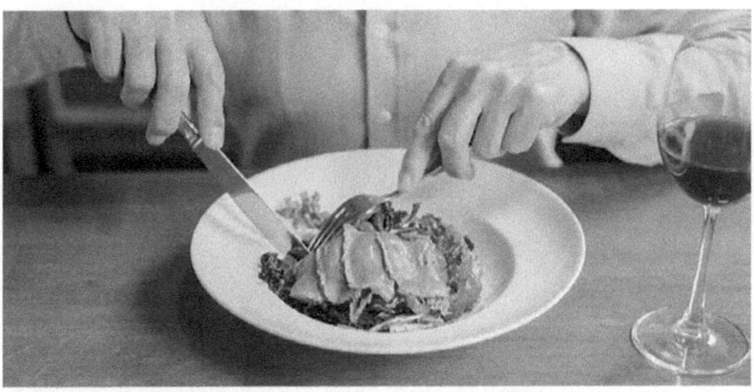

Figura 6 Prato com borda elevada.

Fonte: Freepik; 2024. Disponível em: https://br.freepik.com/fotos-gratis/homem-close-up-corte-alimento-em-restaurante_5125414.htm#&position=1&from_view=search&track=ais&uuid=43552610-9f98-4560-97ad-582fbfd10840. Acesso em: 1º mar. 2024.

Dificuldades com o uso de facas podem ser minimizadas com o uso de talher adaptado, para que seja possível cortar um alimento utilizando apenas uma das mãos. A utilização de facas do tipo balanço possibilita que o corte do alimento seja realizado com movimentos em balanço com o uso de uma única mão. Pratos com ventosa na parte inferior, bem aderidos à mesa, também podem auxiliar nessa tarefa.

Copos antiqueda são interessantes aliados nesse contexto, evitando que esbarrões acidentais oriundos da falta de parametrização no movimento, tremores ou déficit de força derrubem todo o líquido contido. Alças em copos ou garrafas (Figura 7) evitam o escorregamento destes devido à fraqueza na preensão palmar do indivíduo, podendo ser próprias dos copos e garrafas ou posicionadas neles.

Para que o indivíduo seja independente para se servir da comida e levá-la até a mesa, se for a rotina da família, bandejas com encaixes para o copo e o prato podem ser utilizadas para melhorar o equilíbrio das louças a serem transportadas.

Possíveis dificuldades com complementos do vestuário podem ser diminuídas com o uso de velcro ou botões de pressão em fechamento de roupas e sapatos, colocação de argolas em zíperes facilitando a preensão, uso de calçadeiras de cabo longo para favorecer o alcance, sutiãs com fechamento frontal, entre outros.

Objetos de uso diário que sejam posicionados estrategicamente para um fim específico também podem ser considerados TA, pois impactam na vida do indivíduo; como exemplo, temos a utilização de espelhos espalhados pela casa

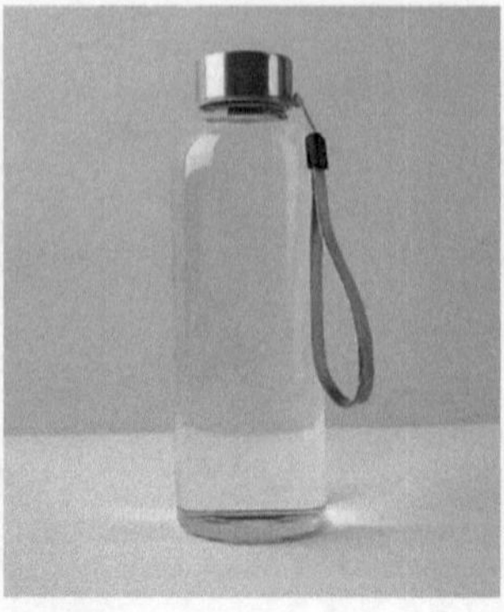

Figura 7 Garrafa com alça unilateral.

Fonte: Freepik; 2024. Disponível em: https://br.freepik.com/fotos-gratis/arranjo-com-copo-minimo-para-bebidas_16138785.htm#&position=0&from_view=search&track=ais&uuid=6f8083ac-d6e5-4b0f-be02-85d8ebfb47d7. Acesso em: 1º mar. 2024.

para fornecer contexto da autoimagem e a noção da realidade. Relógios e calendários de parede posicionados pelos cômodos também são um auxiliar importante para a noção de tempo.

Órteses e próteses

As órteses são dispositivos exoesqueléticos que podem ser utilizados em um ou vários segmentos do corpo, com o objetivo de promover o melhor alinhamento possível, em uma posição que favoreça as atividades funcionais.[22] Também visam melhorar a autonomia e a mobilidade decorrentes de alguma disfunção ou necessidade de suporte em pessoas com comprometimento neuromusculoesquelético, com alterações temporárias ou permanentes.[22] Devem ser indicadas de forma criteriosa para adultos e idosos com DI, tendo o cuidado de serem corretamente confeccionadas e adaptadas, bem como de realizar o treinamento das atividades cotidianas com esse recurso.[22]

Devem ser considerados sua finalidade, o tempo e as condições de utilização, a cognição e a motivação do indivíduo, bem como a probabilidade de a pessoa com DI e familiares/cuidadores aderirem ao recurso, seguindo todas as recomendações de uso, higiene e segurança.[22] Como exemplos mais comumente utilizados, temos as palmilhas (Figura 8), as órteses de membros inferiores de diversos tipos (Figura 9) e as de membros superiores (Figura 10).

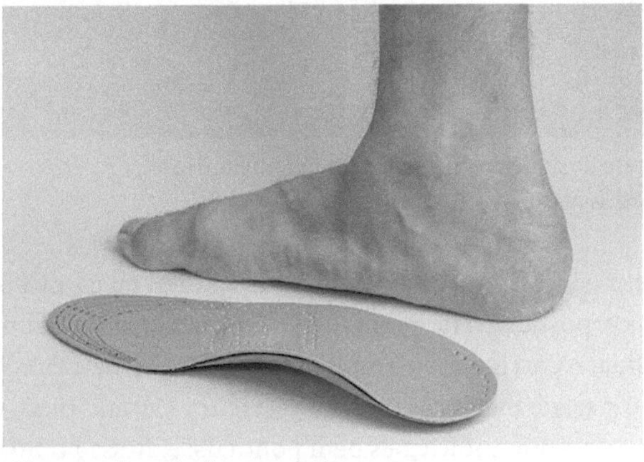

Figura 8 Palmilha para elevação de arco plantar.

Fonte: Freepik; 2024. Disponível em: https://br.freepik.com/fotos-premium/palmilha-ortopedica-na-perna-direita-e-na-perna-de-um-homem-com-sinais-de-pes-chatos-sobre-um-fundo-azul_8563441.htm#fromView=search&page=1&position=41&uuid=8e770f85-eab1-4d22-81aa-7a25bb5ed81b. Acesso em: 1º mar. 2024.

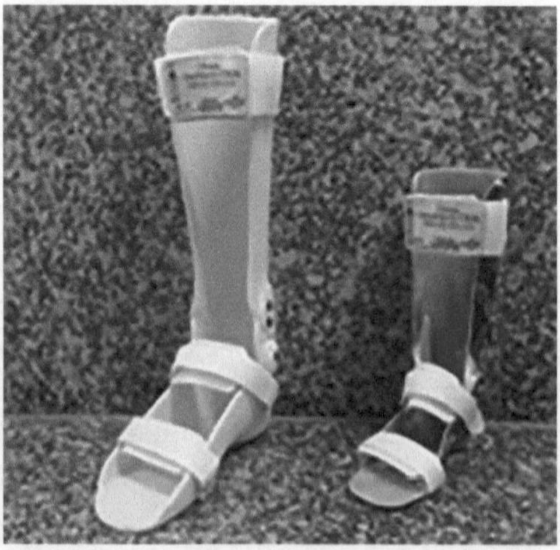

Figura 9 Órteses suropodálicas (AFO).
Fonte: Ministério da Saúde.[22]

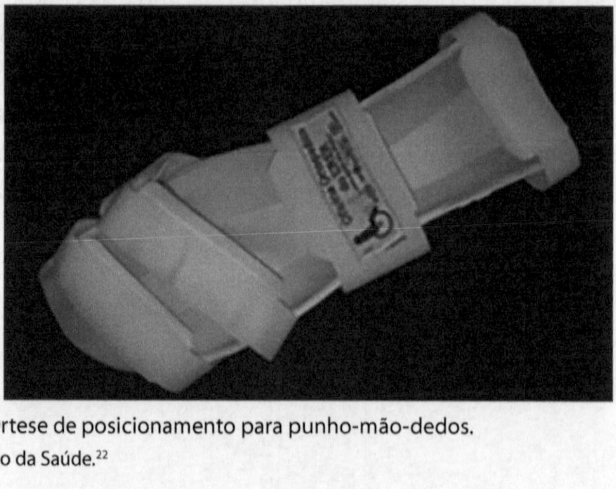

Figura 10 Órtese de posicionamento para punho-mão-dedos.
Fonte: Ministério da Saúde.[22]

As próteses são dispositivos de substituição total ou parcial dos membros ou órgãos do corpo, de caráter permanente ou transitório, geralmente fabricados sob medida, e corrigem ou ampliam uma função natural. Por exemplo: próteses dentárias, de membros inferiores (Figura 11), auditivas, entre outras. As próteses apresentam indicações bem pontuais, e, nessa população, deve-se analisar de forma criteriosa os benefícios para a autonomia e ganhos funcionais bem como avaliar, diante do nível de DI, a possibilidade de adesão a esses recursos.[22]

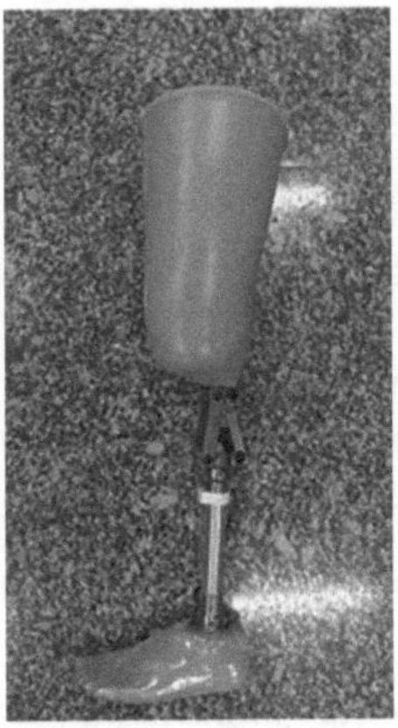

Figura 11 Prótese endoesquelética para desarticulação de joelho.
Fonte: Ministério da Saúde.[22]

Recursos de auxílio a pessoas com déficit auditivo

As disfunções auditivas devem ser observadas nas pessoas com DI, podendo vir associadas ao comprometimento cognitivo tanto no adulto como no idoso. Com o processo de envelhecimento ativo, tende a surgir a Presbiacusia ou diminuição auditiva, que é ocasionada por alterações degenerativas de instalação lenta e gradual, com modificação das células ciliadas da cóclea, levando à perda auditiva.[26]

Essas alterações podem levar a maior dificuldade em entender a fala do outro, conseguir participar de conversas em ambientes ruidosos, o que contribui para tornar a socialização ainda mais desafiadora. A perda auditiva tem um efeito adverso no estado funcional dessa população, na qualidade de vida, na função cognitiva e no bem-estar emocional, comportamental e social do indivíduo idoso.[27] A utilização de recursos da TA para surdos tem por objetivo facilitar seu dia a dia, promovendo mais autonomia de atividades que envolvem sons ou diálogos com pessoas ouvintes, por exemplo, a utilização de aparelhos auditivos, o que contribui para evitar o isolamento social, a desorientação, problemas psicológicos e de interação.

Outros recursos também podem ser considerados, tais como despertadores que vibram em vez de tocar na hora programada, notificações por *flashes* e luzes em vez de sons, aplicativos para celulares e *softwares* que possibilitam a utilização de legendas simultâneas e a tradução de textos em libras, entre outros.

Recursos de auxílio para a qualificação da habilidade visual

Nessa população também é observada maior incidência de patologias oftalmológicas. O uso de lentes corretivas pode ser indicado para favorecer a melhora da visão em relação aos obstáculos e desníveis do solo a fim de evitar quedas, facilitar o alcance dos objetos através de maior precisão na coordenação olho-mão, minimizando perdas no desempenho de atividades motoras finas,[28] e a percepção figura-fundo, conseguindo encontrar com maior facilidade um objeto dentre outros, evitando o risco de quebrá-los e a necessidade de ajuda de terceiros.

Como exemplos, temos as lentes de aumento, *softwares* de leitura de texto, recursos de audiodescrição, entre outros.

Recursos de auxílio nas alterações de olfato e paladar

Essa população pode apresentar alterações das informações gustativas e olfativas como sequelas permanentes ou temporárias de algumas doenças, caso da covid-19, sendo elas comumente mais observadas nos idosos, advindas do processo de envelhecimento. Essas alterações também vão impactar na rotina da pessoa com DI.

A diminuição do paladar pode causar a desmotivação no preparo e na degustação dos alimentos,[29] gerando problemas nutricionais e alterações sensoriais intraorais (perda de papilas gustativas), por exemplo, do aumento na quantidade de sal ou açúcar nos alimentos para compensar essas alterações.

As alterações sensoriais do paladar e olfato e a diminuição da produção de saliva, aliadas à ocorrência da perda de dentição, acarretam diminuição da ingestão de alimentos de texturas mais firmes, refletindo tanto em sua condição muscular facial, podendo também afetar a fala, como em sua saúde no geral, devido à limitação no processo de mastigação e absorção de nutrientes pelo indivíduo com DI. O uso de próteses dentárias nessa população vai além do aspecto estético, mas também acarreta menor sobrecarga no sistema digestivo e melhora na nutrição.

Acesso à informação e tecnologia

A capacidade adaptativa do SNC, alterando sua organização estrutural e funcional, é conhecida como plasticidade cerebral.[30] Essa capacidade está relacionada aos estímulos recebidos pela interação do indivíduo com seu meio, atividades funcionais, participação em atividades familiares e com seus pares, ações essas que funcionam como um mediador da aprendizagem e aquisições cognitivas. Quanto mais rico e potencializador for o ambiente em que o indivíduo está inserido, maiores as possibilidades de utilizarmos recursos tecnológicos com maiores complexidades, de acordo com as potencialidades e autonomias individuais, limitando a necessidade constante de auxílio de terceiros em suas tarefas.[31]

No caso de pacientes com trissomia do cromossomo 21, a literatura refere atipicidades no sistema nervoso, estruturais e funcionais, afetando a organização dos neurônios em diversas áreas desse sistema, acarretando rebaixamentos cognitivos e sensoriais e interferindo na execução de determinadas tarefas.[30]

A rotina diária tanto pode ser colocada em seu alcance com pranchas (Figura 12) onde estarão dispostas as tarefas a serem realizadas quanto ser avisada ao indivíduo por meio de programação prévia feita em assistentes virtuais inteligentes, como Alexa®, para dar lembretes a respeito dos horários de medicação, alimentação, banho ou demais tarefas de sua rotina, oferecendo previsibilidade e iniciativa para o início da tarefa. A medicação pode ser previamente disposta em caixinhas plásticas com divisórias (Figura 13), nas quais pode ser anotado ou desenhado o período a ser tomado, recomendando-se que não sejam retirados do *blister*, mas somente recortados da cartela, para que a medicação não perca suas características físico-químicas pela exposição ao ambiente e não seja confundida pela falta do nome do medicamento.

Domingo	Segunda	Terça	Quarta	Quinta	Sexta	Sábado
Manhã	Manhã	Manhã	Manhã	Manhã	Manhã	Manhã
Tarde	Tarde	Tarde	Tarde	Tarde	Tarde	Tarde
Noite	Noite	Noite	Noite	Noite	Noite	Noite

Figura 12 Quadro de rotina.

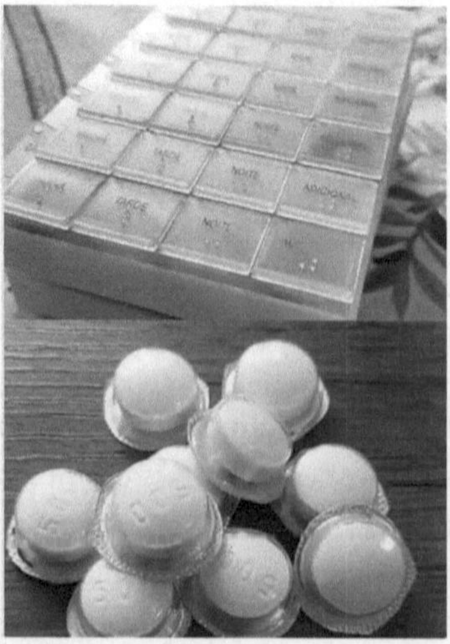

Figura 13 Caixinha plástica com divisórias.
Fonte: acervo das autoras.

Smartwatches contam com monitores de saúde, que avaliam alguns sinais vitais (frequência cardíaca, pressão arterial, saturação de oxigênio e temperatura) e a quantidade de movimentação, podendo enviar relatórios para o cuidador a respeito do estado geral do usuário. Também se mostram muito eficientes no caso de quedas, podendo ser ajustados para sua detecção e ligação para um número de emergência no momento da ocorrência.

De baixo custo, temos as pulseiras de identificação com QR-*code* que podem ser utilizadas diariamente pela pessoa com DI e, em uma emergência, por meio dos dados inseridos, funcionam como uma identificação digital, inclusive sendo possível colocar, além do contato de emergência e do endereço, todo o histórico médico do indivíduo.

Sensores de movimento e detecção de abertura de portas com emissão sonora auxiliam o cuidador, avisando que o indivíduo saiu de sua cama à noite, prevenindo que ele saia de casa caso se encontre confuso com o horário ou o local aonde deseja ir.

Smartphones que são comumente usados em nossa rotina podem ser configurados com aplicativos próprios para facilitar a visualização dos ícones, juntamente com as configurações do telefone, mantendo letras e imagens de tamanhos aumentados para favorecer o encontro do contato desejado, facilitando o treino e o uso do recurso.

Além disso, podem ser utilizados para jogos recreativos, consulta das horas, do clima, além de aumentar o contato social com seus pares em chamadas de vídeo. O treino do uso e o entendimento da necessidade de recarregar o equipamento devem ser incluídos nessa tarefa.

O videomonitoramento também pode ser utilizado pelo cuidador para garantir a integridade e o bem-estar da pessoa com DI, por meio de sistema de câmeras (Figura 14) colocadas em pontos estratégicos da residência, para observação de situações de risco. Alguns modelos inclusive contam com sistema de voz acoplado, onde é possível conversar com a pessoa com DI caso se observe alguma situação de risco iminente.

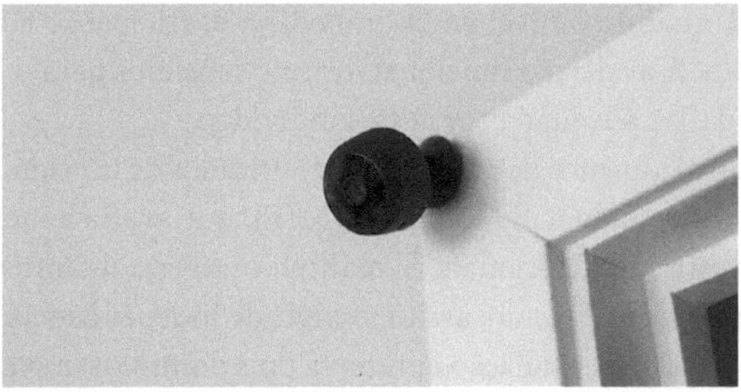

Figura 14 Câmera para ambientes internos.

Fonte: Freepik; 2024. https://br.freepik.com/fotos-gratis/automacao-residencial-com-camera-de-seguranca_15056487.htm#fromView=search&page=1&position=7&uuid=ba33ccfe-ba31-4509-890e-c3ba5d4400d5. Acesso em: 1º mar. 2024.

AVALIAÇÃO FUNCIONAL PARA INDICAÇÃO DA TECNOLOGIA ASSISTIVA

A avaliação funcional é um método sistemático e abrangente, envolvendo uma série de etapas, que tem por objetivo, por meio da análise nos mais diversos ambientes, identificar as habilidades e as deficiências durante a execução prática das mais diversas atividades cotidianas da pessoa com DI.[32] Esse ponto é fundamental para garantir a indicação, de forma adequada, de dispositivos de TA que atendam às necessidades desses indivíduos, promovendo, assim, maior independência, segurança e qualidade de vida.[32]

Iniciando o processo avaliativo, deve haver uma anamnese bem detalhada associada a entrevistas com a pessoa com DI, familiares, cuidadores e profissionais de saúde que o acompanham para que haja compreensão das necessidades específicas apresentadas pelo indivíduo naquele momento. Fatores como cognição, habilidades motoras, capacidade de comunicação, preferências pessoais e as condições sociais, emocionais, de saúde e econômicas devem ser levados em consideração.[32]

A utilização de instrumentos de avaliação cognitiva e funcional deve ser sensível para identificar as incapacidades que eles apresentam no dia a dia na realização das mais diversas atividades. Podem ser utilizados instrumentos que verifiquem a capacidade do adulto ou idoso com DI de realizar suas atividades de vida diária, atividades básicas de vida diária e atividades avançadas de vida diária. Poucos são os instrumentos sensíveis a essa população, portanto se deve optar por aquele que mais se adéque aos objetivos e que sejam simples de serem aplicados à pessoa com DI ou passíveis de serem aplicáveis aos cuidadores e/ou familiares, quando o nível de DI impedir a participação ativa da pessoa nesse momento. A avaliação funcional fornece subsídios para o planejamento da indicação da TA adequada para esses indivíduos.[32]

Entre os instrumentos de avaliação padronizados de funcionalidade, temos a Medida de Independência Funcional (MIF), que avalia a incapacidade de pessoas com restrições funcionais de múltiplas origens, quantificando os cuidados exigidos e identificando, assim, o nível de independência para as atividades do dia a dia. Essa avaliação apresenta dois domínios: motor e cognitivo. O domínio cognitivo da MIF compreende um dos maiores diferenciais desse instrumento, uma vez que as atividades por ele avaliadas são, geralmente, realizadas em testes neuropsicológicos específicos. Esse instrumento apresenta uma versão brasileira validada.[33]

De acordo com o manual da *Assistive Technology Assessment Process* (ATA), o processo de avaliação e dispensação da TA deve ser centrado no usuário; ele oferece um conjunto de ferramentas para a realização das avaliações, incluindo a descrição de papéis de cada um dos membros da equipe de avaliação e a análise das tecnologias para uma vida independente.[34] Esse manual é fundamentado em quatro pontos principais: no modelo biopsicossocial proposto pela CIF (considerando as dimensões que interfiram na funcionalidade do indivíduo), no modelo *Matching, Person & Technology (MPT)*, na necessidade de combinação de forma adequada do recurso selecionado para o usuário levando em consideração o ambiente no qual será utilizado e na necessidade do acompanhamento, durante todo o processo, de uma equipe multidisciplinar.[35]

Diante de todas as informações obtidas durante o processo de avaliação da pessoa adulta ou idosa com DI, devem elas ser analisadas e um direcionamento para as necessidades do indivíduo deve ser oferecido, com uma análise minuciosa dos possíveis recursos de TA que poderão ser selecionados para ele. Assim que houver um panorama definido, levar essas informações para todos os envolvidos, a fim de dar seguimento aos trâmites para a prescrição do recurso mais adequado.

A REALIZAÇÃO DA PRESCRIÇÃO DO RECURSO DE TECNOLOGIA ASSISTIVA

O modelo *Matching, Person & Technology* (MPT) utiliza uma série de instrumentos padronizados (com versões brasileiras validadas), realizando a combinação mais adequada entre o indivíduo e a tecnologia. Esse modelo e seus instrumentos têm sido muito citados na literatura internacional e vêm sendo utilizados para verificação da predisposição do uso da TA nas ocasiões de prescrição e fornecimento.[35]

O modelo MPT é composto dos seguintes instrumentos de avaliação, são utilizados em diferentes momentos ao longo do processo:

- Instrumentos utilizados inicialmente para avaliação dos possíveis recursos mais adequados para os usuários: *Initial Worksheet for the Matching Person & Technology Process* (determina tecnologias potencialmente úteis para o usuário) e *History of Support Use* (identifica tecnologias utilizadas previamente, as que são desejadas pelo usuário e as que são necessárias).[35]
- Prescrição da TA (diferentes instrumentos que relacionam tecnologia, usuário e ambiente): *Educational Technology Device Predisposition Assessment* – ETPA (educação), *Healthcare Technology Device Predisposition Assessment* (saúde), *Workplace Technology Device Predisposition Assessment* – WTPA (trabalho) e *Assistive Technology Device Predisposition Assessment* (para uso geral da TA).[35]

Diante dos dados obtidos durante a avaliação associada aos dados encontrados com a aplicação do modelo MPT, inicia-se o direcionamento para a prescrição do melhor recurso de TA para a pessoa com DI. A prescrição deve levar em consideração os dados obtidos nas avaliações, tais como aspectos biomecânicos, cognitivos, afetivos, funcionais, motivacionais e de necessidades específicas, que começam a surgir na fase adulta e durante o processo de envelhecimento do indivíduo. Também devem ser levadas em consideração suas habilidades, sua rotina diária, a participação familiar, as funcionalidades prévias descritas pela família, a capacidade de entendimento do equipamento e os objetivos funcionais instituídos em comum acordo entre a equipe de reabilitação e o paciente/família/cuidador.[35,36]

A escolha de um equipamento pelo terapeuta necessita do conhecimento prévio deste a respeito da avaliação e da prescrição (tecnologia teórica) e dos equipamentos ou instrumentos passíveis de serem utilizados (tecnologia concreta).[25] Esse processo está intrinsecamente ligado à coleta de dados das capacidades e limitações apresentadas pelo indivíduo, aliada à realização de testes, adaptações, ajustes e treino no uso dos equipamentos sugeridos. O processo visa aumentar a precisão na seleção, com o objetivo de reduzir as estatísticas de abandono dos recursos, garantindo que atendam eficazmente às necessidades individuais e familiares.[25]

A participação ativa da pessoa com DI e de seus cuidadores é crucial para que os resultados sejam benéficos e para que não existam situações conflitantes entre as necessidades reais e a prescrição.[25] Deve ser reforçado que a indicação do tipo de recurso pelo terapeuta deverá ser respeitada para garantir melhor ganho funcional; portanto, o indivíduo e/ou familiares/cuidadores devem selecionar a melhor opção e/ou modelo dentre aqueles disponibilizados.[36]

A prescrição ideal de um equipamento envolve também a identificação e a possibilidade prévia de testes para observação de sua eficácia e necessidade de alterações, assegurando-se que as funções e características do recurso desejável são apropriadas. Deve-se observar se o recurso pode ser usado sem desconforto ou estresse, qual será o custo desse investimento e a facilidade na utilização e no transporte antes da aquisição do mesmo pela família.[35]

A alta taxa de abandono da TA está relacionada a falhas no processo avaliativo, resultando em discrepância entre as necessidades do indivíduo, o ambiente de utilização e os recursos de TA prescritos.[37] Portanto, é necessária a realização de avaliações bem direcionadas para minimizar a ocorrência de abandono do recurso.

UTILIZAÇÃO E TREINAMENTO DO EQUIPAMENTO DE TECNOLOGIA ASSISTIVA

A compreensão e a usabilidade dos recursos selecionados devem ser levadas em consideração de maneira realista pelos profissionais da equipe de reabilitação em relação às capacidades cognitivas dos adultos e idosos com DI, pois estamos nos referindo a uma população bastante heterogênea e com necessidades funcionais diversas, e que muitas vezes não aceita ou não se adapta à TA. Frequentemente esses indivíduos apresentam apoio familiar ineficaz ou ausente, já que em muitos casos seus cuidadores são idosos.[37]

O processo de utilização e treino do equipamento de TA é fortalecido com a colaboração de uma equipe multidisciplinar engajada, composta por profissionais como terapeuta ocupacional, fisioterapeuta, fonoaudiólogo, pedagogo, técnicos de informática, técnicos de equipamentos e equipe médica. Por meio de um trabalho conjunto, busca-se estabelecer uma linguagem comum e treinos de aprendizagem padronizados para a introdução e a manutenção dessa tecnologia aos usuários.[34]

Informações sobre as vantagens, utilização, treino das atividades funcionais, manutenção e manejo da tecnologia proposta são de extrema importância e devem ser fornecidas de maneira constante, tanto para o usuário quanto para o cuidador. É necessária a realização de reavaliações periódicas quanto ao uso do equipamento e os benefícios que ele está trazendo para a pessoa com DI; caso seja observada alguma dificuldade, podem ser realizadas novas adaptações, qu se estendem ao longo de todo o processo. Pode-se realizar, como exemplo, a subdivisão do treinamento em etapas, de acordo com a análise da tarefa a ser feita, minimizando a complexidade do processo para que não haja barreiras no aprendizado.[38] Um ponto importante a ser ressaltado é que a orientação sobre a higienização e os cuidados com o equipamento também fazem parte desse processo.

O objetivo desse trabalho conjunto e coordenado é garantir o máximo do desempenho, exigindo baixo investimento cognitivo, resultando em melhorias funcionais eficientes, evitando erros de projeto/indicação ou erros no acompanhamento do uso do equipamento que possam levar ao abandono deste,[39] tanto por parte do usuário como pela família/cuidador.

Sem a participação e o envolvimento da família/cuidador e dos membros da equipe de saúde que o acompanham nesse processo, diminuem muito as chances de sucesso no uso do recurso de TA, uma vez que nem todos os usuários com DI estarão aptos a manusear de forma independente, tomar decisões ou interagir com seu dispositivo,[40] além de garantir seu uso correto, manutenção e higiene.

OS DESAFIOS NA PRESCRIÇÃO DA TECNOLOGIA ASSISTIVA EM ADULTOS E IDOSOS COM DEFICIÊNCIA INTELECTUAL

A indicação e a prescrição de novos recursos devem estar atreladas às questões individuais da pessoa com DI. A equipe deve atentar às questões relacionadas ao aprendizado e aos aspectos motores e deve considerar o ritmo evolutivo dessas questões e de todo o processo de inserção da TA na rotina do indivíduo. Vem sendo observado que este precisa de orientações mais pontuais e de um trabalho sistemático muito bem estruturado para que haja maior confiança, aceitação, melhora da adesão na utilização do recurso e diminuição da taxa de abandono. É necessário que esses pontos sejam discutidos junto ao paciente/familiares/cuidadores, verificando o entendimento adequado das questões relativas à inserção de recursos de TA no cotidiano da pessoa com DI, mostrando os benefícios desses recursos e a necessidade da presença de uma rede de apoio, se for o caso.[41] Trata-se de um processo contínuo, que se estende desde o momento da avaliação até a utilização do recurso prescrito, realizando reavaliações periódicas e fazendo modificações que forem necessárias, ao longo do tempo.

Para propor um recurso na vida desse indivíduo, deve-se avaliar e considerar as questões das funções do corpo (físicas e cognitivas) e do desempenho funcional do indivíduo, além de entender o papel e a disponibilidade de sua rede de apoio nesse processo, para garantir a melhor indicação possível e que seja coerente com sua realidade.[41]

O amadurecimento e a senilidade combinados aos *déficits* preexistentes nessa população podem colocar sua integridade física, emocional e mental em risco. A TA pode ser usada como estratégia na reabilitação funcional para incremento da funcionalidade e prevenção de incapacidade, tentando promover ao máximo a autonomia e a independência da pessoa com DI e durante o processo de envelhecimento. Esses benefícios podem ser observados nas diferentes áreas da vida, nas AVD e nas AIVD, nos aspectos motores, sensoriais, de acesso à informação e na comunicação com os pares, ampliando as atividades relacionais, incrementando a saúde e o autocuidado, além de facilitar a maior participação na comunidade.[6]

O comportamento adaptativo é composto por uma série de habilidades necessárias para que a pessoa consiga atingir a independência em suas AVD, bem como propiciar autoajustes nas mais diversas situações e atividades, e naquelas que possam levar a algum estresse na pessoa com DI.[42] Déficits nessas habilidades são comumente observados nessa população, podendo impactar, de forma substancial, na independência desses indivíduos,[42] bem como na aceitação e usabilidade dos recursos de TA prescritos.

Caso não seja possível a manutenção da utilização do recurso prescrito, deve-se optar por outros tipos para favorecer a aceitabilidade; se mesmo assim não for possível a incorporação da TA, deve-se ajustar minimamente a atividade, orientar os cuidadores em sua realização e até mesmo deixar a atividade ser realizada com o auxílio de terceiros.

CONCLUSÕES

Promover a maior participação do adulto e do idoso com DI em suas atividades diárias, comunitárias e familiares, em qualquer nível de execução possível, é o maior intuito no que se refere à utilização da TA na reabilitação neurofuncional. Facilitar atividades, minimizar gastos energéticos, promover maior independência e autonomia, melhorar a interação social e o autocuidado, garantindo sua segurança, são os principais objetivos da prescrição de novos equipamentos.

Para que tenhamos a maximização possível das atividades, a participação da família e cuidadores, juntamente com a pessoa com DI, no processo de avaliação, prescrição e treino dos equipamentos é de vital importância para garantir o sucesso da escolha. A equipe de reabilitação que acompanha o indivíduo e sua família nesse processo precisa estar atenta a todos os detalhes e necessidades de modificações do produto ou do ambiente, para que não traga prejuízos funcionais ao usuário do recurso, além de realizar treinos e garantir que todos os envolvidos saibam realizar a manutenção, higienização e utilizar o equipamento de forma correta.

A motivação intrínseca do usuário advinda da satisfação de suas conquistas é a base para que o processo seja exequível e que se incorpore ao cotidiano do indivíduo e de seus familiares, fazendo com que a pessoa com DI ativa seja aquela que se divirta, passeie, realize atividades que lhe deem satisfação, vá ao encontro de amigos e familiares e tenha orgulho de suas conquistas autônomas diárias, com a promoção da qualidade de vida e a manutenção das capacidades funcionais. Há necessidade da utilização de estratégias que abordem a pessoa com DI de maneira multidimensional, baseadas em suas potencialidades, levando em consideração uma visão integral dos benefícios da introdução dos recursos de TA na rotina do indivíduo, de acordo com suas necessidades individuais, ambientais e com suas expectativas.

REFERÊNCIAS

1. Wertonge GS, Castro SF, Lehnhart GB. Privacidade e autonomia de um adulto com deficiência intelectual. Rev INFAD Psicol Int J Dev Educ Psychol. 2021;1(1):309-20.
2. Bonatelli LCS. (Re)habilitação do idoso com deficiência intelectual na Apae: uma proposta pedagógica [dissertação]. Florianópolis: Universidade Federal de Santa Catarina; 2020.
3. Girardi M, Portella MR, Colussi EL. O envelhecimento em deficientes intelectuais. Rev Bras Ciênc Envelhec Hum. 2012;(9 Suppl):79s-89s.
4. Maio IG. O envelhecimento e a capacidade de tomada de decisão: aspectos jurídicos de proteção ao Idoso. Rev Longeviver. 2018;58:13-25. Disponível em: https://revistalongeviver.com.br/anteriores/index.php/revistaportal/article/viewFile/740/801. Acesso em: 25 jun. 2025.
5. World Health Organization (WHO). Envelhecimento ativo: uma política de saúde [internet]. Brasília: Organização Pan-Americana da Saúde; 2005. [citado em 25 jun. 2025] Disponível em: https://bvsms.saude.gov.br/bvs/publicacoes/envelhecimento_ativo.pdf.
6. Zgonec S, Bogataj D. Assistive technologies supporting the independence of elderly adults with intellectual disability: literature review and research agenda. IFAC PapOnLine. 2022;55(39):129-34.
7. Cook AM, Polgar JM, Encarnação P. Assistive technologies: principles and practice. 5.ed. Missouri: Mosby; 2019.
8. Organização Mundial da Saúde (OMS). CIF: Classificação Internacional de Funcionalidade, Incapacidade e Saúde. São Paulo: Edusp; 2020.
9. Ashman A, Suttie J. The medical and health status of older people with mental retardation in Australia. J Appl Gerontol. 1996;15(1):57-72.
10. Girondi JBR, Felizola F, Schier J, Hammerschmidt KSA, Sebold LF, Santos JLG. Idosos com deficiência intelectual: características sociodemográficas, condições clínicas e dependência funcional. Rev Enferm UERJ. 2018;26:e22781.
11. Lucena CS. Instabilidade postural em indivíduos obesos com deficiência intelectual [dissertação]. Rio Claro: Universidade Estadual Paulista "Júlio de Mesquita Filho"; 2011.
12. Redfern MS, Jennings JR, Martin C, Furman JM. Attention influences sensory integration for postural control in older adults. Gait Posture. 2001;14(3):211-6.
13. Resta E, Brunone L, D'Amico F, Desideri L. Evaluating a low-cost technology to enable people with intellectual disability or psychiatric disorders to initiate and perform functional daily activities. Int J Environ Res Public Health. 2021;18(18):9659.
14. Moreira LMA, El-Hani CN, Gusmão FAF. A síndrome de Down e sua patogênese: considerações sobre o determinismo genético. Rev Bras Psiquiatr. 2000;22(2):96-9.
15. Nieto-Guisado A, Solana-Tramunt M, Marco-Ahulló A, Sevilla-Sánchez M, Cabrejas C, Campos-Rius J, et al. The mediating role of vision in the relationship between proprioception and postural control in older adults, as compared to teenagers and younger and middle-aged adults. Healthcare (Basel). 2022;10(1):103.
16. Silva ERG, Oliveira TPS, Bedin SPM, Rover AJ. Processamento cognitivo da informação para tomada de decisão. Perspect Gest Conhecimento. 2011;1(1):25-39.

17. Soares JMM, Fontes ARM, Ferrarini CF, Borras MAA, Braatz D. Tecnologia assistiva: revisão de aspectos relacionados ao tema. Rev Espacios. 2017;38(13):8. Disponível em: https://www.revistaespacios.com/a17v38n13/17381308.html. Acesso em: 25 jun. 2025.
18. Inge K, Targett P. Q & A on customized employment: assistive technology as a workplace support. T-TAP Training and Technical Assistance for Providers. 2005. Disponível em: https://vcurrtc.org/resources/viewContent.cfm/504. Acesso em: 25 jun. 2025.
19. Teixeira E, Sauron FN, Santos LSB, Oliveira MC. Terapia ocupacional na reabilitação física. São Paulo: Roca; 2003.
20. Gradim LCC, Castro SS, Tavares DMS, Cavalcanti A. Mapeamento de recursos de tecnologia assistiva utilizados por idosos. Rev Ter Ocup Univ São Paulo. 2016;27(1):72-9.
21. Porto JM, Iosimuta NCR, Coelho AC, Abreu DCC. Recomendações para prescrição de dispositivos auxiliares da marcha em idosos. Acta Fisiatr. 2019;26(3):171-5.
22. Ministério da Saúde. Guia para prescrição, concessão, adaptação e manutenção de órteses, próteses e meios auxiliares de locomoção. Brasília: Ministério da Saúde; 2019.
23. Perkins EA, Moran JA. Aging adults with intellectual disabilities. JAMA. 2010;304(1):91-2.
24. American Occupational Therapy Association (AOTA). Rev Ter Ocup Univ São Paulo. 2015;26:1-49.
25. Rocha EF, Castiglioni MC. Reflexões sobre recursos tecnológicos: ajudas técnicas, tecnologia assistiva, tecnologia de assistência e tecnologia de apoio. Rev Ter Ocup Univ São Paulo. 2005;16(3):97-104.
26. Halter J, Ouslander J, Studenski S, High K, Ashtana S, Supiano M, et al. Hazzard's geriatric medicine and gerontology. 7.ed. McGraw Hill/Medical; 2016.
27. Mulrow CD, Aguilar C, Endicott JE, Velez R, Tuley MR, Charlip WS, et al. Association between hearing impairment and the quality of life of elderly individuals. J Am Geriatr Soc. 1990;38(1):45-50.
28. Estivalet KM, Macedo TL, Corazza ST. Motricidade fina e lateralidade de idosos. Rev Interinst Bras Ter Ocup Rio de Janeiro. 2017;1(4):438-46.
29. Schiffman SS. Taste and smell losses in normal aging and disease. JAMA. 1997;278(16):1357-62.
30. Silva MFMC, Kleinhans ACS. Processos cognitivos e plasticidade cerebral na Síndrome de Down. Rev Bras Ed Esp. 2006;12(1):123-38.
31. Miskelly FG. Assistive technology in elderly care. Age Ageing. 2001;30(6):455-8.
32. Macêdo AML, Cerchiari EAN, Alvarenga MRM, Faccenda O, Oliveira MAC. Avaliação funcional de idosos com déficit cognitivo. Acta Paul Enferm. 2012;25(3):358-63.
33. Riberto M, Miyazaki MH, Jucá SSH, Sakamoto H, Pinto PPN, Battistella LR. Validação da versão brasileira da Medida de Independência Funcional. Acta Fisiatr. 2004;11(2):72-6.
34. Federici S, Scherer M. Assistive technology assessment handbook. 2.ed. Boca Raton: CRC Press; 2012.
35. Braccialli LMP, Braccialli AC, Audi M, Scherer M. Tradução e adaptação cultural de instrumentos para avaliar a predisposição do uso de tecnologia assistiva que constitui o Modelo Matching, Person & Technology. Rev Bras Ed Esp. 2019;25(2):189-204.
36. Souza CAF, Calixto MF, Marques MP, Oliveira ACBS, Alves ACJ. Uso da avaliação de desempenho para prescrição de dispositivos de tecnologia assistiva. Rev Ter Ocup Univ São Paulo. 2018;29(1):34-40.
37. Braccialli LMP, Braccialli AC, Araújo RCT. Instrumentos para indicação, avaliação e instituição de tecnologia assistiva: revisão sistemática. Contexto Educ. 2019;34(107):265-75.
38. Erlandson RF, Sant D. Poka-yoke process controller: designed for individuals with cognitive impairments. Assist Technol. 1998;10(2):102-12.

39. Cruz DMC, Emmel MLG, Manzini MG, Mendes PVB. Assistive technology accessibility and abandonment: challenges for occupational therapists. Open J Occup Ther. 2016;4(1):1-11.
40. Pichler, RF. User-capacity toolkit: conjunto de ferramentas para guiar equipes multidisciplinares nas etapas de levantamento, organização e análise de dados em projetos de tecnologia assistiva [tese]. Florianópolis: Universidade Federal de Santa Catarina; 2019.
41. Fuentes MR. Valores, familia y personas con deficiencia mental que envejecen. Rev Educ Cidadania. 2010;9(2):50-6.
42. Ferreira EF, Van Munster M de A. Métodos de avaliação do comportamento adaptativo em pessoas com deficiência intelectual: uma revisão de literatura. Rev Educ Espec. 2014 Dec 19;1(1):193-208. Disponível em: https://periodicos.ufsm.br/educacaoespecial/article/view/1433943. Acesso em: 25 jun. 2025.

Capítulo **18**

Avaliações e adaptações em ambiente domiciliar para adultos e idosos com deficiência intelectual

Ana Karla da Silva Moura Pedrosa
Kátia Regina Bloch Macan

Pontos-chave:

- A importância de avaliar o ambiente domiciliar para adultos e idosos com deficiência intelectual (DI), considerando sua influência no bem-estar e na funcionalidade desses indivíduos.
- Destaque para os aspectos específicos que devem ser considerados ao realizar a avaliação do ambiente domiciliar, como acessibilidade, segurança e adaptações necessárias.
- Discussão sobre a importância da utilização de escalas padronizadas e outras ferramentas de avaliação para obter uma avaliação objetiva e consistente do ambiente domiciliar.
- Abordagem sobre a avaliação da dinâmica familiar e seu impacto no ambiente domiciliar e no bem-estar dos adultos e idosos com DI que residem nesse ambiente.
- Orientações sobre como interpretar os dados coletados durante as avaliações do ambiente domiciliar, identificando áreas de melhoria e necessidades de adaptação.

INTRODUÇÃO

A pessoa com deficiência intelectual (DI) está inserida em um contexto, o ambiente, compreendendo um amplo espectro de elementos.[1] Diversos fatores ambientais compõem o ambiente físico, social e de atitude, no qual as pessoas vivem e conduzem suas vidas; o domicílio – casa, habitação ou moradia – corresponde a um desses fatores.[2] O ambiente domiciliar é reconhecido como um local para se ter uma vida segura, com independência e para a realização de ocupações e tarefas relacionadas ao cuidar do outro e da saúde, bem como é onde inúmeras atividades cotidianas são realizadas. Diante das necessidades pontuais apresentadas por adultos e idosos com DI e seus cuidadores, há a necessidade da realização de algumas modificações ambientais para tornar esse ambiente seguro, fácil de ser utilizado, adequá-lo às demandas individuais, facilitando, assim, a rotina dessa população e de seus cuidadores e proporcionando independência, a promoção da saúde e do bem-estar.[3]

A oferta de moradias que atendam aos padrões de acessibilidade é bastante escassa, e a maioria da população reside em casas que não apresentam *design* acessível.[4] As modificações e adaptações realizadas no domicílio referem-se a melhorias, sob as mais diversas perspectivas, na arquitetura do ambiente, disposição de mobiliários e introdução de tecnologias assistivas (TA) para maior aproveitamento do espaço (*vide* capítulo 17, "Tecnologia assistiva e sua aplicabilidade na deficiência intelectual").

Ao longo de seu desenvolvimento, o ritmo da pessoa com DI vai sendo modificado, havendo necessidade de readaptações em vários segmentos de sua vida, incluindo suas moradias.[5] Ao entrar na fase adulta, ocorrem importantes transições e transformações em todo o seu contexto de vida, uma vez que se espera, naturalmente, que haja maior autonomia, responsabilidade e capacidade de gerir a própria rotina nos mais diversos ambientes, particularmente no domiciliar.[5] Porém, na maioria das vezes isso não é observado, tendo relação direta com as necessidades individuais e com o nível de comprometimento cognitivo, o que também vai interferir na dinâmica social e na inserção no mercado de trabalho, fazendo com que a permanência do adulto com DI dentro de casa seja maior.[5]

Não se sabe ao certo em que momento da vida ocorre essa transição da vida adulta para o envelhecimento, porém se acredita que esse processo tem início entre 30 e 35 anos de idade nas pessoas com DI;[5] nas últimas três décadas houve um aumento significativo na longevidade dessa população.[6] As limitações impostas pelas fragilidades decorrentes da idade avançada, das próprias deficiências ou das multicomorbidades associadas[4] levam a maior necessidade de cuidados no ambiente domiciliar, uma vez que é nele que essas pessoas ficam a maior parte do tempo, assim como os adultos na mesma condição, e realizam a maior parte de suas atividades de vida diária (AVD).[4,7]

As alterações decorrentes do processo de envelhecimento e/ou de caráter patológico podem afetar os sentidos, as funções cognitivas e as habilidades motoras. O comprometimento do desempenho funcional está diretamente ligado a elas, bem como à modificação da interação do indivíduo com o meio.[8] Diante desse contexto, há a necessidade de promover maior autonomia dessa população dentro de suas casas, e para isso é necessário proporcionar um ambiente funcional e adequado a suas habilidades cognitivas e motoras.

O primeiro passo para a adequada adaptação domiciliar é a avaliação da funcionalidade do adulto ou idoso com DI, levando em consideração as funções e estruturas do corpo, as atividades e a participação do indivíduo, de acordo com a Classificação Internacional de Funcionalidade (CIF), levando em consideração também os fatores ambientais.[2] Segundo a CIF (2020),[2] os fatores ambientais apresentam interação com os componentes Função e Estruturas do Corpo, Atividades e Participação, pois as barreiras podem limitar o desempenho funcional, interferindo na participação e independência de uma pessoa; por outro lado, os facilitadores podem aumentar a participação, inclusive aprimorando o desempenho em determinada tarefa.[7]

A não oferta de facilitadores ambientais leva o indivíduo a limitar seu desempenho funcional, bem como sua independência.[7] Também devem ser consideradas condições específicas de cada indivíduo (saúde e função física e mental, cognição, estilos de vida, comportamentos saudáveis, interação social, produtividade, independência e satisfação com a vida),[9] as socioeconômicas,[4,9] o acesso aos cuidados de saúde[9] e a densidade social (número de pessoas em determinado espaço físico, no caso, na residência).[10]

Ambientes domiciliares acessíveis e adequados compreendem um grande desafio, uma vez que exigem a intervenção multiprofissional, incluindo construtores, arquitetos, profissionais de *design* e construção, profissionais da área da saúde (fisioterapeutas, terapeutas ocupacionais, entre outros), familiares e cuidadores.[4] O objetivo primordial dessas adequações é promover melhor independência a esses indivíduos. Independência não significa depender de um terceiro, e sim realizar algo por meios próprios, como deslocar-se de um local a outro e realizar atividades cotidianas com autonomia.[5] Essas conquistas podem ser facilitadas quando, ao longo do curso da vida da pessoa com DI, lhes é proporcionada a aquisição de competências, desafios e oportunidades para gerir a própria vida, tomar decisões e ter poder de escolha.[5] Porém, muitas vezes esses indivíduos necessitarão de suporte de cuidadores na realização de algumas tarefas.

A adequação do ambiente domiciliar das pessoas com DI tende a diminuir os agravos funcionais e a melhorar o controle do indivíduo no meio em que vive.[11] As alterações cognitivas são determinantes da relação do indivíduo com o meio, incluindo o ambiente domiciliar. Nas demências, em que ocorrem sintomas comportamentais, agitação, perambulação, apatia e agressividade, o ambiente inadequado por excesso de estímulos (visuais e auditivos) pode intensificar esses sintomas e interferir de forma negativa no cuidado dessas pessoas.[11] As alterações cognitivas também podem levar a desorientação espacial, interferindo e dificultando a mobilidade no ambiente.[11] Portanto, as adequações do domicílio são imprescindíveis para que haja a promoção de maior autonomia, melhora da mobilidade nesse ambiente, facilitação da realização das tarefas cotidianas, bem como dos trabalhos desenvolvidos pelos cuidadores.

AVALIAÇÃO DO AMBIENTE DOMICILIAR DE ADULTOS E IDOSOS COM DEFICIÊNCIA INTELECTUAL

Pessoas com DI apresentam um ritmo diferenciado no processamento de informações que chegam ao cérebro.[5] Com isso, necessitam de suporte do núcleo familiar, de profissionais habilitados, bem como da eliminação de barreiras atitudinais e físicas incorporadas ao ambiente em que vivem.[5] Com o passar dos anos, esses indivíduos vivenciam novas experiências, e ocorrem transformações em todo o seu processo de desenvolvimento.[5]

A avaliação funcional da pessoa com DI deve ser multidimensional, contemplando dimensões da funcionalidade e incapacidade, funções do corpo, atividade/participação e fatores contextuais (pessoais e ambientais).[8] Além desses pontos e da questão cognitiva, devem ser analisados a saúde física, a capacidade funcional, o estado emocional, as condições socioambientais e a dinâmica familiar, com o objetivo de quantificar e qualificar as necessidades adaptativas do indivíduo.[2]

Os profissionais que assistem o adulto e o idoso com DI nem sempre têm experiência adequada com essa população, e muitas vezes não conseguem adequar às necessidades dessas pessoas sua real condição,[6] por isso a avaliação do ambiente domiciliar e sua adaptação deverão ser realizadas por profissionais especializados, a fim de torná-las mais funcionais e de deixar o ambiente mais seguro para elas.[6]

Os dados coletados por profissionais de saúde especializados durante a avaliação e nas consultas, em sua maioria, não dependem de autorrelato. Muitas vezes dependem das informações trazidas pelos cuidadores, de observações diretas no ambiente realizadas pelos profissionais responsáveis, bem como da aplicação de avaliações padronizadas, tornando os dados mais confiáveis, uma vez que as pessoas com DI podem apresentar limitação da compreensão e da comunicação.[6] As avaliações de barreiras (o que dificulta a acessibilidade e a realização da tarefa) e facilitadores (o que facilita a acessibilidade e a realização da tarefa) devem ser consideradas como o resultado da interação entre o indivíduo, suas condições de saúde e o ambiente,[7] avaliando, portanto, o que está interferindo de forma positiva ou negativa na realização das tarefas cotidianas.

Medir a experiência do indivíduo com DI em casa vai além de uma simples observação; uma avaliação aprofundada e detalhada irá auxiliar na obtenção de parâmetros e das necessidades do indivíduo, guiando a tomada de decisões na modificação do ambiente domiciliar.[12] A análise de algumas métricas é necessária para que se tenha uma visão global da interação do indivíduo com o meio, na realização de suas tarefas. As métricas adicionam elementos ao processo avaliativo, fornecendo informações para a tomada de decisões, e compreendem:[12]

- Eficácia (completeza da tarefa – o quanto o indivíduo consegue realizar determinada tarefa de forma completa; qualidade do resultado – observar o resultado no desempenho da tarefa, verificando se a realizou com o máximo de eficiência possível).[12]
- Eficiência (desvios do caminho crítico – se utiliza formas alternativas para realizar a tarefa de maneira mais eficiente e em menos tempo; quantidade ou taxa de erros – quantidade de tentativas realizadas sem sucesso para completar a tarefa; tempo para a realização das tarefas e carga mental envolvida – energia cognitivo-emocional utilizada na realização da tarefa).[12]
- Satisfação (análise qualitativa da satisfação na realização da tarefa – entrevistas, questionários, entre outros; análise quantitativa de satisfação – escalas tipo *Likert* – avalia a concordância ou discordância com uma informação fornecida).[12]

Além das métricas, devem ser levados em consideração os esforços desenvolvidos pelo indivíduo para, de acordo com suas necessidades, adaptar o ambiente, a fim de poder realizar suas atividades (controle primário), e os esforços que o indivíduo realiza para adaptar-se ao ambiente da forma como ele se encontra no momento (controle secundário).[10] Os esforços empreendidos nos controles primários e secundários podem ser relacionados a ação, comportamento, cognição ou pensamento.[10] No estudo de Khoury e Günther,[10] foi observado que o controle primário é menos efetivo nos domicílios onde a densidade social é maior, ou seja, é mais difícil incorporar adequações ambientais em casas que tenham maior número de moradores, além da pessoa com DI.

Deve-se estar atento ao repertório sensório-motor do indivíduo, seu estilo de vida, facilidades e dificuldades na realização das AVD, nível de cognição e limitações funcionais.[12] A avaliação do ambiente pode ser realizada por meio de entrevistas e da observação direta do ambiente domiciliar e da maneira como ele é utilizado no dia a dia pelo indivíduo, identificando possíveis interferências negativas à funcionalidade, bem como observando a questão de segurança da pessoa.[7] O Quadro 1 relata pontos importantes de atenção durante a avaliação do ambiente domiciliar do adulto e do idoso com DI.[7]

Quadro 1 Pontos de atenção na realização da avaliação do ambiente domiciliar do adulto e do idoso e sua interação com ele

Percepção sobre o domicílio	Avaliar a percepção que o indivíduo com DI e seu cuidador apresentam em relação a seu ambiente de moradia
Quantificação do número de pessoas residentes e frequentadoras do domicílio	Contabilizar o número de pessoas que residem na moradia, bem como o número de pessoas que a frequentam
Histórico de acidentes	Colher informações a respeito do histórico de tropeços, quedas e outros acidentes ocorridos, como e em que ambiente aconteceram e suas consequências
Comorbidades associadas	Averiguar comorbidades associadas, a realização de tratamentos médicos, a utilização de medicações (quais são utilizadas, horários e localização delas)
Rotinas de sono/repouso	Registrar a rotina do repouso e sono (horários, ambientes em que são realizados)
Frequência com que sai do domicílio	Registrar com que frequência precisa se ausentar do ambiente domiciliar, a dinâmica envolvida e observar se há alguma barreira envolvida nessa ação
Presença de cuidador/familiar	Registrar se cuidador/familiar permanece todo o tempo com o indivíduo em casa e se o acompanha na realização das AVD
Tempo de moradia	Registrar o tempo de moradia na casa em questão para avaliar a adaptação ao ambiente
Locais da casa onde permanece por mais tempo	Registrar os cômodos preferidos, momentos do dia em que permanece neles e adequação das barreiras físicas deles
Iluminação e arejamento	Observar se a iluminação e a ventilação são adequadas nos cômodos
Dimensão dos cômodos e área de circulação	Avaliar o tamanho dos cômodos, da área de circulação, a disposição dos mobiliários
Adaptações prévias	Avaliar adaptações prévias e a adequação do indivíduo a elas

AVD: atividades de vida diária; DI: deficiência intelectual.

Fonte: Agnelli.[7]

Utilização de escalas padronizadas e outras ferramentas

A utilização de escalas padronizadas e preferencialmente validadas na língua portuguesa pode fornecer dados adicionais às avaliações realizadas mediante relatos do indivíduo e de seu cuidador, quando associadas à observação direta realizada pelo profissional de saúde responsável. As pessoas que têm DI impõem alguns desafios para a utilização de instrumentos padronizados, sendo, nesses casos, a participação dos cuidadores e/ou familiares imprescindível.[13]

Não foram encontradas escalas padronizadas que avaliassem o ambiente domiciliar para pessoas adultas com DI. Uma opção para essa população seria a geração de um formulário da CIF *Core Sets*, o uma ferramenta para desenvolvimento de conjuntos básicos de categorias da CIF, facilitando a descrição da funcionalidade do indivíduo e fornecendo uma lista de categorias essenciais que têm relevância para condições e contextos de saúde específicos (nesse caso, avaliação da funcionalidade em ambiente domiciliar).[14]

Essa ferramenta interativa, disponível no endereço eletrônico www.icf-core-sets.org, permite a geração de um formulário no qual o profissional pode selecionar uma categoria da CIF (p. ex., realizar rotina diária), categorias da CIF mais abrangentes (p. ex., algumas atividades presentes na rotina diária no ambiente domiciliar, como tomar banho, comer, entre outros), e pode adicionar outras categorias disponíveis na CIF (como funções perceptuais, de atenção, de memória, intelectuais, psicomotoras, entre outras) – *vide* Figura 1. Esse formulário ainda não se encontra disponível na língua portuguesa.

Já para idosos com DI e/ou seus cuidadores, existem escalas que são utilizadas para avaliar alguns componentes envolvidos na adequação do ambiente domiciliar dessa população, uma vez que as modificações no desempenho de tarefas cotidianas em domicílio, entre outras alterações, aumentam no decorrer do processo de envelhecimento.[8] Apenas alguns desses instrumentos apresentam versões com adaptação transcultural e validação para a população brasileira.[8] São listadas a seguir as avaliações que sugerimos para serem utilizadas nessa população.

Protocolo de Avaliação do Ambiente Domiciliar de Idosos – Versão Brasileira da HEAP-R

Instrumento criado para avaliação do ambiente domiciliar de idosos com demência, levando em consideração cinco domínios: riscos, adaptações, pistas

PATIENT INFORMATION								
BODY FUNCTIONS Physiological functions of body systems (including psychological functions) ***How much impairment does the person have in ...***		No impairment	Mild impairment	Moderate impairment	Severe impairment	Complete impairment	Not specified	Not applicable
		0	**1**	**2**	**3**	**4**	**8**	**9**
b114	**Orientation functions**	☐	☐	☐	☐	☐	☐	☐
	General mental functions of knowing and ascertaining one's relation to self, to others, to time and to one's surroundings. Inclusions: functions of orientation to time, place and person; orientation to self and others; disorientation to time, place and person Exclusions: consciousness functions (b110); attention functions (b140); memory functions (b144)							
	Sources of information: ☐ Case history ☐ Patient reported questionnaire ☐ Clinical examination ☐ Technical investigation							
	Description of the problem: ☐							
		0	**1**	**2**	**3**	**4**	**8**	**9**
b117	**Intellectual functions**	☐	☐	☐	☐	☐	☐	☐
	General mental functions, required to understand and constructively integrate the various mental functions, including all cognitive functions and their development over the life span. Inclusions: functions of intellectual growth; intellectual retardation, mental retardation, dementia Exclusions: memory functions (b144); thought functions (b160); higher-level cognitive functions (b164)							
	Sources of information: ☐ Case history ☐ Patient reported questionnaire ☐ Clinical examination ☐ Technical investigation							
	Description of the problem: ☐							

Figura 1 Exemplo de parte do formulário gerado na língua inglesa, de acordo com os tópicos selecionados pelas autoras (relacionados à avaliação da rotina diária do ambiente domiciliar) por meio da CIF *Core Sets* (www.icf-core-sets.org) para a população adulta com DI.

Fonte: disponível em https://www.icf-core-sets.org. Acesso em: 25 jun. 2025.

visuais, desorganização e conforto, avaliados nos cômodos da casa que o idoso com DI utiliza.[8] Por meio de sua aplicação, que dura em torno de 20 a 30 minutos, realiza-se a avaliação, a identificação dos problemas e a implementação de soluções viáveis, com o objetivo de realizar uma modificação do ambiente domiciliar, tornando-o mais seguro e permitindo melhor desenvolvimento da capacidade funcional desse indivíduo.[8]

É importante ressaltar que os aspectos subjetivos do idoso em questão, como traços de personalidade, graus variados de DI, entre outros fatores, podem influenciar sua percepção em relação ao ambiente em que vive, sendo, portanto, imprescindível o acompanhamento do cuidador durante o processo avaliativo.[8] Um ambiente adaptado às necessidades individuais, levando em consideração as rotinas estabelecidas pelo indivíduo, leva a um ambiente mais seguro, além de aumentar a participação dele nas atividades do dia a dia, dando mais autonomia, independência e dignidade ao idoso com DI.[8] Instrumento validado, com adaptação transcultural e avaliação de propriedades psicométricas para utilização no Brasil.[8]

Safer-Home

Avaliação composta por 128 itens, divididos em 15 áreas diferentes, que coleta informações acerca do ambiente em que o idoso com DI está inserido.[15] São avaliados a situação de vida dentro da comunidade (permite que o terapeuta avalie o ambiente externo enquanto está a caminho da casa do idoso com DI), o volume de tráfego nas ruas, o número de degraus externos da residência e suas condições, ou acesso ao *lobby* e elevadores de um prédio de apartamentos.[15] Dentro de casa procede-se à avaliação, iniciando pela **mobilidade**; na cozinha são avaliados aspectos de **alimentação, gestão doméstica e risco de incêndios**; no quarto é avaliado o **vestir-se e arrumar-se;** e **utilização do banheiro**. Também são avaliados a utilização de **medicações**, a **comunicação** *e* **recreação,** itens gerais de *segurança*, **auxílios** à **deambulação** *e* **auxiliares de memória.**[15] Uma correlação entre a situação ambiental da casa e a capacidade funcional do idoso é estabelecida para cada item de cada categoria avaliada.[15] Este é um instrumento de triagem, que identifica se há ou não problemas a serem resolvidos para que o idoso com DI seja o mais funcional possível dentro de seu ambiente domiciliar.[15] Não validada no Brasil.

HSSAT (Home Safety Self Assessment Tool)

Apresenta seis sessões: o instrumento HSSAT, TA e produtos para prevenção de quedas, como realizar as adequações do domicílio, dicas para prevenção de quedas e um formulário para registro do processo de remoção de riscos domésticos.[16] O HSSAT compreende um *checklist* de 67 itens, divididos em 9 cômodos da casa (entrada da frente, entrada dos fundos/serviço, *hall* de entrada, sala de estar, cozinha, quarto, banheiro, escadas e lavanderia).[16] Os ambientes são representados por figuras ilustrativas, com uma lista de itens em cada um deles, permitindo que o idoso com DI/cuidador observem semelhanças entre as figuras e o ambiente real, identificando potenciais riscos de quedas no ambiente de casa.[16] Estes avaliam riscos de queda em suas residências para que o profissional de saúde possa realizar a adequação ambiental e orientá-los a respeito de uma melhor usabilidade do ambiente.[16]

Essa avaliação foi desenvolvida para idosos que não apresentam DI associada; porém, como se trata de uma avaliação ilustrada com figuras, e como o cuidador também participa do processo, não há na literatura contraindicações de seu uso no público que apresenta DI. Pode ser utilizada como ferramenta adicional para agregar informações a fim de que, juntamente com os demais dados coletados, possibilite melhor adequação do ambiente domiciliar do idoso com DI.

Avaliação da dinâmica familiar no contexto domiciliar

A avaliação da dinâmica familiar deve ser um ponto importante a ser levado em consideração, uma vez que fatores como presença de cuidador, necessidade de auxílio de terceiros em algumas ou em todas as AVD, permanência de responsável em casa todo o tempo em que o indivíduo está nela, entre outros fatores, irão interferir nas principais modificações a serem realizadas.[11] Quando um familiar/cuidador se encontra disponível para a pessoa com DI em tempo integral, as necessidades de adaptações podem ser modificadas, visto que, a depender do grau de comprometimento cognitivo, haverá maior ou menor dependência de terceiros na realização de suas atividades. A avaliação da rotina diária do indivíduo e de seus familiares/cuidadores tem fundamental importância na adequação ambiental.[11]

O Quadro 2 apresenta um compilado de itens a serem abordados durante a avaliação.

Quadro 2 Compilação dos itens a serem abordados durante o processo de avaliação

Avaliação do ambiente domiciliar	**Fatores pessoais** que interferem na realização das atividades em ambiente domiciliar (cognição, restrições sensório-motoras, estado emocional, saúde física, capacidade funcional) **Fatores ambientais** (condições socioambientais, organização estrutural do domicílio, disposição de mobiliários, avaliação de barreiras e facilitadores) **Avaliação do desempenho na realização de tarefas,** observando interação do indivíduo com o meio em que reside
Utilização de escalas padronizadas e outras ferramentas	CIF *Core Sets* Protocolo de Avaliação do Ambiente Domiciliar de Idosos – Versão Brasileira da HEAP-R *Safer-Home* HSSAT
Avaliação da dinâmica familiar	Presença de cuidador; auxílio de terceiros nas AVD; se há disponibilidade integral do responsável; avaliação da rotina diária da pessoa com DI, cuidadores, familiares e moradores da casa

AVD: atividades de vida diária; DI: deficiência intelectual.

INTERPRETAÇÃO DOS DADOS OBTIDOS DURANTE AS AVALIAÇÕES

Assim que a avaliação é finalizada, os dados devem ser analisados, realizando-se um cruzamento de todas as informações a fim de delinear as modificações ambientais necessárias. Para tal fim, deve-se contextualizar as tarefas realizadas e a participação do indivíduo, observando as barreiras que limitam a funcionalidade e as questões de segurança para, assim, poder proceder às possíveis modificações a serem implementadas.[11]

Após a compreensão das reais necessidades da pessoa com DI na utilização de sua habitação, podem ser realizados vários tipos de intervenções, entre elas ergonômicas (relacionadas ao *design* do ambiente), tecnológicas (relacionadas a sistemas de automação, assistentes virtuais e outros dispositivos), na arquitetura e no bem-estar geral.[4] As intervenções ergonômicas tornam-se necessárias quando o projeto arquitetônico limita a funcionalidade, não atendendo às necessidades das pessoas residentes no domicílio, principalmente em termos de conforto, acessibilidade e segurança.[4] A tecnologia está em constante expansão, havendo perspectivas de melhorias no apoio às pessoas com DI (e/ou outras deficiências associadas) na funcionalidade do ambiente doméstico e no desempenho de suas AVD.[4] Dispositivos e adaptações mais complexos serão exigidos, de forma mais constante, nessa população. Estes têm por objetivo tentar tornar a pessoa mais independente em suas AVD, na tentativa de diminuir a dependência de terceiros, dando mais autonomia a esses indivíduos. Os ajustes e alterações arquitetônicos tem por objetivo reduzir as barreiras físicas e os riscos para as pessoas com deficiência.[4]

A adequação do ambiente domiciliar da pessoa com DI impacta diretamente em sua qualidade de vida e de seu núcleo familiar.[5] A má qualidade do ambiente domiciliar pode produzir exclusão social e riscos para a saúde, interferindo na funcionalidade e independência de adultos e idosos com DI.[4]

ADAPTAÇÃO DO AMBIENTE DOMICILIAR PARA ADULTOS E IDOSOS COM DEFICIÊNCIA INTELECTUAL

A compensação das limitações físicas, cognitivas e sensoriais pode ser obtida por meio das modificações no ambiente (controle primário compensatório), podendo ser ampliada por meio da utilização de recursos externos para compensar essas limitações do indivíduo, incrementando sua capacidade funcional.[8]

Uma modificação no ambiente é definida como qualquer mudança realizada para segurança individual (controle primário), segurança geral (controle secundário) ou conforto da pessoa com DI, e/ou mudanças que tornem o processo do cuidar mais fácil.[17] Compreende uma abordagem multiprofissional a fim de possibilitar melhor adequação do ambiente em todos os aspectos e contextos nos quais o indivíduo está inserido.[7]

A adequação do ambiente envolve, além da eliminação de barreiras à funcionalidade, novas adaptações e auxílios técnicos em múltiplos locais a fim de favorecer o desempenho funcional, aumentar a participação nas AVD e diminuir o risco de acidentes.[7] Deve-se observar as características das modificações no contexto especificado, a interação do indivíduo com o novo ambiente, a agilidade na viabilização da tarefa, a eficácia das modificações (resultados positivos das alterações, alcance dos resultados desejados) e a satisfação durante o desempenho da tarefa.[12]

O *design* universal, amplamente utilizado em todo o mundo, tem por objetivo construir um ambiente acessível para toda a população, independentemente de ter algum tipo de deficiência, levando a maior autonomia e independência; muitas vezes esses aspectos, sugeridos pela própria pessoa, não são cabíveis para uma pessoa com DI, havendo necessidade de modificações pontuais, de acordo com todos os fatores observados durante a avaliação.[7]

A Norma Brasileira 9050 da Associação Brasileira de Normas Técnicas (ABNT) aborda a acessibilidade a edificações, mobiliário, espaços e equipamentos urbanos. Embora tenha sido criada para adequação de espaços públicos, considera aspectos ergonômicos e antropométricos, sendo levadas em consideração, em sua construção, condições de mobilidade e percepção do ambiente, podendo ser utilizada como guia de referência para observações e análises do ambiente domiciliar.[7,18] Essa norma técnica aborda dimensões referentes à mobilidade em pé com ou sem dispositivos auxiliares de marcha, área de circulação para cadeirantes, largura de portas e adequação de maçanetas, referenciais sobre desníveis, entre outros pontos.[18]

Entre as modificações nessa população, podem ser implementadas algumas alterações ambientais para gerenciar a fuga do ambiente domiciliar, para gerenciamento de incontinência, para segurança e independência, para reduzir caos e confusão em casa, entre outros pontos que se façam necessários[17] (*vide* Quadro 3).

Quadro 3 Sugestões de adaptações do ambiente domiciliar para população idosa com deficiência intelectual

Evitar a fuga do domicílio	Adição de fechadura ou cadeado com corrente, colocar cortina (Figura 2) ou colocar móveis em frente à porta para dificultar o acesso a ela
Gerenciamento de incontinência	Estratégias para localização do banheiro: pistas visuais (placa de identificação do banheiro), luzes do banheiro acesas, aumento da altura do assento sanitário, instalação de luz noturna, instalação de outro dispositivo que sirva de banheiro portátil em local da casa mais utilizado pela pessoa com DI
Segurança e independência	Modificações na disposições de mobiliários de forma que permita uma circulação mais livre; no **banheiro**: cadeira de banho, antiderrapante no chuveiro e do lado de fora do box, portas de vidro de correr no box; na **cozinha**: desligar equipamentos da tomada, remoção de eletroportáteis da vista do indivíduo, instalação de tomada exclusiva para o fogão, adicionar pistas visuais de perigo potencial; **salas de estar e jantar**: remoção de cabos longos, remoção de tapetes, instalação de portões em frente às escadas; **quartos**: instalação de grades nas camas
Redução de caos e confusão	Limitação de acesso a alguns cômodos sem supervisão, remoção de objetos com risco potencial de acidentes (objetos pesados e pontiagudos), remoção ou reorganização da disposição dos mobiliários

Fonte: adaptada de Calkins et al.[17]

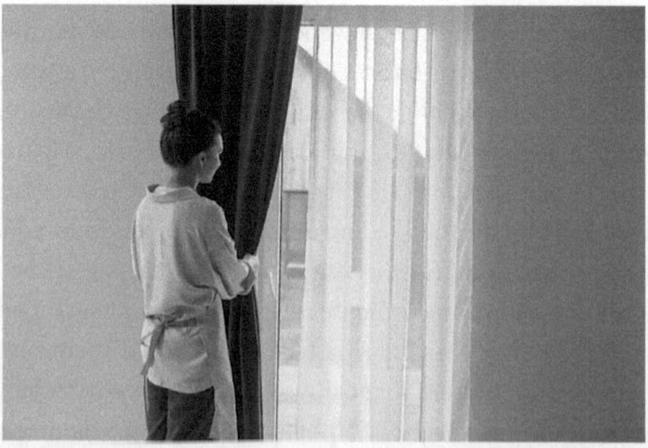

Figura 2 Cortina colocada à frente de porta da casa para evitar fuga.

Fonte: Freepik; 2024. Disponível em https://br.freepik.com/fotos-gratis/jovem-de-pe-perto-da-janela-e-consertando-as-cortinas_22706599.htm#fromView=search&page=1&position=7&uuid=3c197a4c-7ca1-425e-bf84-20baf4c243a3. Acesso em: 24 mar. 2024.

As modificações apresentadas no Quadro 3 podem tornar o ambiente menos distrativo, gerar maior independência ao indivíduo, bem como fazê-lo mais feliz, auxiliar na permanência mais longa em domicílio, aumentar a segurança da pessoa com DI e do ambiente em que reside, diminuir a ansiedade, facilitar a limpeza da casa e o trabalho dos cuidadores.[18] As intervenções ambientais e compensatórias (pistas visuais, por exemplo) auxiliam na orientação espacial, com consequente melhora da qualidade de vida e na funcionalidade da população com DI.[8]

Na elaboração das adaptações, deve-se observar como é a mobilidade do indivíduo dentro dos diversos cômodos da casa, como é a dimensão do espaço por onde circula, se é propício ou adequado à realização de suas AVD, a orientabilidade do indivíduo nos múltiplos espaços, se o ambiente apresenta requisitos necessários para o desempenho adequado de suas AVD e como se dá a interação do indivíduo com o ambiente e mobiliários. As adaptações devem ser realizadas de modo a permitir maior envolvimento e participação do indivíduo em suas ocupações e tarefas.[7] A HSSAT (*vide* subtópico "Utilização de escalas padronizadas e outras ferramentas") apresenta várias sugestões de adaptações de acordo com os itens avaliados como inadequados.[15]

O ambiente adequado deve oferecer segurança, funcionalidade, estímulos adequados, facilitar a interação com outras pessoas do ciclo familiar, de cuidados e outras pessoas que frequentam o ambiente, e, principalmente, para as pessoas com DI, deve ser familiar e propiciar a adaptação às mudanças. Também devem ser considerados os riscos de intoxicações, queimaduras, choques e outros tipos de ferimentos.[7] Deve-se, sempre que possível, preservar a familiaridade com o ambiente para as pessoas com DI.[7] *Vide* exemplo de banheiro acessível (Figura 3).[19]

No estudo de Calkins et al.[17] foi observado que os cuidadores utilizavam o ambiente domiciliar com modificações para permitir maior segurança ao idoso com DI, bem como do ambiente em relação a ele. Foi percebido que os cuidadores veem a segurança como item fundamental para aumentar a independência, levando a um aumento da autonomia do indivíduo. Esse estudo sugere que alguns problemas e comportamentos são menos relacionados à adequação do ambiente domiciliar, por exemplo, o manejo da incontinência, que se trata de um problema complexo, podendo não ser responsivo a modificações do ambiente. Modificações realizadas no ambiente domiciliar podem trazer melhorias potenciais nas vidas de pessoas com algum tipo de DI, assim como de seus cuidadores.

Visto que as pessoas com DI apresentam um ritmo diferenciado no processamento de informações,[5] as modificações ambientais devem ser realizadas de maneira gradativa, e a realização de uma adaptação, por vez, é o melhor

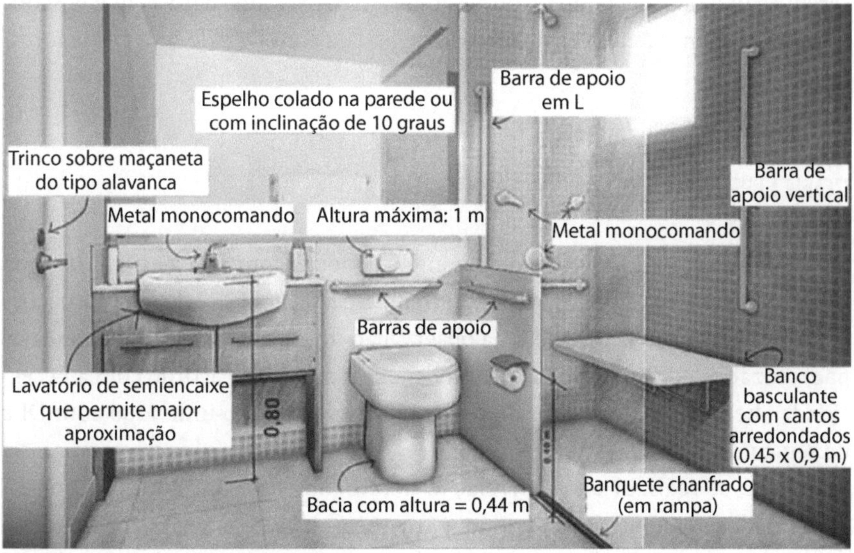

Figura 3 Modelo de banheiro acessível.

Fonte: Abreu.[19]

caminho para que haja o treinamento adequado e a aceitabilidade e incorporação à rotina apropriada, bem como para gerar oportunidades para o desenvolvimento da autonomia e independência. Essas experiências são interiorizadas de maneira diferente de acordo com cada indivíduo.[5]

Essa população apresenta importantes limitações no comportamento adaptativo nas habilidades conceituais, sociais e práticas, sendo essas alterações bem estabelecidas na fase adulta e no idoso.[20] Essas limitações, em geral, coexistem com potencialidades, e, com a indicação apropriada, pode-se obter sucesso na prescrição da TA.[20] Porém, cabe ressaltar que esse sucesso é dependente do grau de alteração do comportamento adaptativo que a pessoa com DI apresenta. Por muitas vezes ela não se adaptará aos recursos prescritos, cabendo aos profissionais prescritores avaliar novas formas de promover a funcionalidade, sabendo que algumas vezes a modificação da tarefa por meio da inserção de recursos da TA pode não ser possível.

Na última fase, após a implementação das modificações, é necessário verificar a adesão do indivíduo às adaptações domiciliares realizadas e identificar a necessidade de novos ajustes.[7] Caso o nível de aderência às modificações e adaptações realizadas no ambiente domiciliar seja baixo ou ausente, deve-se reconsiderar as prescrições, buscando alternativas. Muitas vezes, diante do quadro de DI e da dinâmica familiar, diversos ajustes não serão possíveis de serem realizados, devendo os profissionais procurar alternativas que desconfigurem minimamente a rotina diária da pessoa com DI e de seus cuidadores/familiares.

CONCLUSÕES

A adequação do domicílio de adultos e idosos com DI é necessária, uma vez que eles tendem a permanecer mais tempo nesse ambiente. Essas adequações podem ser realizadas por meio da observação direta e da utilização de escalas padronizadas por profissionais de saúde (entre outros, de acordo com a necessidade), bem como por meios de relatos e observações do indivíduo com DI e de seu cuidador.

Deve-se realizar uma correlação detalhada entre os dados obtidos e a capacidade funcional do indivíduo, para que as barreiras sejam eliminadas e facilitadores sejam implantados, levando a maior autonomia e independência do indivíduo em sua residência. Para tanto, deve-se considerar a variabilidade na adaptação do indivíduo com DI às modificações realizadas, tendo o cuidado de implementá-la de forma gradativa, e realizando reavaliações constantes a fim de observar o sucesso das implementações e/ou a necessidade de novas readequações.

Diante das limitações do comportamento adaptativo nessa população, é necessária uma prescrição adequada de acordo com todos os pontos avaliados e realizar o treinamento dos novos recursos para aumentar a adesão à sua utilização; mesmo assim, quando esta não for possível, o profissional deverá tentar modificar minimamente as tarefas de modo que sejam mais receptivas e sejam mais facilmente incorporadas à rotina da pessoa com DI.

REFERÊNCIAS

1. Perrotti AC, Manoel EJ. Uma visão epigenética do desenvolvimento motor. Rev Bras Ciên e Mov. 2001;9(4):77-82.
2. Organização Mundial da Saúde (OMS). CIF: Classificação Internacional de Funcionalidade, Incapacidade e Saúde. São Paulo: Edusp; 2020.
3. Carnemolla P, Bridge C. A scoping review of home modification interventions: mapping the evidence base. Indoor Built Environ. 2020;29(3):299-310.
4. Valderrama-Ulloa C, Ferrada X, Herrera F. Breaking down barriers: findings from a literature review on housing for people with disabilities in Latin America. Int J Environ Res Public Health. 2023;20(6):4972.
5. Castro LR. Um olhar para o envelhecimento da pessoa com deficiência intelectual: autonomia e independência. Mais 60 Estud Envelhec. 2022;32(82):8-19.
6. Ahlström G, Wallén EF, Tideman M, Holmgren M. Ageing people with intellectual disabilities and the association between frailty factors and social care: a Swedish national register study. J Intellect Disabil. 2022;26(4):900-18.
7. Agnelli LB. Avaliação da acessibilidade do idoso em sua residência [dissertação]. São Carlos: Universidade Federal de São Carlos; 2012.
8. Aroni JN. Adaptação transcultural e avaliação das propriedades psicométricas do Home Environmental Assessment Protocol Revision (HEAP-R) para uso no Brasil [dissertação]. Belo Horizonte: Universidade Federal de Minas Gerais; 2019.
9. LaPlante MP. Key goals and indicators for successful aging of adults with early-onset disability. Disabil Health J. 2014;7(Suppl 1):S44-S50.
10. Khoury HTT, Günther IA. Ambiente de moradia e controle primário em idosos. Paidéia. 2008;18(39):53-60.
11. Hoof JV, Kort HSM, Duijnstee MSH, Schoutens AMC, Hensen JLM, Begemann SHA. The indoor environment in relation to people with dementia. In: 11th International Conference on Indoor Air Quality and Climate, Indoor Air; 17-22 August 2017; Copenhagen, Denmark.
12. Cabral AKPS, Sanguinetti DCM, Amaral DS, Marcelino JFQ, Martins LB. Usabilidade de produtos de tecnologia assistiva para atividades de vida diária de pessoas com doença de Parkinson. Ergodesign HCI. 2017;5(5):104-15.

13. Bastos SCA, Mancini MC, Pyló RM. O uso da Medida Canadense de Desempenho Ocupacional (COPM) em saúde mental. Rev Ter Ocup Univ São Paulo. 2013;21(2):104-10.
14. Bickenbach J, Cieza A, Rauch A, Stucki G. ICF Core Sets: manual for clinical practice. 2.ed. Göttigen: Hogrefe Publishing; 2021.
15. Oliver R, Blathwayt J, Brackley C, Tamaki T. Development of the Safety Assessment of Function, and the Environment for Rehabilitation (Safer) tool. Can J Occup Ther. 1993;60(2):78-82.
16. Ishigaki EY. Adaptação transcultural e validação do Home Safety Self Assessment Tool (HSSAT) para rastreio de queda no domicílio de idosos [dissertação]. São Paulo: Faculdade de Medicina da Universidade de São Paulo; 2019.
17. Calkins MP, Namazi KH. Caregivers' perceptions of the effectiveness of home modifications for community living adults with dementia. Am J Alzheimers Dis Other Demen. 1991;6(1):25-9.
18. Associação Brasileira de Normas Técnicas. ABNT NBR 9050: Acessibilidade a edificações, mobiliário, espaços e equipamentos urbanos. Rio de Janeiro: ABNT; 2020.
19. Abreu R. Guia completo com adaptação de espaços para idosos e pessoas de mobilidade reduzida. 2017. Disponível em: https://www.eas.pt/wp-content/uploads/2017/11/E-BOOK-Guia-completo-de-Adapta%C3%A7%C3%A3o-de-Espa%C3%A7os-para-idosos-e-pessoas-com-mobilidade-reduzida.pdf. Acesso em: 25 jun. 2025.
20. Schwartzman JS. Deficiência intelectual. Temas Desenv. 2013;19(107):250-60.

Capítulo **19**

Comunicação aumentativa e alternativa

Sandra Cristina Fonseca Pires

Pontos-chave:

- Introdução à comunicação humana e à importância da comunicação aumentativa e alternativa (CAA) como ferramenta para pessoas com dificuldades de comunicação oral, destacando que a comunicação é fundamental para a interação social, a expressão de necessidades e a participação na vida cotidiana.
- A abordagem da CAA, que envolve a utilização de diferentes recursos, como símbolos gráficos, sistemas de comunicação por gestos, dispositivos eletrônicos e aplicativos de comunicação, adaptados às necessidades individuais de cada pessoa, visando facilitar sua comunicação e promover sua autonomia.

A comunicação humana é uma condição de socialização, um processo de troca de informações, ideias e sentimentos, com impacto na independência e na qualidade de vida.[1] Dificuldades significativas de comunicação podem decorrer de diversos fatores, por exemplo, aspectos motores de fala, alterações de linguagem e mesmo cognitivas. Deve-se considerar a indicação de intervenção de linguagem voltada para o uso de sistemas de comunicação aumentativa e alternativa (CAA) nos casos de prejuízo de competência comunicativa funcional, visto que essa condição impacta no processo de aquisição e desenvolvimento de linguagem, na viabilidade e qualidade interativa do indivíduo, e, consequentemente, em sua inserção e desempenho funcional social.[2]

A CAA visa dar condição de comunicação nos casos de indivíduos com dificuldades complexas de comunicação, seja pela condição de expressão e/ou compreensão.[3] Pessoas com trissomia 21 (T21) enquadram-se no perfil de necessidade complexa de comunicação, por apresentarem alterações de fala e linguagem.[4]

Essas alterações nas pessoas com T21 se evidenciam desde cedo, impactando no processo de aquisição e no desenvolvimento ao longo de todas as etapas da vida. Destacam-se pela diferença no potencial de linguagem expressiva e receptiva, com melhor potencial das competências receptivas.

Pessoas com T21 apresentam dificuldades em todos os subsistemas de linguagem, no entanto o potencial de desenvolvimento lexical e pragmático é superior ao aprendizado de sintaxe. As dificuldades morfossintáticas são significativas; elas usam predominantemente substantivos e apresentam dificuldades com verbos, omissão de conectivos, impactando na qualidade discursiva. Podem apresentar comprometimento fonológico, fonético e motor de fala, incluindo alterações de fluência, que se evidenciam normalmente a partir da adolescência. A soma desses aspectos impacta de modo amplamente diverso a inteligibilidade de fala de pessoas com T21, com prejuízo na qualidade comunicativa como característica importante dessa população.[4]

A área da CAA, cujo nome em inglês é *augmentative and alternative communication* (AAC), é reconhecida internacionalmente desde 1980 como uma área de atuação voltada para o trabalho com indivíduos que apresentem ausência ou restrição de comunicação funcional, por dificuldades envolvendo tanto a capacidade de compreensão como a de expressão relacionadas a transtornos de fala e/ou de linguagem.[1,3]

A CAA se enquadra no campo da tecnologia assistiva (TA). Em uma perspectiva relacionada à Classificação Internacional de Funcionalidade (CIF), a TA tem como proposta o uso de produtos, recursos, metodologias, estratégias, práticas e serviços que objetivam promover a funcionalidade, relacionada à atividade e à participação de pessoas com dificuldades cognitivas, físicas ou de comunicação. Propõe medidas para manter ou melhorar as capacidades funcionais, para favorecer a independência e a inclusão social.[1]

A CAA é vista como fator facilitador na perspectiva da CIF, promovendo a possibilidade de participação e atividade. A vulnerabilidade comunicativa favorece a passividade e o isolamento, com impacto tanto para o indivíduo em questão como para toda a família. Promover a comunicação e o uso funcional da CAA tem implicações importantes para o desenvolvimento e a interação de crianças e adolescentes.[5] É necessário compreender e esclarecer cada vez mais as implicações positivas no contexto dessas famílias para melhorar as ações de intervenção e reabilitação.

A CAA tem como proposta justamente melhorar a competência comunicativa e favorecer o desenvolvimento da linguagem em pessoas com capacidade comunicativa funcional reduzida, seja pela ausência da fala ou pela falta de efetividade em função de algum comprometimento nos subsistemas de linguagem ou no processamento de fala.[6,7]

A condição de vulnerabilidade comunicativa pode ser compreendida como a diminuição da funcionalidade de comunicação por prejuízo nas habilidades expressivas e/ou receptivas de um indivíduo.[8,9] Essa condição impacta no relacionamento e na inserção social, bem como na inclusão escolar, favorecendo o isolamento no âmbito familiar e prejudicando a qualidade do desenvolvimento da criança, potencializando, assim, dificuldades nas demais fases da vida. Mesmo no contexto familiar, a dificuldade comunicativa afeta os cuidados diários, com prejuízos diversos e risco para o bem-estar clínico e emocional.[1,8]

A abordagem da CAA visa mediar essa condição de vulnerabilidade, ampliando as possibilidades de interação e melhoria na qualidade comunicativa.[1-3,6,7] O uso da CAA auxilia na condição de expressão, ao mesmo tempo que fortalece o processo de desenvolvimento da linguagem. A abordagem da linguagem considerando o uso da CAA contribui para o desenvolvimento da iniciativa comunicativa, favorece o ganho lexical, amplia possibilidades de contextos comunicativos, possibilita a elaboração de mensagens mais extensas e complexas, com apropriação de estrutura sintática adequada, e serve como apoio visual favorecendo melhor condição de elaboração discursiva, com importante ganho funcional comunicativo. Além disso, o uso da CAA favorece a redução de comportamentos desafiadores, uma vez que a criança se sente mais bem compreendida por seus interlocutores.[9]

Os sistemas de CAA podem ser empregados sem ajuda ou com ajuda.[1,6] "Sem ajuda" refere-se a sistemas que dependem apenas do próprio corpo para se comunicar, como o uso de gestos, expressões faciais e corporais. Já sistemas com ajuda incluem uso de recursos além do corpo, que podem ser de baixa, média ou alta tecnologia.

Historicamente, o uso de gestos, que corresponde ao sistema de CAA sem ajuda, foi proposto como facilitador para o desenvolvimento da linguagem e aproximação do potencial receptivo e expressivo de crianças com T21.[10] Aos poucos a compreensão da importância da CAA foi aumentando, não apenas como facilitador para reduzir o atraso da condição de expressão verbal, mas também para auxiliar no desenvolvimento das habilidades de linguagem como um todo. Dessa forma, foi-se compreendendo que os sistemas sem ajuda são insuficientes, sobretudo com o amadurecimento e a demanda de linguagem e o potencial das crianças e adultos com T21. Por isso a CAA desempenha um papel fundamental para o favorecimento no desempenho escolar, do desenvolvimento do real potencial comunicativo e o favorecimento da inclusão.[4,11]

Ainda que se inicie com sistemas sem ajuda, deve-se compreender que a comunicação humana é multimodal, devendo ter a mesma característica a intervenção em prol da comunicação funcional. Assim, a intervenção da CAA deve também ter uma perspectiva também multimodal, considerando a implementação de diversos sistemas a serem utilizados de maneira complementar e variada, conforme os contextos e demandas sociais das pessoas com T21. Pode-se variar nas diversas estratégias e mesclar níveis de tecnologia a serem indicados, combinando o uso de pranchas de baixa tecnologia a alta, como cadernetas, celulares ou outros dispositivos eletrônicos, conforme cada ambiente e contexto viabilizar. O foco é tornar a comunicação funcional.[6,12]

Além da preocupação com a naturalidade da comunicação, vale lembrar que diferentes contextos demandam condições de comunicação variadas. Assim, um tipo de sistema pode ser pertinente em dada situação mas não ser viável em outra (o uso de um recurso eletrônico pode ser indicado na sala de aula ou em um restaurante mas não ser viável em uma atividade social em um parque ou em uma aula de atividade física, por exemplo).[6]

Outro aspecto a ser considerado é que o tipo de sistema deve estar apropriado à condição cognitiva e de linguagem da pessoa. A escrita pode ser um tipo de símbolo de sistema de CAA a ser considerado, mas pode não ser o mais apropriado, se a criança ainda não tiver habilidades linguísticas e cognitivas suficientes para utilizá-lo. Portanto, ao se utilizar símbolos gráficos, estes devem ter características de iconicidade (proximidade visual da imagem que funciona como significante com seu significado, conforme o conceito linguístico de símbolo) apropriadas à condição de maturidade simbólica do indivíduo, de modo a ser transparente para uso funcional.[13]

Deve-se considerar as mudanças pelas transições de fases de desenvolvimento, que modificam não só aspectos próprios de interesse do indivíduo como também o ambiente e os parceiros comunicativos. Mudanças de fase de vida envolvem mudanças de parceiros comunicativos, de demanda social e linguística, portanto a intervenção de comunicação e, especificamente, de promoção da CAA, devem acompanhar esse processo de amadurecimento e modificações no decorrer do amadurecimento e envelhecimento das pessoas com T21.[4] A CAA visa contribuir inclusive para promover maior inclusão social, por isso deve estar ajustada a essas mudanças, de modo a propiciar a entrada no mercado de trabalho, a promoção da autonomia e independência na fase madura.

De acordo com a Associação Americana de Fala, Linguagem e Audição (American Speech-Language-Hearing Association – ASHA),[3] a CAA pode ser pensada como um sistema composto de quatro elementos: símbolos, recursos, técnicas e estratégias. O símbolo é utilizado como termo compreendido conforme a linguística, composto por significante e significado, com suas possibilidades inúmeras de representação. O conceito de recurso remete ao material ou meio utilizado para transmitir e receber a mensagem do interlocutor, e pode ser de baixa, média ou alta tecnologia. Por técnica entendem-se as formas de acesso para transmitir a mensagem e o uso do recurso. Estratégia refere-se ao modo como os símbolos são utilizados para proporcionar uma comunicação rápida e efetiva na associação com a determinação do recurso e técnica de acesso.

Portanto, ao utilizar símbolos gráficos, estes devem ter características de iconicidade apropriadas à condição de maturidade simbólica do indivíduo, de modo a ser transparente para uso funcional.[13]

A avaliação para CAA tem quatro objetivos primários:

1. Determinar as necessidades comunicativas funcionais do indivíduo com baixa ou nenhuma fala funcional.
2. Ampliar ou manter as oportunidades individuais nas participações em interações comunicativas, estando de acordo com suas necessidades (atuais, do futuro próximo e distante).
3. Monitorar mudanças individuais.
4. Medir e avaliar os efeitos da intervenção.[1]

A partir da caracterização do perfil funcional, é necessário identificar o sistema de CAA recomendado.

Para a determinação do tipo de sistema e sua apresentação, é necessário um processo avaliativo que considere aspectos motores, sensoriais, linguísticos e cognitivos.[1,13] incluindo a compreensão dos valores socioculturais para entendimento de suas necessidades de comunicação. Compreender o ambiente no qual o indivíduo está inserido, e são seus pares comunicativos, propicia melhor adequação de intervenção e, portanto, sucesso nesse processo.[3,10]

A indicação da CAA precisa considerar as condições motoras e sensoriais, mas os sistemas e recursos do sistema de CAA precisam estar apropriados às necessidades, habilidades e interesses do indivíduo, respeitando suas particularidades culturais e linguísticas.[11] Deve-se examinar os diferentes recursos representacionais e instrumentais, não apenas para iniciar o uso da CAA, mas também para sua generalização e manutenção.

O objetivo principal da intervenção é dar condições para o indivíduo em questão estar de fato inserido na sociedade e poder se comunicar de maneira eficiente nos diversos contextos, incluindo estabelecer uma variedade de parceiros comunicativos e promover melhoria de cuidados e qualidade de vida. A indicação do sistema de CAA precisa estar apropriada da realidade de cada caso em termos de sua demanda comunicativa e social para que efetivamente viabilize as interações e amplie as vivências comunicativas do indivíduo.[10] Nessa perspectiva, precisa incorporar a família para obter resultados positivos de intervenção e viabilizar efetivamente o uso da CSA.

A proposta de intervenção da CSA pode variar, envolvendo instruções verbais, prática aplicada, representações e modelagem, mas todas envolvem ativamente o trabalho de orientação familiar.[10,14] A avaliação e a reabilitação oportunizam que os pacientes com uma comunicação não funcional desenvolvam habilidades de linguagem dentro de seu potencial, possibilitando progresso cognitivo e maior independência nas atividades cotidianas, ou seja, a integralidade da qualidade geral do indivíduo.[12]

CONCLUSÃO

Considera-se necessária a atenção à comunicação e a promoção da acessibilidade comunicativa, como cuidado de saúde. Há muitas barreiras para implementação e uso da CAA, desde mitos sobre sua indicação, relacionados ao baixo nível de informação sobre essa área entre os profissionais da saúde, à indisponibilidade de serviços e profissionais capacitados para essa atuação. Sendo a acessibilidade um direito garantido por lei (Leis ns. 10.048/2000 e 13.146/2015),[15] é necessário que as instituições de saúde atentem para a acessibilidade comunicativa como direito do paciente e fator de impacto para melhor qualidade de seu acompanhamento.

Ao proporcionar o uso de sistema de CAA, viabilizam-se ganhos no vocabulário funcional, na sintaxe e no desenvolvimento discursivo, portanto na comunicação funcional.[4,7,14] Dessa forma, os ganhos se ampliam para a promoção do amadurecimento e o alcance de potencial efetivo comunicativo, resultando na qualidade de interação e inserção social e favorecendo a vivência de adultos participativos, ativos e com potencial de autonomia e independência.

REFERÊNCIAS

1. Beukelman DR, Light JC. Augmentative and alternative communication: supporting children and adults with complex communication needs. 5ed. Baltimore: Paul H. Brookes; 2020.
2. Elsahar YHS, Bouazza-Marouf K, Kerr D, Mansor A. Augmentative and alternative communication (AAC) advances: a review of configurations for individuals with a speech disability. Sensors. 2019;19(8):1911.
3. American Speech-Language-Hearing Association (ASHA). Augmentative and Alternative Communication (Practice Portal). Home page. Disponível em: www.asha.org/Practice-Portal/Professional-Issues/Augmentative-and-Alternative-Communication/. Acesso em: 26 jun. 2025.
4. Romski MA, Sevcik RA, Barton-Hulsey A, Fisher E, King M, Albert P et al. Parent-implemented augmented communication intervention and young children with Down syndrome: an exploratory report. Front Psychol. 2023;14:1168599.
5. Batorowicz B, Campbell F, von Tetzchner S, King G, Missiuna C. Social participation of school--aged children who use communication aids: the views of children and parents. Augment Altern Commun. 2014 Sep;30(3):237-51.
6. Dada S, Flores C, Bastable K, Schlosser RW. The effects of augmentative and alternative communication interventions on the receptive language skills of children with developmental disabilities: a scoping review. International Journal of Speech-Language Pathology. 2021;23(3):247-57.
7. Leonet O, Orcasitas-Vicandi M, Langarika-Rocafort A, Mondragon NI, Etxebarrieta GR. A systematic review of augmentative and alternative communication interventions for children aged from 0 to 6 years. Lang Speech Hear Serv Sch. 2022 Jul 6;53(3):894-920.
8. Costello JM, Patak L, Pritchard J. Communication vulnerable patients in the pediatric ICU: enhancing care through augmentative and alternative communication. J Pediatr Rehabil Med. 2010;3(4):289-301. doi:10.3233/PRM-2010-0140.
9. Fager SK, Burnfield JM, Pfeifer CM, Sorenson T. Perceived importance of AAC messages to support communication in rehabilitation settings. Disabil Rehabil Assist Technol. 2021 Oct;16(7):796-801.
10. Quinn ED, Kaiser AP, Ledford JR. Teaching preschoolers with Down syndrome using augmentative and alternative communication modeling during small group dialogic reading. Am J Speech Lang Pathol. 2020 Feb 7;29(1):80-100.
11. Barton-Hulsey A, Phinney S, Collins S. Augmentative and alternative communication supports for language and literacy in preschool: considerations for Down syndrome and autism spectrum disorder. Semin Speech Lang 2021; 42:345-62.
12. Laher Z, Dada S. The effect of aided language stimulation on the acquisition of receptive vocabulary in children with complex communication needs and severe intellectual disability: a comparison of two dosages. 2023 Mar 20;39(2):96-109.
13. Pires SCF. Comunicação suplementar e alternativa e ganho lexical na criança com síndrome de Down: estudo piloto [tese]. São Paulo: Faculdade de Medicina da Universidade de São Paulo; 2008.
14. Biggs EE, Carter EW, Gilson CB. a scoping review of the involvement of children's communication partners in aided augmentative and alternative communication modeling interventions. Am J Speech Lang Pathol. 2019 May 27;28(2):743-58.
15. Brasil. Lei n. 13.146, de 6 de julho de 2015. Institui a Lei Brasileira de Inclusão da Pessoa com Deficiência (Estatuto da Pessoa com Deficiência). Disponível em: http://www.planalto.gov.br/ccivil_03/_ato2015-2018/2015/lei/l13146.htm. Acesso em: 25 jun. 2025.

Capítulo **20**

O uso da telerreabilitação na reabilitação funcional de pessoas adultas e idosas com deficiência intelectual

Maria Aparecida Ferreira de Mello
Cristiane da Silva Luiz
Natalie Torres de Matos

Pontos-chave:

- Definição e conceito de telerreabilitação, destacando sua natureza remota e o uso de tecnologia para fornecer serviços de reabilitação.
- Discussão sobre as limitações de acesso à reabilitação convencional para pessoas com deficiência intelectual, especialmente em áreas remotas ou com poucos recursos.
- Os benefícios da telerreabilitação, como a superação de barreiras geográficas, a redução de custos e a ampliação do acesso a serviços especializados.
- Telerreabilitação: uma ferramenta de acesso entre profissionais e pessoas com deficiência intelectual (DI): suporte e adaptação da telerreabilitação às necessidades das pessoas adultas e idosas com DI.

O QUE É TELERREABILITAÇÃO?

A telerreabilitação (TR) é a prestação de uma gama de serviços de reabilitação por meio das redes de telecomunicações, incluindo a internet, utilizando recursos digitais e podendo utilizar uma variedade de tecnologias: avaliação inicial, avaliação continuada, monitoramento remoto, prevenção, intervenção, supervisão, educação, consulta e aconselhamento.

A TR pode ser oferecida em qualquer fase de recuperação do paciente, desde a internação por um evento agudo até o monitoramento pós-intervenção reabilitadora, em seu local de moradia.[1] Os cuidados virtuais também podem facilitar a participação dos pacientes que exijam isolamento devido a infecções imunocomprometidos.

As tecnologias de informação e comunicação que podem ser utilizadas para fornecer serviços de reabilitação (TR) incluem comunicação síncrona, por exemplo, videoconferência e mensagens de bate-papo, bem como comunicação assíncrona, por exemplo, imagens "armazenar e encaminhar" para consulta posterior, revisão e análise de dados obtidos a partir de tecnologias de sensores e *wearable* (podendo incluir a inteligência artificial) e mensagens não urgentes nas plataformas de acesso dos pacientes.

A TR pode ser ministrada por uma ampla gama de profissionais de saúde, incluindo médicos, enfermeiros, terapeutas ocupacionais, fisioterapeutas, psicólogos, terapeutas respiratórios, farmacêuticos, nutricionistas, assistentes sociais/gestores de assistência e fonoaudiólogos. Esses serviços podem ocorrer em diversos ambientes, como clínicas, hospitais, residências, instituições de longa permanência para idosos, escolas, consultórios de terapia, centros de cuidados de longo prazo e outros ambientes comunitários.[2]

O uso da TR pode melhorar a adesão ao tratamento (pois mitiga as dificuldades de acesso dos usuários dos serviços de reabilitação), melhorar a função física e mental, a qualidade de vida dos pacientes e seus responsáveis/cuidadores, além de reduzir os custos de cuidados de saúde.[3] Em determinados grupos de pacientes, a TR domiciliar também pode reduzir as re-hospitalizações e visitas ao pronto-socorro. Entretanto, é preciso considerar que, ao implementar um programa de TR a ser realizado no domicílio do paciente, é necessário considerar características destes, como idade, nível de incapacidade, deficiências sensoriais, proficiência digital/tecnológica e contexto social, bem como fatores complexos no ambiente doméstico.[4,5] Em relação aos fatores complexos do ambiente domiciliar, os equipamentos tecnológicos devem ser projetados e aplicados para serem operados pelo próprio paciente, a fim de motivá-lo para uma participação ativa e o alcance dos objetivos da reabilitação.[6]

POR QUE A TELERREABILITAÇÃO É NECESSÁRIA?

Segundo a Organização Mundial da Saúde (OMS),[7] mais de 200 milhões de pessoas têm dificuldades funcionais, mas 92% da carga global de doenças pode se favorecer de recursos de reabilitação.[8,9] Em 2017, os membros da OMS reuniram-se com representantes governamentais, estudiosos, usuários e demais interessados para discutir a **reabilitação como estratégia de saúde relevante para toda a população.** A proposta desenvolvida pela OMS pretende dar conta das metas do desenvolvimento sustentável, afiançando o *continuum* de cuidados para "garantir vidas saudáveis e promover o bem-estar para todos em todas as idades". Assim, publicou-se o relatório *Rehabilitation 2030: a call for action*, objetivando atentar para o aumento na procura por serviços de reabilitação e a necessidade de ações globais que fortaleçam a reabilitação nos sistemas de saúde. Entretanto, os serviços de reabilitação são insuficientes por vários motivos. Uma possível solução para mitigar esse problema é a telerreabilitação.[7]

Observamos que a demanda por TR cresce à medida que aumenta a necessidade de reabilitação, e o número de profissionais e serviços de reabilitação não cresce na mesma proporção, além do fato de a distribuição territorial dos serviços de reabilitação não ser capaz de atender à demanda atual. Conforme Rodes et al.,[10] em São Paulo, mesmo com a maior disponibilidade de profissionais de reabilitação do Brasil, de 2007 a 2015 a oferta ainda era baixa e desigual (0,002 a 0,34 profissional por mil habitantes) para promover universalidade, responsabilização e integralidade da atenção.

Os componentes básicos da constituição da Rede de Cuidados da Pessoa com Deficiência no Brasil são: Atenção Básica, Atenção Especializada em Reabilitação auditiva, física, intelectual, visual, ostomia e em múltiplas deficiências; Atenção hospitalar e de urgência e emergência, que devem apresentar articulação entre si, visando garantir a integralidade do cuidado e o acesso aos pontos de atenção e/ou serviços de apoio, garantindo a equidade na atenção aos usuários.[11] A localização geográfica e distribuição dos serviços representam dificuldades na procura por atendimento. De maneira geral, os serviços se localizam em regiões centrais, por as pessoas que residem em áreas mais afastadas ou que necessitam de transporte público enfrentam dificuldade para acessar o serviço dentro da rede de atenção.

É importante ressaltar também que os seguintes fatores têm pressionado o aumento do tamanho do mercado de TR: envelhecimento populacional, aumento da prevalência de doenças crônicas e preferência da população por atendimento remoto. No Brasil, a população acima de 65 anos irá triplicar até 2050, passando de menos de 20 milhões para aproximadamente 65 milhões (sendo 15 milhões de pessoas com 80 anos ou mais), tornando-se a sexta maior população de idosos do mundo. Em 2019, segundo a Pesquisa Nacional de Saúde (PNS), 17,3 milhões de pessoas com 2 anos ou mais de idade tinham alguma das deficiências investigadas, 28,7% da população de 65 anos ou mais referiu ter algum tipo de deficiência e 10,6% da população de 60 anos ou mais teve algum tipo de internação hospitalar por 24 horas ou mais.[12]

Pesquisa recente nos Estados Unidos aponta que 84% das pessoas que já fazem reabilitação preferem serviços de TR. O tamanho do mercado global de TR deve atingir 9,13 bilhões de dólares até 2027.[1]

A TR eventualmente será integrada com casas inteligentes em cidades inteligentes. O monitoramento funcional com sensores usados pelo próprio paciente, no ambiente onde ele está e/ou no mobiliário já é uma realidade. Entretanto, a integração de aparelhos inteligentes de reabilitação precisa ser contextual. Robôs assistivos, cadeiras de rodas inteligentes, controles protéticos de membros, sistemas de automação residencial e companheiros de *chatbot* de inteligência artificial (IA), domésticos agregam valor, fornecendo "cuidados mais inteligentes".[13]

DIFICULTADORES PARA O CRESCIMENTO DOS USUÁRIOS DE TELERREABILITAÇÃO NO BRASIL

Pode-se dizer que as principais barreiras para o avanço da TR no Brasil são: falta de tecnologia da informação adequada e de infraestrutura, desconhecimento por parte dos profissionais de saúde, incerteza em torno da governança da informação, falta de incentivos para priorizar a interoperabilidade, falta de precedência em serviços de TR (há poucas iniciativas em curso, ainda segmentada) e um mercado de serviços de reabilitação repleto de lacunas.

No Quadro 1, são apontadas as principais barreiras ao acesso a serviços de reabilitação no Brasil, segundo Clemente et al.,[14] e a superação dessas barreiras por meio da TR.

Quadro 1 Vantagens da telerreabilitação em função das barreiras de acesso aos serviços de reabilitação no Brasil

Barreiras ao acesso a serviços de reabilitação no Brasil[14]	Problemas apontados[14]	Vantagens da telerreabilitação (autora)
Relativas às ofertas de serviços	Distância geográfica entre os domicílios e os serviços de saúde e a falta de transporte adaptado	Possibilidade de atendimento em todos os locais em que haja sinal de internet
	Ausência/escassez de ônibus e metrôs equipados com elevadores associadas à oferta insuficiente de transporte sanitário	Não requer deslocamento do paciente
	Oferta insuficiente de serviços e de profissionais	Potencialização do número de atendimentos por cada profissional
		Possibilidade de realização de intervenções assíncronas com segurança
		Acesso a especialistas
Referentes aos processos de trabalho em saúde	Práticas burocráticas	Facilitação dos processos e registros
	Falta de informações sobre os serviços	Disponibilização de informações por 24 horas
	Fluxos terapêuticos não publicizados	Protocolos que podem ser compartilhados
		Acesso às condutas escolhidas por toda a equipe envolvida
	Descrença no sistema	Celeridade dos processos adotados
		Possibilidade de análise dos dados por meio do BI da plataforma
	Insegurança dos profissionais no manejo clínico do paciente e ausência de qualificação, a insuficiência de trabalhadores qualificados	Protocolos predefinidos, embora possam ser customizados com *guidelines* baseadas em consenso de especialistas
		Possibilidade de interconsulta com especialistas
Socioeconômicas	Vulnerabilidade social da clientela (dificuldades financeiras, baixa escolaridade e maior dificuldade de inserção no mercado de trabalho)	Facilidade de acesso aos serviços, diminuindo custos com transporte e alimentação fora do domicílio

(continua)

Quadro 1 Vantagens da telerreabilitação em função das barreiras de acesso aos serviços de reabilitação no Brasil *(continuação)*

Barreiras ao acesso a serviços de reabilitação no Brasil[14]	Problemas apontados[14]	Vantagens da telerreabilitação (autora)
Barreiras arquitetônicas e de comunicação	A presença das barreiras arquitetônicas e de comunicação nos serviços de saúde	Plataforma acessível
Barreiras relacionais	Dificuldade da construção do vínculo entre a PCD, trabalhadores, família e comunidade e autorresponsabilização pelo cuidado	Facilitação da comunicação entre os profissionais de saúde e seus pacientes, e registro dessas interações

BI: *business intelligence.*
Fonte: Clemente et al.[14]

Entre os desafios urgentes que precisam ser superados está a falta de treinamento formal em TR para os atuais e futuros profissionais de saúde.[15]

Além das dificuldades já citadas, as pessoas com comprometimento funcional que vivem em áreas remotas têm pouco conhecimento acerca dos benefícios a que poderiam ter acesso por meio do uso de novas tecnologias de comunicação, podendo essa ser uma das principais razões para a lenta adoção de sistemas de reabilitação virtual e TR nessas regiões, o que dificulta a implementação dessa modalidade de atendimento no Brasil.

Quando consideramos a população com deficiência intelectual (DI), devemos levar em conta a própria patologia como barreira ou dificultador, potencializando as limitações cognitivas e funcionais, que podem vir a interferir no acesso e no aprendizado do uso da TR. Muitas vezes, essa população já adulta e idosa só contam com a ajuda de familiares idosos e apresenta dificuldades de aceitar e aprender a administrar a TR.

Apesar das barreiras e das dificuldades, a TR é uma possibilidade de ferramenta para o tratamento das pessoas adultas e idosas com DI. É um meio de comunicação e interação entre diferentes profissionais e a pessoa com DI. As pessoas adultas e idosas com DI se beneficiam desse recurso tanto por facilitar o acesso aos tratamentos, por evitar os desgastes causados pelo deslocamento e por facilitar o protagonismo ao próprio tratamento, sem necessidade de serem acompanhadas até o local de consulta (muitas vezes por pessoas também idosas ou que não podem mais comparecer aos locais devido a sua condição de saúde). Além, é claro, de permitir o acesso a seu ambiente ecológico (a sua casa e a sua família).

Ainda, cabe destacar que a Lei Brasileira de Inclusão da Pessoa com Deficiência[16] destaca no artigo 18 que é assegurada a atenção integral à saúde da pessoa com deficiência em todos os níveis de complexidade, por intermédio do Sistema Único de Saúde (SUS), garantido o acesso universal e igualitário. Ou seja, a pessoa com DI tem garantido o direito ao acesso a atendimento à saúde em todos os níveis de complexidade e de forma remota ou presencial.

TELERREABILITAÇÃO: UMA FERRAMENTA DE ACESSO ENTRE PROFISSIONAIS E PESSOAS COM DEFICIÊNCIA INTELECTUAL

Esse subtema traz uma reflexão sobre os desafios dos profissionais de saúde no manuseio da TR antes e durante a emergência da pandemia de covid-19, sua efetividade para a reabilitação funcional de pessoas com DI e a manutenção da proposta de atendimento a distância após o fim da pandemia de covid-19.

Muitos profissionais de saúde na época da pandemia foram obrigados a inserir em seu cotidiano clínico a modalidade virtual, ainda desconhecida, de modo rápido e sem saber muito bem como usá-la, e se realmente era algo efetivo ao acompanhamento de seus pacientes. Não lhes foi dado muito tempo para aprender a usá-la e muito menos para ensinar aos seus pacientes a manuseá-la. Segundo Heinzen e Possoli,[17] "Os profissionais da área da saúde não estavam preparados para realizar o atendimento na modalidade online, mas, com o cenário pandêmico, este método se fez necessário, mostrando que o mesmo sendo realizado de forma remota cumpre seu papel como atendimento terapêutico".

Ao ler essa citação de Heinzen e Possoli[17] e refletir sobre todo o processo de construção, adaptação e reestruturação do acompanhamento terapêutico durante o período da pandemia de covid-19, foi inquestionável a efetividade da TR naquele momento e o sentimento de missão cumprida dos profissionais de saúde. Foi um desafio imposto a todos por circunstâncias alheia à vontade, mas que contribuiu para despertar uma nova forma de assistência para os cuidados de saúde.

O uso da TR foi desafiador e trouxe oportunidades de melhoria ao tratamento e acompanhamento de muitos pacientes que antes não tinham nem acesso à saúde, tanto pela falta de oportunidade de ingresso aos serviços de saúde devido à distância de seus locais de moradia quanto pelas próprias incapacidades provocadas por sua condição.[1,15]

Com o tempo, o uso da TR também evidenciou algumas barreiras quanto a seu uso por algumas populações, por exemplo, pessoas que têm algum tipo de deficiência ou doença limitante, ou, ainda, pelas próprias incapacidades advindas do processo de envelhecimento. Além, é claro, da falta de condições financeiras para adquirir equipamentos de multimídia e do despreparo dos profissionais de saúde para trabalhar nessa modalidade. Evidencia-se, também, restrições quanto à dependência de alguns usuários por cuidadores, muitas vezes também já idosos e com limitações funcionais e de resistência para administrar as ferramentas de TR.[18,19]

O principal objetivo desse subtema é, portanto, apresentar o avanço da utilização da TR por profissionais das áreas da saúde especialistas em pessoas adultas e idosas com DI após a pandemia de covid-19, seus desafios e ganhos terapêuticos. Destaca-se a pandemia como um marco para o uso da TR no Brasil e mundo, em especial para os serviços especializados à pessoa com DI no Brasil.

Ao longo de sua vida, a pessoa com DI necessita de acompanhamento constante de saúde para melhorar e manter suas habilidades cognitivas, físicas e sensoriais e, principalmente, evitar piorar quando houver comorbidades ou perdas funcionais naturais decorrentes do processo de envelhecimento. A ausência, a pausa ou o rompimento abrupto de tratamentos como os da reabilitação funcional podem ser prejudiciais à vida dela, retardando e prejudicando o desenvolvimento do desempenho funcional, ou, ainda, acelerando as perdas funcionais a depender da idade ou da condição clínica e do suporte do paciente.

A pandemia de covid-19 se torna um exemplo de fator inesperado responsável por causar a interrupção no tratamento de saúde de milhares de pessoas no mundo e expandir o uso da TR. A TR foi um meio seguro de garantir ao máximo, dentro das condições que foram possíveis na época, a manutenção dos cuidados de saúde da população com DI, caracterizada como grupo vulnerável para a doença, ou seja, sob maior risco de contrair a doença e desenvolvê-la de forma grave – com alto índice de morte. A TR foi então vista como a única possibilidade de assistência segura à saúde.[17]

Serão citados agora alguns estudos encontrados em uma breve revisão de literatura sobre o uso de TR em pessoas adultas e idosas com DI e para seus familiares, antes, durante e após a pandemia de covid-19 (dos mais recentes para os mais antigos):

Em um estudo de revisão realizado na Holanda, foram revisados os processos de concepção, desenvolvimento e implementação dos atendimentos de saúde a distância (eSaúde) para pessoas com DI. Foram encontrados no total 17 artigos sobre o tema desde o ano de 1995. O desenvolvimento do recurso e o uso do atendimento se mostraram em sua maioria inclusivos do início ao fim. A maioria dos achados concentrou-se no uso individual da tecnologia, e as precondições externas, organizacionais e financeiras receberam menos atenção. Ficou clara a necessidade dessa população pelo apoio de outras pessoas em relação ao uso do recurso.[20]

Um grupo de pesquisadores dos Estados Unidos analisou os fatores associados ao uso da tecnologia da informação e comunicação (TIC) para cuidadores/familiares de pessoas com DI. A pesquisa aconteceu no início da pandemia de covid-19, entre março e julho de 2020, avaliando a qualidade do acesso ao recurso de telessaúde (acesso fraco, limitado e ótimo) por 1.455 cuidadores/familiares. Identificou-se uma variedade de dispositivos e equipamentos usados para acessar os serviços de telessaúde: telefone celular (87,1%), *smartphone* (80,5%) e internet de alta velocidade (72,2%), telefones fixos (38,1%) e *hot spots* (11,6%). Identificou-se uma disparidade de acesso entre os familiares com relação a grupos raciais/étnicos específicos e famílias com cuidadores únicos. Mais da metade tinha ótimo acesso à tecnologia, o que é fundamental para a conexão com os serviços e a recepção de cuidados de qualidade. Cabe destacar que, nesse estudo, o nível de funcionamento intelectual não foi considerado para o acesso, pois os dispositivos eram compartilhados pelos familiares e não dependiam da capacidade da pessoa com DI. A idade da pessoa com DI foi significativamente associada ao acesso limitado e deficiente para aqueles que recebem os serviços de telessaúde, com um padrão notável de diminuição do acesso à medida que a idade aumentava.[21]

Outro estudo, realizado nos Estados Unidos durante a pandemia de covid-19, investigou, por meio de um ensaio clínico randomizado, os efeitos de um programa de exercícios a distância na regulação do fluxo sanguíneo e na aptidão física em adultos com síndrome de Down, a fim de determinar se essa seria uma alternativa aceitável às sessões de treinamento presenciais no que diz respeito aos efeitos no equilíbrio em adultos com síndrome de Down. Participaram 18 pessoas adultas com essa síndrome. Todos completaram um programa de exercícios de telessaúde de 12 semanas baseado no Método Mann. Como resultado, obteve-se que o equilíbrio de todos melhorou significativamente após o programa de exercícios de telessaúde, que se mostrou uma alternativa eficaz.[22]

Outro estudo, realizado também nos Estados Unidos durante a pandemia de covid-19, investigou a satisfação de 640 familiares e/ou cuidadores de crianças e adultos com DI e autismo sobre o uso da telessaúde. Os resultados mostraram altos índices de satisfação entre departamentos, tipos de consulta e diagnósticos, com 92% indicando satisfação geral com a consulta. Houve, no entanto, quedas notáveis na satisfação entre os respondentes da terapia de grupo.[23]

No Canadá foi feito um estudo para avaliar a qualidade de um curso para melhorar a saúde e o bem-estar de adultos com DI durante a pandemia. Participaram do curso 27 adultos com DI durante 6 semanas. Os participantes completaram medidas de autoeficácia e bem-estar em três momentos e medidas qualitativas de satisfação após o curso e no acompanhamento. A frequência foi alta, e o curso se mostrou viável e aceitável para todos os participantes; mudanças positivas relacionadas à autoeficácia em saúde mental foram detectadas, embora o bem-estar mental não tenha melhorado.[24]

Em um estudo realizado na Polônia foi feita uma revisão com foco na adoção de ferramentas de telemedicina no tratamento de pessoas adultas com DI. Foram selecionados apenas três artigos que preenchiam os critérios do estudo. Os resultados indicam que os aplicativos apoiam a comunicação dessas pessoas com o médico, possibilitam intervenções comportamentais simples, estimulam a cooperação no tratamento, proporcionam educação médica simples, bem como registro de saúde para o médico. Os autores apresentam os potenciais riscos relacionados ao uso de soluções de telemedicina para pessoas com deficiência intelectual, bem como o projeto de criação de um novo sistema de telemedicina multimódulo.[25]

Em estudo realizado nos Estados Unidos com 190 pessoas adultas com DI, foram realizados grupos focais e entrevistas telefônicas. Os autores perguntaram aos usuários de serviços de suporte remoto sobre sua experiência, incluindo o que eles gostaram mais e menos em sua experiência com essas tecnologias. No geral, o aumento da independência e uma sensação de segurança e proteção no domicílio foram identificados como os dois principais benefícios, reconhecendo-se assim uma solução para a falta de profissionais na prestação de cuidados no domicílio.[26]

Outro estudo realizado nos Estados Unidos comparou a eficácia de um atendimento padrão local com o de teleatendimento no acompanhamento de pessoas adultas com DI. Não foi especificado o número de participantes. Embora tenham se mostrado eficazes os dois modos de assistência, foi possível observar maior independência dos usuários quando acompanhados por teleatendimento. Acredita-se que o ambiente domiciliar facilite a promoção da independência.[27]

Foi realizado na Itália um ensaio de teleassistência multidisciplinar para apoiar 20 famílias de pessoas com deficiência intelectual, sem especificação da idade. O apoio psicológico, educacional, social e médico foi fornecido por videoconferência, *e-mail* e compartilhamento *online* de ferramentas de diagnóstico e reabilitação. Os principais temas abordados foram autocuidado, processos de aprendizagem, habilidades de adaptação, manejo de comportamentos problemáticos e problemas de saúde. Foram realizadas 840 sessões de videoconferência e 805 planejamentos de programas e discussões de casos. Após 1 ano de teleassistência, a maioria das famílias (84%) declarou-se satisfeita com a experiência, destacando, entre várias vantagens, a disponibilidade de apoio profissional e contínuo, a redução de deslocações inconvenientes para centros especializados e o aumento das capacidades de adaptação dos filhos.[28]

Um estudo realizado na China investigou os efeitos a longo prazo de um programa de treinamento em TIC para pessoas com deficiência intelectual (DI). Foi criado um programa comunitário de formação em TIC para melhorar as competências informáticas das pessoas com DI e prepará-las para a utilização das TIC em sua vida quotidiana. Participaram do estudo 59 pessoas com DI e seus familiares ou cuidadores ao longo de 6 meses. Os resultados mostraram que os participantes se mantiveram no segmento durante os 6 meses. Os cuidadores relataram que os participantes passavam mais tempo no uso do computador, mas ainda necessitavam de orientações pontuais. Referiram igualmente a necessidade de progredir em suas competências em TIC para além da formação informática de base. Concluiu-se que o treinamento em TIC para pessoas com DI ajudaria a maximizar os benefícios da tecnologia da informação por meio de computadores.[29]

Em outro estudo realizado nos Estados Unidos foi avaliado o uso da telemedicina para avaliar sintomas da doença de Alzheimer em 90 pessoas adultas e idosas com síndrome de Down, residentes em regiões urbanas e rurais. Esses resultados mostram que é possível fazer um diagnóstico de doença do tipo Alzheimer na síndrome de Down, independentemente de o paciente ser avaliado por telemedicina ou em serviço presencial.[30]

Mais um estudo realizado nos Estados Unidos observou um *software* para melhorar as habilidades no uso do computador de pessoas adultas com DI. Participaram do estudo 9 pessoas adultos com DI. Os resultados desse estudo fornecem evidências preliminares da eficácia do programa para melhorar as habilidades de uso do computador de indivíduos com retardo mental.[31]

Nessa breve revisão de literatura foi possível achar artigos entre 2004 e 2023 que citam o uso de dispositivos de informação e comunicação com pessoas adultas e idosas com DI, desde a capacidade sobre o uso do equipamento até sua eficácia no acompanhamento de saúde. Não há artigos relacionados aos profissionais de saúde sobre o preparo ou capacitação para o uso do equipamento como recurso de saúde. A maioria dos artigos foi produzida nos Estados Unidos durante e após a pandemia de covid-19. Todos mostraram o benefício do recurso para essa população, o que vem ao encontro da proposta deste capítulo, de evidenciar e estimular o uso TR às pessoas adultas e idosas com DI.

Não foram achados nessa breve revisão da literatura artigos brasileiros que citam o uso do teleatendimento para pessoas adultas e idosas com DI. Mas algumas informações sobre o uso da TR no Brasil, durante a pandemia de covid-19, foi possível encontrar na internet, por exemplo, da Federação das Apaes do estado de São Paulo (FeApaes/SP), serviço especializado em pessoas de todas as idades com DI, transtorno do espectro autista (TEA) e doenças raras, que, por meio de um informativo publicado em 2 de julho de 2020 destinado a todas as Apaes do Estado de São Paulo, identificou a importância da utilização das tecnologias digitais de informação e comunicação (TDIC) como ferramenta de acesso e manutenção do acompanhamento em habilitação e reabilitação.[32] Dessa forma, a TR foi um somatório das tecnologias da informação, telecomunicações e atendimento clínico a distância, gerando a inter-relação com educação, saúde pública e promoção de saúde.

Assim, vários são os achados que, ao longo do tempo, auxiliam a pensar na melhor forma de indicar, manusear e adaptar a TR para uso em pessoas adultas e idosas com DI. Ficam claros seus benefícios e as dificuldades de acesso para essa população, desde a aquisição financeira do equipamento de comunicação até o acompanhamento médico e multidisciplinar de seu estado de saúde.

SUPORTE E ADAPTAÇÃO DA TELERREABILITAÇÃO ÀS NECESSIDADES DAS PESSOAS ADULTAS E IDOSAS COM DEFICIÊNCIA INTELECTUAL

As pessoas adultas e idosas com DI encontram barreiras que dificultam o pleno uso da TR, no entanto essas barreiras podem ser superadas com suporte e adaptação adequados.

É importante considerar que a utilização da TR é mais desafiadora para as pessoas com DI do que para a população em geral, porque as tecnologias muitas vezes não se adaptam às necessidades complexas e contextuais de vida dessas pessoas. Existe uma lacuna translacional entre a tecnologia desenvolvida e as necessidades e capacidades dos utilizadores.

Nos últimos anos, a TR vem se desenvolvendo de forma muito dinâmica. O desenvolvimento de novas tecnologias permite sua utilização no tratamento de várias doenças, mas ainda existem poucos relatos sobre o uso de tecnologias digitais no cuidado de pessoas adultas e idosas com DI.

Uma das grandes barreiras da TR se refere ao acesso à internet e a dispositivos digitais por pessoas com DI, e outras grandes barreiras são as próprias limitações da DI, que dificultam a compreensão sobre o uso da TR e os obstáculos físicos dos dispositivos (p. ex., o tamanho da tela de um celular e o teclado do computador). Além disso, fatores econômicos dificultam a disponibilidade dos dispositivos.[25] Apesar de identificadas diferentes restrições para o uso da TR, estudos demonstram que pessoas com DI leve a moderado podem aprender a manusear seus recursos básicos e pessoas com DI graves tendo apoio do cuidador, mas de forma mais limitada.[29,31,33]

Em destaque serão colocadas a disponibilidade e a capacitação dos profissionais de saúde para oferecer a TR a pessoas adultas e idosas com DI. O primeiro passo é a promoção dos serviços dessa opção de atendimento e o preparo dos profissionais para o desafio que o envolve. É importante que sejam treinados os profissionais já especialistas em DI, que compreendem as dificuldades e limitações dessa população.

Agora serão destacadas as barreiras e necessidades de suporte e adaptações às pessoas adultas e idosas com DI, e a participação da família.

Em relação à aquisição de computadores e/ou dispositivos de TIC, cabe avaliar as condições financeiras da casa/familiares (lembrando que muitas pessoas com DI não trabalham e não possuem a própria renda); o direito ao recebimento de benefícios assistenciais e de saúde ofertados pelo governo para a pessoa com DI; e o acesso e o uso de equipamentos de informação e comunicação gratuitos em locais de saúde e ou de convivência na comunidade.

Ultrapassada essa barreira, é importante um trabalho de aprendizagem sobre o uso do dispositivo para as pessoas adultas e idosas com DI e seus cuidadores/familiares. As atividades no computador devem sempre ser realizadas da maneira mais autônoma e independente pelas pessoas adultas e idosas com DI, seja nos serviços de acompanhamento de saúde ou convivência ou em casa, por seus cuidadores e familiares. Claro que, quando houver necessidade, deverá haver ajuda de uma pessoa, mas sempre de acordo com a necessidade.

Aprender a manusear os equipamentos (telefone, *tablet* e computador) vai muito além de aprender a ligar e acessar a internet. Usar o computador, por exemplo, envolve conhecer as partes do dispositivo – teclado, *mouse*, tela, CPU, caixas de som, fones de ouvido, câmera e outros – e manuseá-las para avaliar a necessidade de alguma adaptação para o uso que o deixe mais confortável, por exemplo: telas de computadores maiores, *mouse* com outros formatos anatômicos e demais ajustes que o tornem mais acessíveis ao usuário. É importante destacar que a avaliação dessas barreiras físicas deve considerar a anatomia corporal de cada pessoa com DI e suas dificuldades cognitivas e sensoriais.

Após avaliadas as questões estruturais dos equipamentos de TIC, inicia-se o treinamento em relação ao uso dele e dos programas: desde ligar e desligar, acessar os programas e aplicativos, utilizar a internet, receber chamadas e até fazer videochamadas. Para tanto, devem ser realizados treinos constantes, com o usuário e os familiares e/ou cuidadores. É importante que a maneira ensinada pelo profissional seja aplicada pelo cuidador em casa (ambos devem alinhar a melhor forma de ensinar a pessoa com DI, para que sempre seja mantida e não traga problemas). O uso de símbolos (números, figuras e/ou imagens) e de listas das etapas (passo a passo do que fazer – por gravações de áudio, vídeos ou por escrito) contribui como pistas de apoio para o manuseio do equipamento. É importante que esses recursos de auxílio (as pistas) sejam acessados sempre no mesmo lugar – uma folha fixada no mural do escritório ao lado do computador. Além disso, há programas que contribuem para o aumento da letra, para a transmissão em áudio das escritas (lembrando da dificuldade de alfabetização dessa população) e outros. Tudo isso para avaliar: qual a melhor alternativa para ajudar esse usuário a usar o equipamento, considerando todos os seus aspectos sensoriais, cognitivos e físicos, e sem tirar sua autonomia e independência?

O treino pode ser realizado presencialmente nos serviços de saúde ou convivência, ou no domicílio, ou mediante vídeos explicativos sobre o manuseio, ou ainda por videochamadas. A família e o cuidador têm uma grande importância a depender do nível de dependência dessa pessoa adulta e idosa com DI, devendo disponibilizar o equipamento e ficar responsável por levar a pessoa aos locais de saúde e convivência que oferecem treinamento; receber os profissionais de saúde em sua casa; disponibilizar o vídeo com as gravações sobre o uso; e receber as videochamadas. Além, é claro, de incentivar o uso do equipamento sempre que possível a fim de auxiliar no aprendizado.

A família ou os cuidadores se tornam ferramentas-chave para esse processo. Quanto maior a dependência da pessoa adulta e idosa com DI, maior será a necessidade de suporte para o uso das tecnologias da informação e comunicação. Sabe-se que a família também se torna uma barreira diante da disponibilidade de oferecer apoio a esse processo – compra, ajuda e treinamento dos equipamentos. Muitos familiares também já são idosos e apresentam resistência ao uso da TR, com dificuldade em aprender a usar os equipamentos. Tudo deve ser considerado antes de indicar o uso da TR, pois a família pode ser um apoio ou uma barreira para o uso. É importante frisar que os familiares devem participar de todo o processo, também para aprender a usar a TR. Nos casos mais graves, apenas a família deve passar pelo treinamento e disponibilizar todo o recurso à pessoa adulta e idosa com DI.

Em relação ao atendimento de TR, deve ser realizado em um espaço reservado, privado (sigilo terapêutico), sem acesso de outras pessoas e/ou outros estímulos que possam prejudicar o desempenho da pessoa com DI durante o uso. Apenas se faz necessária a presença de um familiar se a pessoa precisar de ajuda para o recurso e/ou para se comunica; fora isso, é importante que seja um espaço tranquilo e seguro, sem distratores. Caso o familiar permaneça, deve ser o apoio, e não fazer pela pessoa com DI aquilo que ela é capaz de fazer. A comunicação entre os profissionais e a pessoa com DI deve ser clara e simples, respeitando o espaço de tempo entre as falas. Deve-se considerar o tempo necessário para o atendimento, não apressando ou limitando a participação da pessoa com DI. É preciso averiguar o sinal de internet antes da TR, a fim de evitar aborrecimentos.

A TR pode ser realizada de diferentes maneiras, por telefonemas, videochamadas ou troca de mensagens. Cada profissional avaliará a melhor condição para aquela pessoa adulta e idosa com DI e seus familiares. Desconsiderar o contexto é desconsiderar a singularidade de cada pessoa para o uso da TR. Portanto, não são todas que poderão se beneficiar dela, mas quando for indicada deve ser estimulada como um fator de apoio e proteção à saúde.

CONCLUSÃO

A TR é a prestação de serviços de reabilitação por meio das redes de telecomunicações, incluindo a internet, utilizando recursos digitais. Pode utilizar uma variedade de tecnologias e englobar uma gama de serviços: avaliação inicial, avaliação continuada, monitoramento remoto, prevenção, intervenção, supervisão, educação, consulta e aconselhamento.

A utilização da TR é mais desafiadora para as pessoas com DI do que para a população em geral, porque as tecnologias muitas vezes não se adaptam às necessidades complexas e contextuais de vida dessas pessoas. Existe uma lacuna translacional entre a tecnologia desenvolvida e as necessidades e capacidades dos utilizadores.

Estudos evidenciam a eficácia da TR para pessoas adultas e idosas com DI, pois ela se tornou um recurso de acompanhamento de saúde durante a pandemia de covid-19. A TR é uma ferramenta de apoio à saúde e um meio de aumentar os cuidados de saúde, a comunicação e a participação da pessoa com DI.

REFERÊNCIAS

1. Fortune – Business Insight. Telerehabilitation market size, share and covid-19 impact analysis, by type (products, services), by application (occupational therapy, physical therapy, chronic diseases, and others), by end-user (healthcare facilities and homecare); and regional forecast, 2020-2027. Disponível em: https://www.fortunebusinessinsights.com/telerehabilitation-market-103112 Acesso em: 10 maio 2024.
2. Movahedazarhouligh S, Vameghi R, Hatamizadeh N, Bakhshi E, Moosavy Khatat SM. Feasibility of telerehabilitation implementation as a novel experience in rehabilitation academic centers and affiliated clinics in Tehran: assessment of rehabilitation professionals' attitudes. Int J Telemed Appl. 2015;2015:468560.
3. Fink SH, Sýkorová JB, Wohofsky L, Krainer D. Identification of main characteristics influencing the suitability for telerehabilitation in stroke patients: quantitative analyses of the REHA2030 Assessment. BMC Digit Health. 2023;1:19.
4. Chen Y, Abel KT, Janecek JT, Chen Y, Zheng K, Cramer SC. Home-based technologies for stroke rehabilitation: a systematic review. Int J Med Informatics. 2019;123:11-22.
5. Tyagi S, Lim DSY, Ho WHH, Koh YQ, Cai V, Koh GCH, et al. Acceptance of tele-rehabilitation by stroke patients: perceived barriers and facilitators. Arch Phys Med Rehabil. 2018;99:2472-2477.e2.
6. Schubert P, Wohofsky L, Olip M, Krainer D (eds.). Requirements for implementation of therapy devices in a tele-rehabilitation solution. 2022.
7. World Health Organization (WHO). Rehabilitation 2030: a call for action. 2017.
8. Goulart BNG, Anderle P. Reabilitação: uma demanda que cresce e merece atenção. Carta ao Editor. CoDAS. 2020;32.
9. Gupta N, Castillo-Laborde C, Landry MD. Health-related rehabilitation services: assessing the global supply of and need for human resources. BMC Health Serv Res. 2011;11(1):276.
10. Rodes CH, Kurebayashi R, Kondo VE, Luft VD, Góes ÂB, Schmitt ACB. O acesso e o fazer da reabilitação na Atenção Primária à Saúde. Fisioterapia e Pesquisa. 2017;24(1):74-82.
11. Brasil. Ministério da Saúde. Portaria n. 793, de 24 de abril de 2012. Institui a Rede de Cuidados à Pessoa com Deficiência no âmbito do Sistema Único de Saúde. 2012.
12. Brasil. Instituto Brasileiro de Geografia e Estatística (IBGE). Pesquisa Nacional de Saúde: 2019: ciclos de vida. Coordenação de Trabalho e Rendimento. Rio de Janeiro; 2021.

13. Wen CL, Chao ML. Telemedicina e telessaúde: 20 anos da fase heroica ao momento estruturante para medicina e saúde conectada. A linha do tempo da Associação Brasileira de Telemedicina e Telessaúde (ABT/ms): Conselho Brasileiro de Telessaúde (CBTs). Santos: Ed. dos Autores; 2023.
14. Clemente KAP, Silva SV, Vieira GI, Bortoli MC, Toma TS, Ramos VD, et al. Barreiras ao acesso das pessoas com deficiência aos serviços de saúde: uma revisão de escopo. Rev Saude Publica. 2022;56:64.
15. Leochico CFD. Educating health care professionals about telerehabilitation: developing a curriculum map for high- and low-resource settings. In: Alexander M (ed.). Telerehabilitation. Elsevier; 2022. p.391-403.
16. Brasil. Lei n. 13.146, de 6 de julho de 2015. Estatuto da Pessoa com Deficiência – Lei Brasileira de Inclusão. Disponível em: https://www.planalto.gov.br/ccivil_03/_ato2015-2018/2015/lei/l13146.htm. Acesso em: 25 jun. 2025.
17. Heinzen CRG, Possoli GE. Teleatendimento terapêutico para pessoas com deficiência no período da pandemia de covid-19: revisão integrativa. Revista Sustinere. 2022 Jan/Jun;10(1):69-93.
18. Bargeri MAV, Pereira JTS, Sapata RAJ, Simões TS. Humanização nos atendimentos da Apae em tempo de pandemia: reconstruindo a sua prática. Brazilian Journal of Development. 2021 Jun;7(6):57595-606.
19. Godoy S, Brandão A, Dias D, Castellano G, Guimarães MP. Apoio à reabilitação de pacientes utilizando dispositivo de reconhecimento de gestos. Risti. 2020 Apr;E28:204-16.
20. Van Calis JFE, Bevelander KE, et al. Rumo a abordagens inclusivas na concepção, desenvolvimento e implementação da eSaúde no sector da deficiência intelectual: revisão do âmbito. J Med Internet Res. 2023;25:e45819.
21. Kramer JM, Guerrero FM, Caoili A, Beasley JB, Kalb L, Klein A, et al. Acesso à tecnologia de informação e comunicação por telessaúde para cuidadores familiares de pessoas com deficiência intelectual e de desenvolvimento e necessidades de saúde mental. Disability and Health Journal. 2023 Jul;16(3).
22. Guerrero C, Umagat A, Barton M, Martinez A, Ho KY, Mann S, et al. O efeito de uma intervenção de exercícios de telessaúde no equilíbrio em adultos com síndrome de Down. Instituto Nacional de Saúde Infantil e Desenvolvimento. 2022 Dec 30.
23. Rosen V, Blank E, Lampert E, Dominick K, Will M, Erickson C, et al. Brief report: telehealth satisfaction among caregivers of pediatric and adult psychology and psychiatry patients with intellectual and developmental disability in the wake of covid-19. J Autism Dev Disord. 2022;52(12):5253-65.
24. John LST, Volpe T, Jiwa MI, Durbin A, Safar Y, et al. More together than apart: the evaluation of a virtual course to improve mental health and well-being of adults with intellectual disabilities during the covid-19 pandemic. J Appl Res Intellect Disabil. 2022 Jul 28:10.1111/jar.13024.
25. Krysta K, Romańczyk M, Diefenbacher A, Krzystanek M. Telemedicine treatment and care for patients with intellectual disability. Int J Environ Res Public Health. 2021 Feb;18(4):1746.
26. Tassé MJ, Wagner JB, Kim M. Using technology and remote support services to promote independent living of adults with intellectual disability and related developmental disabilities. J Appl Res Intellect Disabil. 2020 May;33(3):640-7.
27. Taber-Doty T, Ribeiro J, Cervejeiro J, Kubik S. Serviços de atendimento padrão e teleatendimento: comparando a efetividade de dois sistemas de atendimento com consumidores com deficiência intelectual. J Intelecto Disabil Res. 2010 Sep;54(9):843-59.
28. Buono S, Città S. Teleassistência em deficiência intelectual. 2007;13(5).
29. Li-Tsang CW, Lee MY, Yeung SS, Siu AM, Lam CS. Um acompanhamento de 6 meses dos efeitos de um programa de formação em tecnologias da informação e comunicação (TIC) em pessoas com deficiência intelectual. Res Dev 2007;28:559-66.

30. Lott IT, Doran E, Walsh DM, Ann MM. Telemedicina, demência e síndrome de Down: implicações para a doença de Alzheimer. 2006 jul.;2(3):179-84.
31. Davies DK, Stock SE, Wehmeyer ML. Treinamento de computador autodirigido e mediado por computador e avaliação de habilidades para indivíduos com retardo mental. J Dev Phys. 2004;16:95-105.
32. APAE. O Teleatendimento em tempos de COVID-19. Informativo, 2 jul. 2020. (Disponível através do *site* da Federação das APAEs do Estado de São Paulo). https://feapaesp.org.br/comunicacao.asp?id=3&nome_pasta=informacoes_coronavirus%2FSB_4822_oficios&pasta=5089.
33. Holburn S, Nguyen D, Vietze PM. Aprendizagem assistida por computador para adultos com deficiências múltiplas profundas. Comporte-se. Interv. 2004;19:25-37.

SEÇÃO **IV**

Raciocínio clínico multidisciplinar

Capítulo **21**

Desenvolvimento do raciocínio clínico na equipe multidisciplinar em reabilitação funcional para adultos e idosos com deficiência intelectual

Natalie Torres de Matos

Pontos-chave:

- Contextualização sobre a importância do raciocínio clínico no atendimento de adultos e idosos com deficiência intelectual (DI).
- Discussão sobre os elementos essenciais para o desenvolvimento do raciocínio clínico nesse cenário.
- Compartilhamento dos métodos e estratégias para aprimorar a capacidade de análise e tomada de decisão do profissional de saúde.
- Aplicabilidade do raciocínio clínico no envelhecimento da pessoa com DI.
- Discussão sobre como o raciocínio clínico pode ser adaptado para atender às necessidades específicas de adultos e idosos com DI.
- Descrição detalhada de um caso clínico real, envolvendo um adulto ou idoso com DI.
- Proposta de discussão e reflexão para os profissionais de saúde, visando ao aprimoramento do raciocínio clínico e a melhoria da prática clínica nesse contexto específico.

INTRODUÇÃO

O raciocínio clínico é uma habilidade essencial da atividade do profissional de saúde. Embora sejam várias as tarefas de um profissional de saúde, nenhuma será tão boa se o desenvolvimento do raciocínio clínico não for eficiente. O sucesso de um tratamento está diretamente associado à capacidade de realizar uma análise crítica rigorosa e de tomar decisões qualificadas envolvendo os riscos e benefícios de cada conduta.[1]

Nas últimas décadas o conhecimento dos profissionais de saúde evoluiu muito, não só a respeito do conhecimento de doenças, mas também da funcionalidade e da qualidade de vida e nas possíveis possibilidades de tratamentos disponíveis.[2]

Apesar dessa evolução, ainda hoje os tratamentos são enfatizados na doença, provendo prejuízos no acompanhamento de saúde. As universidades têm o desafio de formar profissionais mais humanizados e com olhares mais amplo sobre o indivíduo, que considere não apenas a doença, mas suas limitações e potencialidades, sua qualidade de vida e o bem-estar, e tudo dentro de seu contexto de vida, que é único.[2] Para isso, é importante que os docentes compreendam os mecanismos que contribuem para o desenvolvimento do raciocínio clínico e utilizem esse conhecimento para instruir novos profissionais.

CONSTRUÇÃO DO RACIOCÍNIO CLÍNICO

O processo de construção do raciocínio clínico vem sendo foco de inúmeras investigações, dando origem a algumas abordagens teóricas.[3,4]

Uma das abordagens teóricas mais antigas e citadas na literatura é a processual. Ela é pioneira e se deu a partir da década de 1970: o modelo hipotético-dedutivo ou método analítico. Nele se acredita que, à frente de um caso clínico, o profissional de saúde iniciará a elaboração de diversas hipóteses diagnósticas (de doenças, incapacidades, alterações do humor, insuficiência familiar, entre outras condizentes com sua área de atuação), e na medida que coleta dados, seja pelo uso de avaliações ou pela observação direta ou indireta, passa a excluir ou aceitar hipóteses, até chegar à mais apropriada ao caso.[3,5]

Como crítica ao método analítico, destacou-se sua generalização e a ineficiência quanto à sensibilidade para explicar as diferenças de competências diagnósticas entre profissionais de saúde experientes e novatos. Assim, esse modelo não se mostrava diferente diante das experiências profissionais, o que contradiz outros estudos que validam o tempo de profissão como critério de seletividade das informações, e o menor uso das ciências-base, assim como a assertividade diagnóstica.[3,5]

A partir dessas críticas, na década de 1980 se pensou em outra abordagem, a teoria estrutural. A teoria estrutural acredita que a formação do raciocínio clínico se dá a partir das experiências profissionais, que, acumuladas, produzem hipóteses diagnósticas. Com base nela, acredita-se que o conhecimento profissional fica armazenado na memória, compondo essa base estrutural, e dessa forma a competência diagnóstica seria determinada pela capacidade de um profissional de saúde acessar essas estruturas em sua memória. Assim, a *expertise* profissional se daria pela capacidade de acessar as informações acumuladas que armazenou na memória ao longo do tempo de trabalho na área, e usá-las na resolução dos casos clínicos.[6-8]

Essa teoria estrutural também recebeu críticas quanto à falha em explicar a formação do raciocínio clínico pelo acúmulo de conhecimentos ao longo da prática clínica, pois não era suficiente a soma do conhecimento sem estruturá-la para o uso cotidiano.[6-8]

A partir dessas primeiras teorias e de suas falhas foram se construindo outras formas de pensar sobre o raciocínio clínico. Entende-se na atualidade que o bom raciocínio clínico não deve se limitar a identificar a doença ou a problemática em questão, devendo conhecer profundamente o paciente, propor a melhor alternativa terapêutica e estabelecer metas do que se espera alcançar com o tratamento e o possível prognóstico.[9]

Para Porto,[9] de maneira esquemática, o raciocínio clínico se constrói a partir de quatro etapas:

1. Aprendizado da "técnica da entrevista", ou de coleta de dados. Acredita-se que na graduação é que o profissional deverá desenvolver essa habilidade. É a partir da correta coleta de dados que se forma a base do raciocínio clínico.
2. Aquisição prévia de conhecimentos da área de atuação: armazenamento na mente de informações que possam contribuir para possíveis hipóteses diagnósticas.
3. Experiência profissional: tempo de experiência na área, auxílio de instrumentos de avaliação e/ ou exames.
4. Comprovação diagnóstica por meio da análise clínica: combinação das informações das etapas anteriores.

A capacidade humana de desenvolver o raciocínio clínico se dá a partir da infância, pelo pensar, raciocinar, usar a informação para aquisição de conhecimento, compreensão do mundo e tomada de decisão apropriada. Esse processo é, portanto, aprendido, de forma única, por cada sujeito, por meio das experiências, das relações sociais, do contato com o ambiente, sobre a influência de seu estado emocional, das crenças e da cultura.[10]

O processamento do pensamento compreende um conjunto de funções mentais: conceber (a formação das informações sobre um objeto), julgar (discriminação da identidade ou diversidade de dois conceitos) e raciocinar (conclusão a partir de dois ou mais juízos relacionados, previamente conhecidos).[11]

Todo esse processamento mental leva ao desenvolvimento do raciocínio clínico:

- Reconhecer os sinais e sintomas sobre a situação que está sendo investigada (conceber a ideia).
- Conseguir diferenciar uma situação da outra (elaborar seu juízo).
- Concluir a análise clínica com base em dois ou mais juízos relacionados, previamente conhecidos (raciocínio).[12,13]

É nesse contexto sobre o pensar e desenvolver o melhor plano terapêutico que surgem as necessidades de elaborar estratégias que auxiliem o bom desenvolvimento raciocínio clínico, e que não se limitem à deficiência ou a outras doenças, mas considerem sua funcionalidade e seu contexto de vida.

APLICABILIDADE DO RACIOCÍNIO CLÍNICO NO ENVELHECIMENTO DA PESSOA COM DEFICIÊNCIA INTELECTUAL

Como dito anteriormente, o raciocínio clínico é uma função essencial na prática de todo profissional de saúde. A eficiência do atendimento se dá pela capacidade do profissional de desenvolver seu raciocínio clínico. É esse pensar e planejar que guiará o profissional nos achados, nas escolhas terapêuticas e nas avaliações dos resultados. E pode ser desenvolvido com o auxílio de um modelo teórico ou não.

Ao pensar no desenvolvimento do raciocínio clínico do profissional de saúde especialista em pessoas adultas e idosas com deficiência intelectual (DI), vamos tentar estruturar uma forma que nos auxilie na prática e não se limite à deficiência.

A reflexão sobre a prática profissional em pessoas adultas e idosas com DI é uma das habilidades que o diferenciam dos outros profissionais e lhe permite ganhar conhecimento especializado sobre os aspectos tácitos, complexos e incertos característicos dessa clínica, e transformar suas ações.[14]

Com a ausência de artigos que abordem o raciocínio clínico para as pessoas adultas e idosas com DI, é necessário pensar formas mais inovadoras de compreender, planejar e conduzir o processo de tratamento dessas pessoas. A proposta deste capítulo é auxiliar no desenvolvimento do raciocínio clínico do profissional especialista em pessoas adultas e idosas com DI com base nos achados da literatura e no conhecimento contínuo e reflexivo da autora na área.

Faremos um exercício para pensar sobre o pensamento do profissional de saúde na prática com a pessoa adulta e idosa com DI. Nosso foco estará no olhar do profissional sobre essa população. É, portanto, um exercício metacognitivo de reflexão sobre o pensamento durante o desenvolvimento do planejamento terapêutico.

ESTUDO DE CASO

Camila, uma profissional gerontóloga especialista em DI, vai até a sala de atividades de um serviço especializado. No caminho, ela compartilha seus pensamentos com uma colega, Ana Beatriz, residente de terapia ocupacional, que está acompanhando Camila. Camila atualiza Ana Beatriz sobre as últimas ocorrências com André, que elas estão prestes a ver.

André, de 39 anos, tem síndrome de Down e vive há 2 meses com seu irmão e cunhada em uma casa na cidade de São Paulo; recentemente perdeu a mãe. Dois dias antes, ele apresentou desorganização do pensamento, que o deixou desorientado em relação ao tempo-espaço, e foi trazido à sala da equipe técnica por um profissional socioeducativo durante a atividade de artes. André está apresentando prejuízos cognitivos e funcionais há pelo menos 6 meses, está em acompanhamento com geriatra e se apresenta confuso e desorientado. Tem, também, relato de alucinações visuais esporádicas e sentimento de tristeza.

Ele é acompanhado por esse serviço há mais de 30 anos e é descrito pelos funcionários mais antigos como engraçado, extrovertido e muito dedicado às atividades artísticas e culturais. Não gosta de fazer esporte e ama as atividades de pintura em tela. Já trabalhou em cooperativas no passado. Nas últimas semanas vem se apresentando mais quieto, sem muita autonomia e independência para fazer as atividades básicas de vida diária e sem motivação para fazer suas atividades de artes. As atividades básicas estão sendo realizadas com a ajuda de um auxiliar de enfermagem.

Camila está vendo esse paciente todos os dias, e seu principal objetivo é avaliar a desenvoltura de André nas atividades do serviço, após essa intercorrência, para averiguar se tem condições de frequentar as atividades normalmente ou avaliar a possibilidade de um acompanhamento em reabilitação funcional. Além disso, ela pretende avaliar a possibilidade ou não de um encaminhamento ao médico psiquiatra e ao neurologista. Ir morar com o irmão e a cunhada pode ter gerado uma grande desorganização a ele, assim como a perda da cuidadora principal e referência de vida, sua mãe. Ele precisará de ajuda nesse momento de adaptação à nova condição de vida.

Camila planeja realizar um convite para o irmão e a cunhada dele para ir visitá-los e conhecer a nova dinâmica familiar, na presença de André. Camila oferecerá suporte emocional a essa nova composição familiar e orientações que auxiliem nos cuidados com André.

Ela acredita que provavelmente André não manifestará resistência nem os familiares, mas será algo desafiador, já que é tudo muito novo e eles vivem um processo de luto recente.

Camila quer saber se André está apresentando também alterações de humor e comportamento e perdas funcionais em seu ambiente domiciliar.

Quando Camila realiza a visita domiciliar em companhia de Ana Beatriz, ambas cumprimentam André e os familiares, que dizem estarem contentes com a visita e relatam a percepção deles sobre as mudanças de André, antes mesmo do falecimento de sua mãe. Camila olha para Ana Beatriz, assustada, e afirma algo com o olhar sobre o que havia sido dito durante a caminhada até a casa. Camila havia mencionado que estava preocupada com o fato de que ele pudesse estar tendo um declínio cognitivo e funcional no último ano.

Enquanto Camila conversa com André sobre a rotina dele, ela percebe que a família não tem muito conhecimento do que ele esté falando e que muitas das atividades já não acontecem mais. André não percebe que a rotina não está sendo seguida como antes, e que muitas atividades já foram deixadas de fazer há anos. Durante a fala ele chora bastante e se mostra confuso e nervoso. Ele quer ir para o quarto e ficar sozinho. Camila o acompanha e oferece ajuda, mas André pede para ficar sozinho ouvindo música; e ela se despede dele. Antes de sair da casa, Camila informa a família sobre suas percepções e pede a eles que acompanhem o quadro de André; que o levem aos médicos geriatra e ao neurologista e retornem ao serviço para uma reunião com a equipe técnica na semana seguinte.

Camila e Ana Beatriz saem da casa. Camila retorna ao serviço e anota no prontuário eletrônico sobre a visita, a conversa com a família e que o paciente vem demonstrando perda funcional, com alterações de humor e comportamento. Escreve sobre o retorno ao geriatra, o encaminhamento ao neurologista e a reunião de equipe. Camila aciona a equipe técnica para uma reunião de caso clínico do André, antes da reunião com a família.

Camila comenta com Ana Beatriz, enquanto saem da sala da equipe técnica, que acha que André apresenta declínio cognitivo e funcional e que a família se mostra participativa nos cuidados. Camila diz que está preocupada com a condição de saúde dele, e que permanecer nas atividades do serviço será benéficos, mas que será necessário um acompanhamento complementar em reabilitação funcional. Além, é claro, de informar toda a equipe sobre o caso.

Camila quer conversar com a equipe sobre André para incentivá-lo a participar mais das atividades artísticas e estimular mais autonomia e a independência dele para as atividades básicas de vida diária. Camila acredita que será necessária uma avaliação ampla multidisciplinar do caso e a averiguação da possibilidade de incluí-lo nos programas de reabilitação funcional. Ela acredita que a reabilitação funcional ajudará na manutenção e prevenção da funcionalidade, e nas orientações com a nova família.

Com base nesse estudo de caso, vamos abordar a natureza do raciocínio clínico durante a prática dos profissionais especialistas em pessoas adultas e idosas com DI. Uma das primeiras coisas a perceber é que o raciocínio clínico é um processo de corpo inteiro. O raciocínio clínico envolve processos de pensamento objetivo que o profissional pode descrever com facilidade, e que faz parte da sua *expertise* clínica.

Camila foi capaz de descrever suas preocupações com André. Em particular, Camila estava abordando suas alterações de comportamento e de humor e do declínio cognitivo e funcional no último ano. Ela havia analisado os fatores contextuais relevantes sobre o ambiente e a situação familiar de André.

Camila identificou alguns prejuízos nas funções mentais e de humor que podem estar afetando o desempenho funcional de André. Ela identificou a presença de uma perda familiar; a formação de um novo grupo familiar; a mudança de domicílio; a reestruturação da rotina; e o desconhecimento dos novos cuidadores sobre ele. Nem todas as informações de Camila foram partilhadas com Ana Beatriz, pois havia coisas que não se explicavam em palavras.

Parte do raciocínio clínico de Camila envolveu o conhecimento teórico da gerontologia e da deficiência intelectual, e sua longa experiência na área. Por exemplo, Camila utilizou seus saberes para avaliar as habilidades cognitivas de André durante a fala dele sobre sua atual rotina. Camila percebeu que André se mantém desorientado, não se recordava das atividades presentes e mantinha sua fala no passado. Identificou que ele não se lembrava do término de algumas atividades que fez no passado, como do trabalho e das aulas de teatro. Chegou a citar algumas vezes a presença da mãe durante as atividades.

Em relação ao humor, percebeu uma instabilidade emocional, e um humor mais triste. Percebeu que em alguns momentos da conversa manifestou choro e se sentiu insatisfeito e até pediu para ir para o quarto.

Todas essas observações contribuíram para uma imagem de André que influenciou a atuação de Camila.

É importante destacar a influência dos aspectos intrínsecos do próprio profissional durante as observações. As preferências e diferenças de cada profissional podem modelar sutilmente o atendimento, pelo fato de que poderem evitar situações que considerem desconfortáveis e outros poderem se engajar em práticas de tratamento que eles próprios consideram confortáveis. Assim, deve-se ter sempre em mente que o atendimento acontece no mundo real, com pessoas reais, e você verá variações em cada profissional.

No estudo de caso, Camila precisou lembrar, obter e gerenciar uma grande quantidade de informações com rapidez para fornecer orientações efetivas e eficientes. Como ela fez isso? Por meio da memória de trabalho e longo prazo.

Por exemplo, em sua graduação e especialização, Camila provavelmente conheceu alguns casos de idosos e de pessoas com DI. Ela talvez tenha atendido cerca de 30 casos parecidos nos últimos anos de pessoas idosas com DI. Ela construiu uma representação geral em sua mente do que esperar quando receber o encaminhamento de uma pessoa com DI com 39 anos e perdas funcionais no último ano. Ela antecipa que muitas dessas pessoas terão prontuários médicos volumosos, porque têm uma longa história de deficiência. Ela não ficará surpresa se a pessoa apresentar outras comorbidades associadas à DI. Ela espera observar comprometimentos na cognição, que pioram com o avanço da idade.

Como parte de sua estrutura de plano de ação, Camila construiu regras mentais que a ajudaram a categorizar e detectar as diferenças. Por exemplo, ela sabe que todas as pessoas com DI apresentam comprometimentos cognitivos e que a piora das funções cognitivas não é fácil de ser detectada. Além disso, quando as funções mentais estão mais prejudicadas, ela espera que indivíduos idosos com DI apresentem piores desempenhos funcionais. Ela sabe também sobre a incidência da demência de Alzheimer em pessoas com síndrome de Down, e sabe que a rede de cuidados de uma pessoa idosa com DI deve estar constituída por pessoas também idosas ou uma nova configuração.

Além de estruturar as informações, Camila cria e utiliza modelos que orientam seu pensamento. Ao utilizar seu conhecimento sobre os aspectos comuns da DI e da gerontologia, ela compreende que seu papel envolve responder à demanda daquele paciente e de sua equipe, registrando os achados em prontuário, fornecendo as orientações mais adequadas, comunicando-se verbalmente com outros membros da equipe e desenvolvendo o plano de ação inicial.

O desenvolvimento do raciocínio clínico efetivo leva tempo e exige a repetição das experiências, com base no armazenamento eficiente na memória de longo prazo, permitindo o uso direcionado da memória de curto prazo durante o tratamento.

Camila utilizou uma combinação de entrevistas (profissionais do serviço, grupo familiar e pessoa com DI) e observação, não científicas, ambas orientadas por sua hipótese de trabalho de que André apresentava alterações cognitivas e emocionais que poderiam dar sinal da presença de alguma comorbidade.

Ela provavelmente estava tomando decisões com base em sua compreensão sobre o envelhecimento da pessoa com DI, conjuntamente com suas experiências com pacientes similares. À medida que se inicia o tratamento, outros dados são coletados, e o profissional tem uma visão clínica mais ampla, resultado da interrelação entre o que o profissional espera encontrar (como o curso usual da doença) e o desempenho real do paciente.

No estudo de caso, houve congruência entre os problemas identificados pela profissional e as manifestações de André e as expectativas de Camila em relação a alguém com 39 anos com DI.

DICA PARA AJUDAR A ESTRUTURAR O DESENVOLVIMENTO DO RACIOCÍNIO NA CLÍNICA DA PESSOA ADULTA E IDOSA COM DEFICIÊNCIA INTELECTUAL, EM 7 PASSOS

1. **Questões norteadoras:** em geral, usamos na construção dos casos clínicos as seguintes questões: *Quê? Quem? Como? Por quê? Qual?*
2. **Identificação:** consiste na fase de coleta de informações, que deve ser realizada por meio de vários recursos (atendimento/conversas ou avaliações com o paciente, familiares, outros profissionais e ambiente).
3. **Identificação dos problemas:** essa fase consiste em analisar e categorizar os dados para o levantamento da problemática.
4. **Embasamento teórico:** nesse momento é fundamental o aprofundamento teórico utilizado durante a escolha do(s) instrumento(s) de avaliação ou coleta de dados, explicando o porquê da escolha, e como ela se aplica

na avaliação, no planejamento terapêutico, na intervenção e na reavaliação do paciente.

5. **Alternativas ou propostas:** revisar a literatura; relembrar suas próprias experiências ou trocar conhecimento com outros profissionais sobre estratégias ou alternativas existentes para a resolução dos problemas identificados é sempre o melhor recurso, e a solução para a proposta terapêutica.
6. **Planejamento terapêutico:** essa etapa consiste em descrever a alternativa escolhida para reverter ou amenizar os problemas identificados, justificando o porquê da escolha.
7. **Discussão:** apresentação e discussão de caso com outros profissionais da equipe. Essa etapa tem por objetivo envolver outros profissionais na compreensão e elaboração da problemática do caso, incentivando um processo de pensamento e julgamento e levantando discussões que irão determinar outras propostas e troca de experiências, o que resulta em um processo de decisão e (re)avaliação.

CONCLUSÃO

Os modelos teóricos ajudam os profissionais a tomar decisões, embora a prática muitas vezes divirja da teoria. O raciocínio profissional envolve a identificação e a estruturação dos problemas com base na compreensão pessoal da situação da pessoa adulta ou idosa com DI. Para melhor identificação e resolução do problema, os profissionais misturam as teorias a suas próprias experiências pessoais para direcionar suas ações.

O conhecimento teórico ajuda o profissional de saúde a evitar suposições injustificadas ou o uso de técnicas ineficazes de tratamento e a refletir sobre como suas próprias experiências no tratamento são semelhantes ou diferentes do entendimento teórico, além de auxiliar na identificação profissional.

O raciocínio clínico deve ser utilizado para instruir o pensamento do profissional sobre o caso, compreendendo a condição de saúde da pessoa idosa com DI e decidindo sobre o melhor tratamento.

REFERÊNCIAS

1. Réa-Neto A. Raciocínio clínico: o processo de decisão diagnóstica e terapêutica. Rev Assoc Med Bras. 1998 Dec;44(4).

2. Peixoto JM, Santos SME, Faria RMD. Processos de desenvolvimento do raciocínio clínico em estudantes de medicina. Rev Bras Educ Med. 2018 Jan/Mar;42(1).
3. Domenjó MN. El proceso cognitivo y el aprendizaje profesional. Educación Médica. 2006;9(1):11-6.
4. Schmidt HG, Mamede S. How to improve the teaching of clinical reasoning: a narrative review and a proposal. Medical Education. 2015;49:961-73.
5. Norman G. Research in clinical reasoning: past history and current trends. Medical Education. 2005;39:418-27.
6. Schmidt HG, Rikers RJ. How expertise develops in medicine: knowledge encapsulation and illness scripts formation. Medical Education. 2007;41:1133-9.
7. van de Wiel MW, Schmidt HG, Boshuizen HP. A failure to reproduce the intermediate effect in clinical case recall. Academic Medicine. 1998;73:894-900.
8. Sert DS. Self-explanation reading training. Discourse Processes. 2004;38:1-30.
9. Porto CC. Raciocínio clínico [tese pós-graduação]. Universidade Federal de Goiás; 2015.
10. Carvalho EC, Oliveira-Kumakura ARS, Morais SCRV. Clinical reasoning in nursing: teaching strategies and assessment tools. Rev Bras Enferm. 2017 May/Jun;70(3).
11. Lezak MD, Howieson DB, Bigler ED, Tranel D. Neuropsychological Assessment. 5th ed. Oxford University Press; 2012.
12. Lunney M. Critical thinking and accuracy of nurses' diagnoses. International Journal of Nursing Terminologies and Classifications; 2003.
13. Lunney M, Garcez RM, Almeida MA, Lucena AF, et al. Pensamento crítico para o alcance de resultados positivos em saúde: análises e estudos de caso em enfermagem. São Paulo: Artmed; 2011.
14. Gomes LD, Ferigato SH, Araujo AS, Cid MFB, Marcolino TQ. Vamos refletir sobre a prática? A aplicabilidade de uma ferramenta reflexiva para sustentar o raciocínio profissional em terapia ocupacional. Cad Bras Ter Ocup. 2022;30.

Capítulo **22**

A clínica ampliada e o projeto terapêutico singular como ferramentas significativas no cuidado da pessoa com diagnóstico de deficiência intelectual

Ana Laura Alcântara Alves
Lucio Freitas dos Santos

Pontos-chave:

- A organização das redes de atenção à saúde no cuidado da pessoa com deficiência intelectual, destacando a necessidade de integração entre os diferentes níveis de atenção e serviços de saúde.
- Introdução à Clínica Ampliada como abordagem que busca ampliar o olhar sobre o paciente, considerando não apenas os aspectos biológicos, mas também sociais, culturais e psicológicos, visando a uma compreensão mais completa do indivíduo e suas necessidades.
- Abordagem por meio do Projeto Terapêutico Singular como ferramenta que visa construir um plano de cuidado individualizado e adaptado às necessidades específicas de cada pessoa com deficiência intelectual (DI), levando em conta seus contextos sociais e familiares.
- Análise e discussão de casos clínicos reais envolvendo pessoas com diagnóstico de deficiência intelectual, demonstrando a aplicação prática da Clínica Ampliada e do Projeto Terapêutico Singular no cuidado desses indivíduos.

INTRODUÇÃO

A Clínica Ampliada e o Projeto Terapêutico Singular são características fundamentais e potencializadoras para integrar e ampliar a possibilidade de ação diante da complexa demanda do tratamento de sujeitos com diagnóstico de deficiência intelectual (DI). Assim como o fazer e o pensar, possibilitam a formação de uma equipe coesa, com atuação diferenciada, que favorece a organização interna do sujeito. Mais do que isso, permite ao paciente reconhecer-se como unidade no grupo e no serviço que será atendido.

Neste capítulo será realizado um breve resumo sobre a organização da Rede de Atenção à Saúde e serão apresentados conceitos sobre Clínica Ampliada e o Projeto Terapêutico Singular.

A ORGANIZAÇÃO DAS REDES DE ATENÇÃO À SAÚDE E O CUIDADO DA PESSOA COM DEFICIÊNCIA INTELECTUAL

A Constituição Federal de 1988 assegura que todo cidadão brasileiro tem direito a acessar equipamentos de saúde financiados por recursos da União. O Sistema Único de Saúde (SUS) presta serviços de saúde por órgãos e instituições públicas baseando-se nos princípios da universalidade do acesso aos serviços, integralidade da assistência e da equidade dos recursos.[1]

Dentre esses princípios destaca-se a integralidade, cujo objetivo é compreender o sujeito em sua totalidade. Esse princípio evidencia a importância da construção de ações com capacidade de integrar ações de cuidado em saúde e a articulação com outros setores públicos.[2]

O cuidado em saúde tem como propósito desenvolver ações que promovam o bem-estar, o conforto e a mudança de hábitos de vida. Isso exige que os profissionais de saúde desenvolvam relações humanas mais próximas com os usuários.[3]

Para colaborar com a estruturação da atenção no SUS, as Redes de Atenção à Saúde (RAS) foram criadas em 2010 com a finalidade de organizar a atuação integrada entre os serviços e estruturar os níveis de cuidados de saúde, tendo a Atenção Primária à Saúde (APS) como coordenadora do cuidado.[4,5]

As RAS são organizadas em níveis de atenção: Atenção à Urgência e Emergência (terciário), Atenção Ambulatorial Especializada (secundário) e APS (primário).[4]

A atenção à urgência e emergência tem como responsabilidade atuar nas condições agudas de urgência e emergência, sendo representada por serviços como serviço de atendimento móvel de urgência, unidade de pronto atendimento, assistência médica ambulatorial, pronto-socorro, hospitais, entre outros.[4]

A atenção ambulatorial especializada faz a gestão dos fluxos e contrafluxos da APS e assume a função de interlocução para suporte às ações da APS, sendo representada por serviços como: ambulatório de especialidades, centros de atenção psicossocial, centro especializado de reabilitação, núcleo integrado de saúde auditiva, centro de especialidades odontológicas, unidade de referência em saúde do idoso, entre outros.[4]

A APS é a responsável por desenvolver ações individuais e coletivas de promoção e proteção da saúde, prevenção de agravos, vigilância à saúde, diagnóstico, tratamento e reabilitação, e é representada pelas Unidades Básicas de Saúde (UBS).[4] Pela proximidade com os territórios e pessoas, a APS pode ser resolutiva em até 80% das questões de saúde da população.[6]

A RAS tem, portanto, como objetivo organizar a assistência à saúde em seus diversos níveis de atenção, e é natural que mantenha uma interface com inúmeras políticas públicas, como no caso da Política Nacional de Saúde da Pessoa com Deficiência (PNSPD), que foi criada em 2008 e tem como finalidade a reabilitação e a inclusão da pessoa com deficiência, bem como prevenir agravos que possam ser determinantes para aumento da incidência de deficiências.[7]

A PNSPD orienta a articulação intersetorial como forma de compartilhar as responsabilidades do cuidado, garantindo assim a execução dessa política pública. Devem ser incluídos nessa articulação serviços dos Ministérios da Educação, do Desenvolvimento Social, da Justiça, do Trabalho, das Cidades e Transporte, do Esporte e Lazer e da Ciência e da Tecnologia.[7]

Como política pública de saúde, a PNSPD tem como objetivo maior a ser alcançado a ampliação e a qualificação do acesso aos serviços de saúde para pessoas com deficiência, diminuindo as desigualdades, os estigmas e garantindo o investimento nessa área.[7]

O Centro Especializado em Reabilitação (CER) é o principal equipamento da RAS que serve de referência para o atendimento ambulatorial de pessoas com DI, cujo objetivo é o desenvolvimento e o aprimoramento de funções e habilidades cognitivas, linguísticas, de autocuidado e de vida doméstica. Vinculada ao CER está a Estratégia Acompanhante de Saúde da Pessoa com Deficiência (APD), que realiza ações de reabilitação intelectual. A equipe de profissionais que compõem a APD proporciona assistência à pessoa com DI e suas famílias, buscando o desenvolvimento de potencialidades em diferentes áreas, como: atividades básicas de vida diária (AVBD), atividades instrumentais de vida diária (AIVD), autocuidado, autonomia, comunicação, entre outros.[8]

Dentro da RAS, alguns serviços cujos objetivos não estão diretamente relacionados com a PNSPD acabaram assumindo e absorvendo alguns cuidados das pessoas com deficiências, como os Centros de Atenção Psicossociais (CAPS).

Os CAPS absorvem uma pequena parcela de sujeitos com diagnóstico de DI, quando há comorbidades com transtorno mental. Os casos considerados ainda mais graves são encaminhados para a atenção terciária e quaternária, que seriam os hospitais de alta complexidade.[9,10]

Na década de 1980, o movimento italiano de desinstitucionalização psiquiátrica influenciou as políticas públicas de saúde no Brasil, havendo um questionamento das práticas vigentes e um movimento para uma mudança de paradigma para o sujeito que apresentava transtorno mental e era excluído da sociedade. Esse movimento foi chamado de Reforma Psiquiátrica.[11]

A Reforma Psiquiátrica priorizava a integralidade do sujeito, com todas as suas esferas da vida sendo contempladas.[12] Essa reforma repercutiu de forma geral na saúde pública brasileira, impactando diretamente os sujeitos que apresentavam DI, que muitas vezes eram tratados como doentes mentais e internados em grandes hospitais psiquiátricos da época.[13] A Reforma Psiquiátrica movimentou as estruturas dos serviços de saúde, oportunizando a construção de novas políticas de cuidado para pessoas com deficiência.[14]

A CLÍNICA AMPLIADA

O cuidado em saúde pode abranger diversas áreas de conhecimento, e dentre elas se destacam os aspectos biomédico, social e psicológico. Em cada uma dessas abordagens é possível focar determinados tipos de problemas e soluções. Conseguir desenvolver um olhar que possa compor os mais diversos saberes é o desafio da Clínica Ampliada, uma abordagem que busca ir além do modelo tradicional de atendimento clínico, concentrando-se apenas na doença e no tratamento individual. A Clínica Ampliada tem como objetivo compreender o sujeito de maneira integral, considerando os aspectos biológicos, psicossociais, culturais e ambientais que podem influenciar a vida do indivíduo.[15]

A Clínica Ampliada valoriza a integralidade do cuidado, buscando entender o contexto de vida do sujeito, suas relações sociais, suas condições de moradia, trabalho, educação, entre outros determinantes sociais. Além disso, ela incentiva a participação ativa do paciente e sua família no processo de cuidado, dando espaço para suas opiniões, preferências e necessidades, respeitando sua autonomia e promovendo uma abordagem mais colaborativa. Essa colaboração entre diferentes áreas do conhecimento contribui para uma análise mais abrangente da situação de saúde do sujeito e permite a implementação de estratégias mais efetivas e integradas.[16]

Na DI, a clínica ampliada envolve uma abordagem multidisciplinar, que vai além do enfoque puramente médico, centrado na deficiência e na doença, buscando promover a autonomia e a qualidade de vida das pessoas com DI. É importante considerar que cada indivíduo é único e tem suas próprias habilidades, capacidades e dificuldades, e a Clínica Ampliada busca adaptar as estratégias e intervenções de acordo com suas necessidades específicas. A Clínica Ampliada estimula a participação ativa do sujeito com DI nas tomadas de decisões relacionadas a seu cuidado em saúde, privilegiando sua autonomia, autoconfiança e empoderamento.[17,18]

Com vistas à Política Nacional de Saúde Mental (PNSM), a condição de DI, seus conceitos e práticas estão ainda atualmente relacionados e influenciados por compreensões normativas de desenvolvimento, o que muitas vezes limita a pessoa com esse diagnóstico à categoria de eterna criança, podendo vir a restringir a discussão crítica da DI na Rede de Atenção Psicossocial (RAPS), na qual as habilidades são valorizadas. Observa-se um contínuo desenvolvimento da pessoa na relação com seu território, dando a ela possibilidade de autonomia e visão crítica de si.[19]

Dias et al.[19] trazem uma crítica em seu estudo referente aos modelos que classificam a DI como um diagnóstico pautado no modelo médico e em padrões estatísticos, e com isso excluem a análise de funcionamento psicológico singular, colocando a pessoa com DI na condição de adulto infantilizado, que não tem autonomia, sem capacidade de ser responsável por seus próprios atos.[19,20]

Segundo Dias et al.,[19] "A perspectiva histórico-cultural permite uma visão de sujeito emancipado, não assujeitado, que participa na organização de sua própria história. É um sujeito ativo, a despeito de rótulos que um dia tenha recebido. Contudo, tal sujeito como qualquer outro, não se constitui sozinho, está imerso nas condições sociais e históricas da existência. Nesse sentido, a ampla imersão desse sujeito nos diferentes bens culturais, assim como a utilização de estratégias diferenciadas e apoios específicos na família, na escola, no trabalho e nos diferentes grupos sociais nos quais a pessoa com deficiência intelectual participa, propiciarão respostas condizentes com os diferentes contextos".

Dessa forma, a Clínica Ampliada tem os principais preceitos para a pessoa com deficiência:

- Compreender o extenso processo de saúde e doença.
- Construir uma equipe multiprofissional compartilhada com projetos terapêuticos.

- Definir metas terapêuticas compartilhadas e um comprometimento dos profissionais, do indivíduo e da família com essas metas.[18,19]

Como a Clínica Ampliada dimensiona o ser humano na vida em comunidade, a pessoa com DI deve ser majoritariamente tratada em seu território, tanto para a inclusão como para o acesso às políticas que irão ampliar o contexto de vida desse sujeito.[21]

PROJETO TERAPÊUTICO SINGULAR

O Projeto Terapêutico Singular (PTS) é uma ferramenta dinâmica que auxilia na organização do cuidado e deve ser construída entre os profissionais de saúde, o usuário, a família e a rede de suporte social. Deve levar em conta a individualidade e a complexidade de cada sujeito, distinguindo suas necessidades e diagnósticos para definir um plano de cuidado que deverá ser compartilhado entre todos os profissionais e serviços envolvidos com o usuário. Essa proposta, que amplia a maneira de perceber e entender a dinâmica de cada indivíduo e seu movimento na vida, pode fortalecer o vínculo com os usuários, melhorar a eficácia do tratamento e proporcionar a corresponsabilização do plano de cuidados.[18]

O PTS é composto de diversas propostas terapêuticas, que podem ser construídas mediante discussões, reuniões e matriciamentos, e tem como premissa a articulação das ações de cuidado. Sua aplicação é indicada para casos que apresentem situações mais complexas e necessitam de maior articulação entre os profissionais e serviços e que exijam coprodução e cogestão do cuidado individual ou coletivo.[22]

A construção do PTS deve contar com quatro etapas:

1. Diagnóstico e análise: essa etapa consiste em uma avaliação integral do sujeito (considerando aspectos físicos, psíquicos e sociais) que viabilize o reconhecimento de fragilidades, situações de risco, potencialidades, suportes sociais, entre outros.[23]
2. Definição de metas e ações: após o diagnóstico ampliado os profissionais e serviços envolvidos no caso propõem ações de cuidado de curto, médio e/ou longo prazo que devem ser pactuadas com os profissionais junto aos usuários e/ou familiares.[23]

3. Divisão de responsabilidades: estabelecer o papel de cada um (profissionais de saúde, usuário, familiar, serviços da rede de apoio). Nesse processo é importante que um dos profissionais seja definido como gestor do PTS, pois será a referência do usuário no processo de cuidado. A responsabilidade do gestor do PTS é monitorar, articular e acompanhar as ações de cuidado.[23]
4. Reavaliação: definição de período de repactuação e reavaliação do caso. Essa etapa consiste em analisar a evolução do caso e, se necessário, construir novas estratégias para atingir as metas estabelecidas.[23]

VINHETA CLÍNICA

P. J. A., 44 anos, reside atualmente com a mãe e três irmãos. Seu pai faleceu há 30 anos e tinha boa relação com P. J. A., sendo o único da família que conseguia convencê-lo a sair de casa na adolescência. Na infância apresentou dificuldade de aprendizagem, porém conseguiu terminar o ensino médio. Não tinha amigos e sofria *bullying* dos colegas da escola, que o chamavam de "bobo" (segundo a mãe de P. J. A.), o que o fez ficar mais isolado dentro de casa e com pouco contato social. Após o término do ensino médio não conseguiu inserção no mercado de trabalho, ficando cada vez mais isolado. Atualmente passa a maior parte de seu dia deitado e não colabora com as atividades domésticas, pois não consegue terminar nenhuma atividade que inicia (segundo sua irmã). Não tem nenhum tipo de renda e não demonstra nenhum interesse pelas atividades que a família realiza aos finais de semana (ir ao parque, passear no *shopping*, entre outras). Faz tratamento com neurologista no ambulatório de especialidades, mas não está fazendo uso correto da medicação prescrita. Mãe e irmãos procuraram a assistente social da UBS para solicitar ajuda no tratamento e para pleitear algum tipo de benefício para P. J. A.

Construção do PTS em reunião de equipe multiprofissional:

1. Diagnóstico: deficiência intelectual, rotina empobrecida, vulnerabilidade social, fragilidade nos laços sociais.
2. Definição de metas e ações: propor acompanhamento em outros equipamentos de saúde com equipe multiprofissional; construir quadro de rotina e identificação consciente de suas atividades; propor participação em grupos terapêuticos em espaços de convivência; treinar o caminho para

atividades no Centro de Convivência e Cooperativa (CECCO); fazer caixinha de organização para medicações de uso contínuo; discutir com a família suporte para ir até as terapias e consultas; ampliar as possibilidades de inserção no mercado de trabalho e/ou pleitear benefícios sociais.

3. Divisão de responsabilidades: terapeuta ocupacional e psicólogo construirão o quadro de rotinas e treino do caminho para o CECCO; farmacêutica e médico produzirão a caixinha de organização de medicação junto com paciente, e enfermeira e assistente social farão reunião com família para discutir o suporte para ir às consultas e terapias. Terapeuta ocupacional e assistente social discutirão o projeto de vida.
4. Reavaliação: 3 meses.

A construção do PTS não pode se furtar a descobrir o significado que o processo de adoecimento tem para o sujeito, entender a individualidade de cada pessoa, bem como suas características pessoais e quais são as possibilidades de estimular sua autonomia e independência.[23]

Quando o trabalho é realizado por uma equipe, o delineamento que é dado para o caso também pode ser visto pelo sujeito, e isso também compor o PTS, por exemplo, os pacientes que são tratados por equipes interdisciplinares receberão um diagnóstico que irá além do sistemático/categorial, pois se refere a um diagnóstico tecido a muitas mãos e saberes, inclusive pelo próprio paciente, que também será sujeito ativo nesse processo. Trata-se de um diagnóstico amplo, que vai além das fronteiras dos sinais e sintomas, envolvendo também as diversas áreas da vida, como autocuidado, trabalho, lazer, vida em família e na comunidade. Esses aspectos são importantes para alcançar a superação na doença.[24]

A pessoa com DI pode apresentar certas limitações para participar ativamente do processo de tomada de decisão em questões que impactam sua própria vida. Essa limitação exige das equipes de saúde maior investimento no processo de estimulação da autonomia e independência para que a pessoa com DI possa assumir um papel ativo na elaboração compartilhada de seu projeto de vida, explorando assim toda a sua potencialidade como qualquer outra pessoa.[25]

A família tem um papel central na construção e execução dos projetos de cuidado, pois o suporte para a realização das atividades propostas pelos equipamentos da RAS vai depender da capacidade de organização e responsabilização desse núcleo. A pessoa com DI pode enfrentar limitações no entendimento de ações cotidianas, e é nesse momento que a família deve ser um dos principais recursos disponíveis.[26]

O trabalho em saúde com enfoque nas pessoas com deficiência deve ter como prioridade a ampliação da autonomia e a participação efetiva dos sujeitos na construção de projetos de vida. Assim, é considerável que sejam avaliados aspectos da funcionalidade destes no acolhimento do serviço e ao longo do processo de reabilitação. Este se propõe a uma abordagem multiprofissional e interdisciplinar oferecida pelos profissionais de saúde e ao envolvimento com o sujeito que apresenta deficiência, seus familiares e pessoas diretamente ligadas aos processos de cuidado.[27]

As necessidades singulares de cada indivíduo devem ser respeitadas e cumpridas junto às estratégias de ações para reabilitação, e para tanto deve ser considerado o impacto da deficiência em sua funcionalidade, assim como nos fatores emocionais, de desempenho ocupacional, comunicacionais, sociais e ambientais.[27]

Nas pessoas com DI que estão já envelhecidas, esse olhar deve ser ainda maior, diante das peculiaridades que envolvem essa fase e a grande probabilidade de novas incapacidades somadas às preexistentes e da insuficiência familiar diante da morte de seus pais.[28,29]

O compartilhar e a troca de conhecimentos e experiências entre os profissionais que prestam assistência a essas pessoas são de fundamental importância para o oferecimento de um tratamento de qualidade, definindo-se assim as metas e os aspectos prioritários que devem ser trabalhados em cada fase do processo de reabilitação.[27]

Portanto, o PTS realizado para cada indivíduo precisa ser periodicamente avaliado e, quando necessário, ser realinhado tanto nos objetivos, como nas estratégias a serem usadas.[27]

Os instrumentos aqui propostos – Clínica Ampliada e Projeto Terapêutico Singular – têm-se mostrado como dispositivos resolutivos, quer seja no âmbito da atenção como no âmbito da gestão de serviços e redes de saúde.

CONSIDERAÇÕES FINAIS

A Política de Saúde da Pessoa com Deficiência preconiza o cuidado integral e singular, e esse tem sido um avanço para a prática clínica, pois prioriza o sujeito autônomo, capaz de sustentar a vida em comunidade e de exercer sua cidadania. Isso impacta diretamente na maneira como o sujeito irá se apropriar de seu tratamento e se apresentar para o mundo, apesar das dificuldades no desempenho de atividades e na participação social.

As ferramentas disponíveis na RAS auxiliam no cuidado integral das pessoas com DI, assim como ampliam a compreensão de suas relações com a rede de apoio.

A Clínica Ampliada é uma postura teórica e prática que soma aos serviços de saúde, possibilitando o entendimento da complexidade de cada sujeito, e que facilita a construção de vínculos entre os profissionais, serviços, usuários e rede de apoio. Quando ocorre nos serviços como prática sistêmica, a Clínica Ampliada pode tornar os espaços de cuidado mais acolhedores e resolutivos.

O PTS é uma proposta terapêutica que contribui para o cuidado organizado e compartilhado, colaborando assim para o fortalecimento de intervenções terapêuticas mais bem estruturadas e assertivas para os usuários com DI.

Dessa forma, a Clínica Ampliada e o PTS são ferramentas que constroem possibilidades de cuidado para além das dificuldades de cada indivíduo, transformando limites em oportunidades de crescimento e aprendizagem para o sujeito se realizar na vida.

REFERÊNCIAS

1. Brasil. Ministério da Saúde. Secretaria de Atenção à Saúde. Decreto-lei n. 8.080, de 19 de setembro de 1990. Diário Oficial da República Federativa do Brasil, Brasília; 1990 Sep 20.
2. Machado MF, Monteiro EM, Queiroz DT, Vieira NFC, Barroso MG. Integralidade, formação de saúde, educação em saúde e as propostas do SUS: uma revisão conceitual. Ciência Coletiva. 2007 Apr;12(2):335-42.
3. Vale EG, Pagluica LM. Construção de um conceito de cuidado em enfermagem: contribuição para o ensino de graduação. Revista Brasileira de Enfermagem, Brasília. 2011 Jan;64(1):106-13.
4. Mendes EV. As redes de atenção à saúde. Brasília: Organização Pan-Americana da Saúde; 2011.
5. Brasil. Ministério da Saúde. Secretaria de Atenção à Saúde. Departamento de Atenção Básica. Diretrizes do NASF: Núcleo de Apoio à Saúde da Família. Brasília; 2010.
6. Feuerwerker L. Modelos tecnoassistenciais, gestão e organização do trabalho em saúde: nada é indiferente no processo de luta para a consolidação do SUS. Interface (Botucatu). 2005 Dec;9(18):489-506.
7. Brasil. Ministério da Saúde. Secretaria de Atenção à Saúde. Política Nacional de Saúde da Pessoa Portadora de Deficiência. Brasília; 2008.
8. Prefeitura Municipal de São Paulo. Secretaria Municipal da Saúde Área Técnica de Saúde da Pessoa com Deficiência. Diretrizes para a organização das ações de reabilitação na rede de cuidados à pessoa com deficiência. Documento norteador. São Paulo; 2022.
9. Garcia L. A rede de saúde mental. In: Miguel EC, Gentil V, Gattaz WF (orgs.). Clínica psiquiátrica. São Paulo: Manole; 2011. v.1. p.1038-50.
10. Alves ALA, Lima ABD, Takahashi F, Figueiredo M. Interdisciplinaridade: a prática clínica do centro de reabilitação e hospital dia. In: Clínica psiquiátrica: guia prático; 2019.

11. Pitta A. Um balanço da reforma psiquiátrica brasileira: instituições, atores e políticas. Ciência & Saúde Coletiva. 2011;16(12):4579-89.
12. Lima ABD, Alves ALA, Tiscar D, Figueiredo M. Atendimento psicológico em hospital dia: o desafio da interdisciplinaridade na reabilitação psicossocial. In: Psicologia hospitalar em psiquiatria. Vetor; 2018.
13. Surjus LTLS, Campos RTO. Deficiência intelectual e saúde mental. Rev Saúde Pública. 2014;48(3):532-40.
14. Amarante P, Torre EHG. A constituição de novas práticas no campo da Atenção Psicossocial: análise de dois projetos pioneiros na Reforma Psiquiátrica no Brasil. Saude Debate. 2001;25:26-34.
15. Brasil. Ministério da Saúde. Secretaria de Atenção à Saúde. Departamento de Atenção Básica. Diretrizes do NASF: Núcleo de Apoio a Saúde da Família. Brasília; 2010.
16. Guth CM. Olhares e conceitos de clínica ampliada: atendimento clínico em uma Associação de Pais e Amigos dos Excepcionais (Apae). Educação, Psicologia e Interfaces. 2019 May/Aug;3(3):69-84.
17. Brasil. Ministério da Saúde. Secretaria de Atenção à Saúde. Política Nacional de Humanização da Atenção e Gestão do SUS. Clínica ampliada e compartilhada. Brasília; 2009.
18. Dias SS, Oliveira MCSL. Deficiência intelectual na perspectiva histórico-cultural: contribuições ao estudo do desenvolvimento adulto. Ensaio Rev Bras Educ Espec. 2013 Jun;19(2).
19. Declaração de Montreal sobre Deficiência Intelectual. 2004. Andrade JMP (trad.). Disponível em: http://www.defnet.org.br/decl_montreal.htm. Acesso em: 27 ago. 2023.
20. Campos FA, Daltro M. A clínica ampliada no enfoque da Gestalt-terapia: um relato e experiência em supervisão de estágio. Revista de Psicologia, Diversidade e Saúde. 2015 Nov;4(1):59-68.
21. Campos GW. Clínica do sujeito: por uma clínica reformulada e ampliada. Saúde Paidéia. São Paulo: Hucitec; 2003. p.51-67
22. Brasil. Ministério da Saúde. Secretaria de Atenção à Saúde. Departamento de Atenção Básica. Núcleo de Apoio à Saúde da Família. Brasília; 2014 (Cadernos de Atenção Básica, n. 39).
23. Boccardo ACS, Zane FC, Rodrigues S, Mângia EF. O projeto terapêutico singular como estratégia de organização do cuidado nos serviços de saúde mental. Revista de Terapia Ocupacional da Universidade de São Paulo. 2011;22(1):85-92.
24. Brunetti EC, Avelar MCQ. O atendimento no "Programa Acompanhante de Saúde da Pessoa com Deficiência": percepção dos familiares. Arq Med Hosp Fac Cienc Med Santa Casa São Paulo. 2016;61:111-6.
25. Prefeitura do Município de São Paulo. Secretaria Municipal da Saúde. Área Técnica de Saúde da Pessoa com Deficiência. Estratégia Acompanhante de Saúde da Pessoa com Deficiência. Documento norteador. São Paulo; 2016.
26. Brasil. Ministério da Saúde. Rede de cuidados à pessoa com deficiência no âmbito do SUS. Instrutivo de Reabilitação auditiva, física, intelectual e visual; 2020.
27. Informe Seneca. Envejecimiento y discapacidad intelectual en Catalunya. Federación Catalana Pro Personas con Discapacidad Intelectual: APPS; 2008.
28. Fonseca LM. Evidência de disfunção executiva, desinibição e apatia no declínio cognitivo e demência de Alzheimer em pessoas com síndrome de Down [tese]. Universidade de São Paulo; 2018.
29. Brasil. Ministério da Saúde. Clínica ampliada e compartilhada. Brasília, 2010.

Índice remissivo

B

C

D

T

U

V